Manual Prático do
**TÉCNICO DE
ENFERMAGEM**

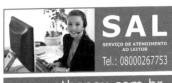

Manual Prático do
TÉCNICO DE ENFERMAGEM

EDITORA
Aspásia Basile Gesteira Souza

PREFÁCIO
Fernanda Paula Cerântola Siqueira

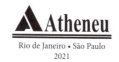

Rio de Janeiro • São Paulo
2021

EDITORA ATHENEU

São Paulo	—	*Rua Avanhandava, 126 - 8º andar*
		Tel.: (11)2858-8750
		E-mail: atheneu@atheneu.com.br
Rio de Janeiro	—	*Rua Bambina, 74*
		Tel.: (21)3094-1295
		E-mail: atheneu@atheneu.com.br

CAPA: Equipe Atheneu
PRODUÇÃO EDITORIAL: Texto e Arte Serviços Editoriais

CIP-BRASIL. CATALOGAÇÃO NA PUBLICAÇÃO
SINDICATO NACIONAL DOS EDITORES DE LIVROS, RJ

M251

Manual prático do técnico de enfermagem/editora Aspásia Basile Gesteira Souza; prefácio Fernanda Paula Cerântola Siqueira; [colaboração Ana Paula de Brito Rodrigues ... [et al.]]. - 1. ed. - Rio de Janeiro: Atheneu, 2021.

388 p. : il. ; 21 cm.

Inclui bibliografia e índice
ISBN 978-65-5586-175-4

1. Enfermagem - Manuais, guias, etc. 2. Enfermagem - Prática. I. Souza, Aspásia Basile Gesteira. II. Siqueira, Fernanda Paula Cerântola. III. Rodrigues, Ana Paula de Brito.

21-70505	CDD: 610.73
	CDU: 616-083

Leandra Felix da Cruz Candido - Bibliotecária - CRB-7/6135

19/04/2021   19/04/2021

SOUZA, A.B.G.
Manual Prático do Técnico de Enfermagem

© *EDITORA ATHENEU – Rio de Janeiro, São Paulo, 2021.*

Sobre a editora

Aspásia Basile Gesteira Souza

Enfermeira Graduada pela Faculdade de Enfermagem da Universidade Federal de São Paulo (Unifesp). Mestre em Enfermagem Pediátrica pela Escola de Enfermagem da Universidade de São Paulo (EEUSP). Especialista em Enfermagem Cardiovascular, Modalidade Residência, pelo Instituto Dante Pazzanese de Cardiologia (IDPC). Especialista em Enfermagem em Pediatria e Puericultura pela Unifesp. Professora Convidada do Programa de Pós-Graduação, *lato sensu*, da Faculdade Santa Marcelina. Coordenadora de Cursos de Pós-Graduação em Enfermagem em Neonatologia e Enfermagem em Emergências Pediátricas. Docente do Curso de Bacharelado em Enfermagem da Faculdade de Educação em Ciências da Saúde (FECS) do Hospital Alemão Oswaldo Cruz (HAOC), Disciplina Saúde da Criança e do Adolescente. Terapeuta Reikiana. Consultora *Ad hoc* da *Revista Brasileira de Saúde Materno-Infantil*, do Instituto de Medicina Integral Professor Fernando Figueira (IMIP). Empresária na Área de Consultoria em Saúde e Educação. Palestrante. Escritora com 11 livros publicados na área de Literatura Médica e Infantil. Editora Técnica e Coordenadora Editorial.

Dedicatória

Às queridas Melina e Verônica, companheiras de jornada.
Ao Antônio, mais uma vez.
Aos Auxiliares e Técnicos de Enfermagem, pela luta diária, na linha de frente.

Agradecimentos

À toda Equipe da Editora Atheneu e à Angélica Cunha, da Texto e Arte, pela parceria.
Ao Dr. Paulo Rzezinski, sempre pronta para atender a seu pedido.
Às autoras colaboradoras, que partilharam o seu saber.

Sobre as colaboradoras

Ana Paula de Brito Rodrigues

Bacharel e Licenciatura em Enfermagem pela Universidade Estadual de Campinas (Unicamp). Doutorado em Ciências da Saúde pela Unicamp. Mestrado em Enfermagem pela Unicamp. Especialização em Saúde Pública pela Universidade Federal de São Paulo (Unifesp). Enfermeira Assistencial nas Unidade de Terapia Intensiva Pediátrica e Neonatal do Hospital Madre Theodora, Campinas. Ex-Coordenadora de Unidade Básica de Saúde (UBS). Docente do Curso de Técnico em Enfermagem do Colégio Técnico de Campinas (Cotuca) da Unicamp.

Cassiana Mendes Bertoncello Fontes

Graduação em Enfermagem pela Universidade do Sagrado Coração (USC). Doutorado em Saúde do Adulto pela Escola de Enfermagem da Universidade de São Paulo (EEUSP). Mestrado em Fundamentos de Enfermagem pela EEUSP. Especialização em Enfermagem do Trabalho pela USC. Especialização em Gestão em Saúde pela Faculdade de Medicina, Campus Botucatu (FMB) da Universidade Estadual Paulista "Júlio de Mesquita Filho" (Unesp). Professora-Assistente Doutora do Departamento de Enfermagem da FMB-Unesp.

Elaine Emi Ito

Graduação em Enfermagem pela Escola de Enfermagem da Universidade de São Paulo (EEUSP). Mestre em Enfermagem na Área de Administração em Serviços de Enfermagem pela EEUSP. Especialização em Administração de Serviços de Saúde pela Faculdade de Saúde Pública (FSP) da USP. Título de Licenciatura pela Faculdade de Educação (FE) da USP. Coordenadora de Curso de Bacharelado em Enfermagem da Faculdade de Educação em Ciências da Saúde (FECS) do Hospital Alemão Oswaldo Cruz (HAOC). Docente da FECS.

Eleny Rosa Guimarães Gonçalves

Graduação em Enfermagem pela Faculdade de Medicina de Marília (Famema). Mestrado em Ciências da Saúde pela Escola de Enfermagem da Universidade de São Paulo (EEUSP). Especialização em Enfermagem Obstétrica pela Faculdade de Medicina de São José do Rio Preto (FAMERP). Docente do Curso de Enfermagem da Universidade de Marília (Unimar) nas Disciplinas Saúde da Mulher, Saúde da Criança, Práticas de Enfermagem e Gerenciamento de Enfermagem. Docente no Curso de Medicina da Unimar na Disciplina de Ginecologia e Obstetrícia. Experiência Profissional em Centro Obstétrico/Maternidade e UTI Neonatal. Participação como Professora e Voluntária no Projeto Amor de Criança.

Fernanda Paula Cerântola Siqueira

Graduação em Enfermagem pela Faculdade de Medicina de Marília (Famema). Doutorado em Ciências da Saúde pela Universidade de São Paulo (USP). Mestrado em Enfermagem Fundamental pela Escola de Enfermagem da USP (EEUSP). Especialização em Enfermagem de Unidade de Terapia Intensiva pela Universidade Sagrado Coração (USC). Título de Especialista em Enfermagem Pediátrica pela Sociedade Brasileira de Enfermagem Pediátrica (SOBEP). Docente no Curso de Enfermagem da Faculdade de Medicina de Marília (Famema) da Unidade Educacional UPP3 – Cuidado ao Indivíduo Hospitalizado – Saúde da Criança. Tutora de Núcleo do Programa de Residência Integrada Multiprofissional em Saúde, Área de Concentração Materno-Infantil da Famema.

Josiane Ramos Garcia Rodrigues

Graduação em Enfermagem em Obstetrícia pela Faculdade de Medicina de Marília (Famema). Doutoranda em Enfermagem pela Faculdade de Medicina, Campus Botucatu (FMB) da Universidade Estadual Paulista "Júlio de Mesquita Filho" (Unesp). Mestrado Profissional em Ensino em Saúde pela Famema. Especialização em Enfermagem em Terapia Intensiva Neonatal e Pediátrica pelas Faculdades Integradas do Vale do Ivaí, do Instituto de Estudos Avançados e Pós-Graduação (ESAP). Especialização em Urgência e Emergência pela Faculdade Iguaçu, do ESAP. Especialização em Formação Integrada Multiprofissional em Educação Permanente em Saúde pela Universidade Federal do Rio Grande do Sul (UFRGS). Especialização em Novas Tecnologias Aplicadas à Educação. Licenciada pelo Programa Especial de Formação Pedagógica em Biologia pelo Centro Universitário Claretiano. Licenciada em Enfermagem pelo Programa Especial de Formação Pedagógica de Docentes para as Disciplinas de Currículo da Educação Profissional de Nível Médio pela Faculdade de Tecnologia de São Paulo "Estudante Rafael Almeida Camarinha" (FATEC – Marília), do Centro Estadual de Educação Tecnológica Paula Souza. Licenciada em Pedagogia pela Faculdade Alfa América. Enfermeira do Ambulatório de Onco-Hematologia Infantil do Hospital das Clínicas da Famema. Docente do Curso de Técnico em Enfermagem da Escola Técnica Estadual "Monsenhor Antônio Magliano" (ETEC – Garça), do Centro Estadual de Educação Tecnológica Paula Souza. Docente do Curso de Técnico em Enfermagem da Escola Técnica Estadual "Antônio Devisate" (ETEC – Marília), do Centro Estadual de Educação Tecnológica Paula Souza.

Letícia Faria Serpa

Graduação em Enfermagem pela Escola de Enfermagem Wenceslau Braz (FWB). Doutorado e Mestrado no Programa de Saúde do Adulto (Proesa) pela Escola de Enfermagem da Universidade de São Paulo (EEUSP). Especialização em Enfermagem em Cuidados Intensivos pela EEUSP. Título de Especialista em Terapia Nutricional pela Sociedade Brasileira de Nutrição Parenteral e Enteral (BRASPEN). Master of Business Administration (MBA – Mestre em Negócios e Administração), em Gestão em Saúde, parceria com o Hospital Alemão Oswaldo Cruz (HAOC) e Fundação Instituto de Administração (HAOC-FIA). Membro do Grupo de Pesquisa em Estomaterapia (GEPET), da EEUSP. Docente da Faculdade de Educação em Ciências da Saúde (FECS) do HAOC, Disciplina de Educação em Saúde. Gerente de Educação Multiprofissional do HAOC.

Marcia Raquel Panunto Dias Cunha

Bacharel e Licenciatura em Enfermagem pela Universidade Estadual de Campinas (Unicamp). Doutorado em Ciências da Saúde pela Unicamp. Mestrado em Enfermagem pela Unicamp. Especialização em Captação e Doação de Órgãos e Tecidos para Transplantes pelo Instituto Israelita de Ensino e Pesquisa Albert Einstein (IIEP). Docente do Departamento de Enfermagem do Colégio Técnico de Campinas (Cotuca) da Unicamp.

Marcília Rosana Criveli Bonacordi Gonçalves

Graduação em Enfermagem pela Universidade do Sagrado Coração de Bauru (USC). Doutorado em Bases Gerais da Cirurgia pela Universidade Estadual Paulista "Júlio de Mesquita Filho" (Unesp), Campus Botucatu. Mestrado em Bases Gerais da Cirurgia pela Unesp-Botucatu. Especialização em Gestão em Saúde e Auditoria pelo Centro Universitário Ingá (Uningá). Especialização em Administração Hospitalar pela Faculdade de Medicina de Botucatu (FMB) da Unesp. Especialização em Enfermagem em Centro Cirúrgico e Central de Material pela USC. Licenciatura em Enfermagem e Obstetrícia pela USC. Conselheira Efetiva e Coordenadora Geral das Câmaras Técnicas do Conselho Regional de Enfermagem de São Paulo (Coren-SP), gestões 2012-2014 e 2015-2017. Revisora da *Revista Brasileira de Enfermagem* (REBEn). Enfermeira no Centro de Saúde Escola da Faculdade de Medicina da Unesp-Botucatu.

Margarete Consorti Bellan

Graduação em Enfermagem pela Universidade Estadual Paulista "Júlio de Mesquita Filho" (Unesp), Campus Botucatu. Doutorado em Enfermagem pela Universidade Estadual de Campinas (Unicamp). Mestrado em Enfermagem, Faculdade de Ciências Médicas (FCM) da Unicamp. Aprimoramento em Cuidados Intensivos pela Unicamp. Docente da Universidade Paulista (UNIP-Campinas). Docente no Colégio Técnico de Campinas (Cotuca) da Unicamp.

Maria das Neves Firmino da Silva

Graduação em Enfermagem pela Faculdade de Medicina de Marília (Famema). Mestrado em Ensino em Saúde pela Famema. Especialização na Área Educacional aos Técnicos de Enfermagem pela Fundação Oswaldo Cruz (Fiocruz). Especialização em Programa Saúde da Família pelo Ministério da Saúde (MS). Especialização em Educação na Saúde para Preceptores do Sistema Único de Saúde (SUS) pelo Instituto Sírio-Libanês de Ensino e Pesquisa (IEP-HSL) e Ministério da Educação (MEC). Especialização em Micropolítica da Gestão e Trabalho em Saúde pela Universidade Federal Fluminense (UFF). Especialização em Formação Integrada Multiprofissional em Educação Permanente em Saúde pela Universidade Federal do Rio Grande do Sul (UFRGS). Enfermeira Gerente da Unidade de Pediatria do Hospital das Clínicas de Marília – Unidade II Materno-Infantil. Professora Colaboradora no Módulo: Unidade de Prática Profissional, do terceiro ano de Medicina da Famema. Preceptora de Campo do Programa de Residência Multiprofissional Materno-Infantil da Famema.

Maria do Socorro Cardoso dos Santos

Bacharel em Enfermagem pelo Centro Universitário São Camilo (CUSC). Mestrado em Ciências da Saúde pelo Programa de Pós-Graduação do Hospital do Servidor Público Estadual (IAMSPE). Especialização em Docência para o Ensino Médio, Técnico e Superior na Área da Saúde pela Faculdade de Pinhais (FAPI). Coordenadora Acadêmica dos Cursos de Pós-Graduação em Enfermagem da Faculdade de Educação em Ciências da Saúde (FECS). Coordenadora Acadêmica do Curso Técnico em Enfermagem e Pós-Técnico em Enfermagem da Escola Técnica de Educação em Saúde (ETES) – Inovação, Pesquisa e Educação do Hospital Alemão Oswaldo Cruz (HAOC).

Mariana Russo Francescon Botti Rodrigues

Bacharel em Enfermagem pela Faculdade de Enfermagem do Hospital Israelita Albert Einstein (HIAE). *Master of Business Administration* (MBA – Mestre em Negócios e Administração) em Gestão em Saúde pela Faculdade de Educação em Ciências da Saúde (FECS) do Hospital Alemão Oswaldo Cruz (HAOC). Especialização em Enfermagem de Cardiologia e Hemodinâmica pela Faculdade de Enfermagem do Hospital Israelita Albert Einstein (HIAE). Especialização em Gerenciamento dos Serviços de Enfermagem pela Universidade Federal de São Paulo (Unifesp). Coordenadora de Enfermagem do Centro de Diagnóstico por Imagem (CDI) do HAOC.

Marilucia Moreira Silva Marcondes

Bacharel em Enfermagem pela Faculdade Santa Marcelina (FASM). Mestrado em Ensino em Ciências da Saúde pelo Centro de Desenvolvimento do Ensino Superior em Saúde (CEDESS) da Universidade Federal de São Paulo (Unifesp). Especialização em Educação em Saúde pelo CEDESS/Unifesp. Especialização em Formação de Docentes para o Ensino Profissional em Enfermagem pela Faculdade de Educação São Luís (Polo do Instituto Educacional São Paulo – Intesp). Especialização em Gerenciamento de Unidades e Serviços de Enfermagem pela FASM. Docente do Curso Técnico em Enfermagem do Serviço Nacional de Aprendizagem Comercial (Senac – São Paulo). Docente do Curso Técnico em Enfermagem da Escola Técnica de Educação em Saúde (ETES) do Hospital Alemão Oswaldo Cruz (HAOC).

Sabrina Ottenio da Costa

Graduação em Enfermagem pela Escola de Enfermagem da Universidade de São Paulo (EEUSP). Especialização em Cardiologia e Hemodinâmica pelo Instituto Israelita de Ensino e Pesquisa (IIEP). Licenciatura em Enfermagem pela EEUSP. *Master of Business Administration* (MBA – Mestre em Negócios e Administração) em Gestão de Saúde pelo Centro Universitário São Camilo (CUSC). Docente na Faculdade de Educação em Ciências da Saúde (FECS) do Hospital Alemão Oswaldo Cruz (HAOC), Disciplinas de Semiologia e Semiotécnica. Docente no Curso Tecnólogo em Radiologia da FECS-HAOC, Disciplina de Instrumentação Hospitalar. Monitora de Educação no Curso Técnico em Enfermagem (ETES) do HAOC.

Saskia Iasana Pontes Fleury

Graduação em Enfermagem pela Universidade Federal de São Paulo (Unifesp). Mestranda no Programa Saúde do Adulto da Escola de Enfermagem da Universidade São Paulo (EEUSP). Especialização em Cardiologia e Hemodinâmica pelo Instituto Israelita de Ensino e Pesquisa (IIEP). Especialização em Estomaterapia pelo Centro Universitário São Camilo (CUSC). Enfermeira Membro do Time de Melhores Práticas em Estomaterapia do Hospital Alemão Oswaldo Cruz (HAOC).

Tânia Maria Coelho Leite

Graduação, Doutorado e Mestrado em Enfermagem pela Universidade Estadual de Campinas (Unicamp). Docente Aposentada no Curso Técnico em Enfermagem do Colégio Técnico de Campinas (Cotuca) da Unicamp, no qual foi chefe do Departamento de Enfermagem (2013 a 2016). Membro do Grupo de Estudos e Pesquisas em Educação e Práticas de Enfermagem e Saúde (GEPEPES) da Unicamp. Ex-Membro do Conselho Fiscal Regional da Diretoria da Associação Brasileira de Enfermagem (ABEn – Regional Campinas), gestão 2013-2016.

Vanessa Aparecida Sanches Campassi de Oliveira

Bacharel em Enfermagem pela Universidade de Marília (Unimar). Bacharel em Pedagogia com Licenciatura Plena pela Faculdade de Tecnologia Paulista. Mestrado em Ensino e Saúde pela Faculdade de Medicina de Marília (Famema). *Master of Business Administration* (MBA – Mestre em Negócios e Administração) em Gestão Hospitalar pela Universidade de Taubaté (Unitau). Especialização em Estratégia Saúde da Família pelo Instituto de Ensino, Capacitação e Pós-Graduação (Indep). Licenciada em Enfermagem pelo Programa Especial de Formação Pedagógica de Docentes para as Disciplinas do Currículo da Educação Profissional de Nível Médio pela Faculdade de Tecnologia "Estudante Rafael Almeida Camarinha" (FATEC) do Centro Estadual de Educação Tecnológica Paula Souza, Marília. Especialização em Enfermagem do Trabalho pela AVM Educacional – Faculdades Integradas. Especialização em Tutoria em Educação a Distância e Docência do Ensino Superior pela Faculdade Dom Alberto. Especialização em Educação Especial e Educação Pedagógica Social pela Faculdade Dom Alberto. Enfermeira da Estratégia Saúde da Família no Município de Marília – SP. Docente do Curso Técnico em Enfermagem da Escola Técnica Estadual "Antônio Devisate" (ETEC – Marília) do Centro Estadual de Educação Tecnológica Paula Souza. Docente do Curso Técnico de Segurança do Trabalho e do Curso de Técnico em Enfermagem da Escola Técnica Estadual "Antônio Magliano" (ETEC – Garça) do Centro Estadual de Educação Tecnológica Paula Souza.

Viviane Canhizares Evangelista de Araujo

Graduação em Enfermagem pela Universidade de Marília (Unimar). Mestrado em Enfermagem – Processo de Cuidar em Enfermagem – pela Universidade Estadual Paulista "Júlio de Mesquita Filho" (Unesp), Campus Botucatu. Especialização em Urgência e Emergência pela Faculdade da Alta Paulista de Tupã (FAPT). Especialização em Administração de Serviços de Saúde pela Universidade de Ribeirão Preto (Unaerp). Docente dos Cursos de Graduação em Enfermagem e em Medicina da Unimar, Disciplinas Sistematização da Assistência de Enfermagem, Semiologia e Semiotécnica, e Saúde do Adulto.

Prefácio

É com imensa alegria que recebi o convite para prefaciar o livro *Manual Prático do Técnico de Enfermagem*. Sinto-me, também, honrada e privilegiada pela oportunidade de compor a autoria de capítulos desta obra, desenvolvida com muito zelo, com o objetivo de aprimorar a formação e atuação do profissional técnico e auxiliar de enfermagem.

O cuidado em saúde, por eles desenvolvido, requer mais do que saberes. Suas ações devem ser pautadas pela lei do exercício profissional, bem como pelo conhecimento científico.

Para tanto, um grupo de enfermeiros docentes e assistenciais, de localidades diferentes, atuantes em serviços de saúde e de formação profissional, liderado por uma brilhante escritora de livros técnicos na área da saúde e organizadora deste livro, a Professora Aspásia Basile Gesteira Souza, cuidadosamente revisitaram procedimentos técnicos peculiares à enfermagem.

Para compor, compartilhar experiências e construir esta obra, reuniu-se, nos Capítulos 1 e 3, docentes da Faculdade de Medicina e do Centro de Saúde Escola da Universidade Estadual Paulista (Unesp – Botucatu); nos Capítulos 2, 4, 5, 7, 8, docentes e enfermeiros do Hospital Alemão Oswaldo Cruz e suas Escola Técnica de Educação em Saúde e Faculdade de Educação em Ciências da Saúde; nos Capítulos 6 e 13, docentes do Colégio Técnico de Campinas (Cotuca), da Universidade Estadual de Campinas (Unicamp); nos Capítulos 10 e 11, docentes do Curso de Graduação em Enfermagem da Faculdade de Medicina de Marília (Famema) e da Universidade de Marília (Unimar), e enfermeira do Hospital da Clínicas (HC) Unidade II Materno-Infantil; nos Capítulos 9 e 12, os docentes do Curso Técnico de Enfermagem do Centro Estadual de Educação Tecnológica Paula Souza, de Garça e Marília; e o Capítulo 14 foi desenvolvido pela organizadora desta obra.

Nesse processo de construção de cada um dos 14 capítulos que compõem este manual, percebeu-se lacunas, divergências e adaptações que os profissionais de enfermagem realizam no cotidiano do trabalho ao executarem os procedimentos técnicos aqui apresentados. Por esse motivo, nos sentimos extremamente motivadas ao buscar desenvolver uma obra objetiva, prática, atualizada e subsidiada por evidências científicas.

Os capítulos contemplam conteúdos permeados pelos aspectos éticos e pela legislação profissional; biossegurança; anotações de enfermagem; cuidados de higiene, conforto e alimentação oral; posicionamento para procedimentos e exames; avaliação dos sinais vitais e medidas antropométricas; transporte e mobilidade; cuidados com feridas; cálculo de dose e administração de medicamentos; oxigenoterapia; sondagem gástrica; coleta de material biológico para exames; procedimentos especiais, como parada cardiorrespiratória, aplicação de frio e calor, tricotomia, estomas, lavagem intestinal, sonda vesical, aspiração de vias aéreas superiores, dreno de tórax, toracocentese, fixação de cânula de traqueostomia e tubo traqueal e, para finalizar, os cuidados diante da morte, luto e preparo do corpo.

Este livro se destaca por buscar associar na descrição dos diversos procedimentos as peculiaridades referentes à criança, pois a maioria dos livros de abordagem técnica apresenta apenas cuidados relacionados com o adulto.

Cabe ressaltar que, neste manual, embora haja um capítulo que retrata os fundamentos para a segurança da pessoa sob o cuidado do profissional de enfermagem, os autores buscaram contemplar, em todos os procedimentos, os cuidados que possibilitam a sua execução de maneira segura e com abordagem humanizada.

E em tempos de pandemia, o conteúdo desta obra torna-se mais valoroso, ao ser o primeiro livro publicado e direcionado para a Enfermagem abordando os cuidados com a Covid-19, em especial os Capítulos 2 e 14.

Desejo que esta obra possa contribuir para a formação dos estudantes dos cursos de auxiliar e técnico de enfermagem e se tornar uma ferramenta que auxilie os docentes nesse processo e aqueles que já atuam nos diversos cenários de cuidado à saúde, buscando o aprimoramento da prática de enfermagem de maneira ética, segura e humanizada.

Fernanda Paula Cerântola Siqueira
Enfermeira Doutora em Ciências da Saúde.
Docente no Curso de Enfermagem e Tutora do
Programa de Residência Integrada Multiprofissional em
Saúde da Faculdade de Medicina de Marília (Famema).

Sumário

1. Ética e Legislação, 1
Marcília Rosana Criveli Bonacordi Gonçalves
Cassiana Mendes Bertoncello Fontes

2. Biossegurança e o Cuidado de Enfermagem, 17
Marilucia Moreira Silva Marcondes

3. Anotações de Enfermagem e Terminologia, 45
Cassiana Mendes Bertoncello Fontes
Marcília Rosana Criveli Bonacordi Gonçalves

4. Cuidados de Higiene, Conforto e Alimentação Oral, 59
Maria do Socorro Cardoso dos Santos
Sabrina Ottenio da Costa
Aspásia Basile Gesteira Souza

5. Posicionamento para Procedimentos e Exames, 95
Elaine Emi Ito
Saskia Iasana Pontes Fleury
Mariana Russo Francescon Botti Rodrigues

6. Sinais Vitais e Medidas Antropométricas, 107
Tânia Maria Coelho Leite
Ana Paula de Brito Rodrigues
Margarete Consorti Bellan
Marcia Raquel Panunto Dias Cunha

7. Transporte e Mobilidade, 131
Sabrina Ottenio da Costa
Marilucia Moreira Silva Marcondes
Maria do Socorro Cardoso dos Santos

8. Cuidados com Feridas, 157

Elaine Emi Ito
Letícia Faria Serpa
Saskia Iasana Pontes Fleury

9. Cálculo de Dose e Administração de Medicamentos, 179

Josiane Ramos Garcia Rodrigues
Vanessa Aparecida Sanches Campassi de Oliveira

10. Oxigenoterapia, 217

Fernanda Paula Cerântola Siqueira
Eleny Rosa Guimarães Gonçalves
Viviane Canhizares Evangelista de Araujo
Maria das Neves Firmino da Silva

11. Sondagem Gástrica, 247

Fernanda Paula Cerântola Siqueira
Viviane Canhizares Evangelista de Araujo

12. Coleta de Material Biológico para Exames, 269

Josiane Ramos Garcia Rodrigues
Vanessa Aparecida Sanches Campassi de Oliveira

13. Procedimentos Especiais, 303

Tânia Maria Coelho Leite
Ana Paula de Brito Rodrigues
Margarete Consorti Bellan
Marcia Raquel Panunto Dias Cunha

14. Morte, Luto e Preparo do Corpo, 345

Aspásia Basile Gesteira Souza

Índice Remissivo, 363

Ética e Legislação

Capítulo 1

Marcília Rosana Criveli Bonacordi Gonçalves
Cassiana Mendes Bertoncello Fontes

O interesse por temas relacionados com ética, moral, direitos, deveres e relações no trabalho dos profissionais da área da saúde ganhou espaço nas últimas décadas, tornando-se foco nas reflexões sobre o modo de cuidar, seus limites e quais valores deveriam nortear as ações de cada membro da equipe de saúde.

Assim, os órgãos regulamentadores das categorias profissionais deliberam normas de conduta em conformidade com a legislação e as novas exigências do cliente-paciente, para garantir uma prestação de serviço baseada nos princípios de biossegurança e melhores práticas, de maneira humanizada.

Neste capítulo, serão abordados os aspectos referentes à ética e à legislação que impactam no trabalho do técnico e do auxiliar de enfermagem, uma vez que esses profissionais, ao lidarem com questões rotineiras, podem se deparar com dilemas que exigem respostas baseadas nas normatizações, a fim de evitar condutas pautadas em opiniões, muitas vezes equivocadas ou desatualizadas, e que colocam em risco o bem-estar e a saúde do paciente e sua própria atuação profissional, frente aos órgãos fiscalizadores da categoria e da própria instituição.

Breve história da Enfermagem

Para melhor compreender o desenrolar da Enfermagem como ciência, que determinou e consolidou as bases para o trabalho da equipe, faz-se necessário um breve olhar sobre a história dessa área.

Um dos marcos da profissão foi a enfermeira **Florence Nightingale** (1820-1910), imortalizada como a "Dama da Lâmpada", por usar uma lamparina durante suas visitas noturnas aos feridos alojados nas enfermarias do Hospital de Base de Sentari (Constantinopla, atual Istambul), durante a Guerra da Crimeia.

Pode-se dizer que Florence, que treinava pessoas para cuidar de pessoas, foi a primeira teorista na Enfermagem, responsável por diferenciar as ações da(o) enfermeira(o) das ações médicas, demonstrando preocupação com a identidade profissional ao desenvolver uma concepção teórico-filosófica, embasada em observações sistematizadas, provenientes dos seus registros estatísticos e do cuidado diário prestado aos doentes.

Na época, Florence revolucionou o cuidado ao implantar padrões sanitários, de assistência, nutrição e limpeza, reduzindo a taxa de mortalidade, especialmente entre os soldados, promovendo o processo de cura e mantendo o aspecto religioso e humano.

A Enfermagem de nível superior foi introduzida no Brasil com a criação da Escola Profissional de Enfermeiros e Enfermeiras (1890-1921), vinculada ao Hospital Nacional dos Alienados, atual Escola de Enfermagem Alfredo Pinto (Universidade Federal do Estado do Rio de Janeiro – UNIRIO), e, em 1922, com a criação da Escola de Enfermeiras do Departamento Nacional de Saúde Pública, atual Escola de Enfermagem Anna Nery (Universidade Federal do Rio de Janeiro – UFRJ). Iniciava-se, assim, a era moderna da Enfermagem no Brasil, até então exercida por parteiras práticas, religiosas e prostitutas.[1-4]

As enfermeiras graduadas pela primeira turma da então Escola de Enfermeiras do Departamento Nacional de Saúde Pública organizaram, em 1926, a Associação Nacional de Enfermeiras Diplomadas, que, em 1954, passou a denominar-se **Associação Brasileira de Enfermagem (ABEn)**, entidade de caráter cultural, científico e político, com personalidade jurídica própria, de direito privado e que congrega as categorias de enfermeiros, técnicos de enfermagem, auxiliares de enfermagem, estudantes de cursos de graduação e de cursos de educação profissional de nível técnico, escolas, cursos ou faculdades de Enfermagem, além de associações ou sociedades de especialistas que a ela se associam para fins não econômicos.[1-4]

A organização da profissão foi solidificada com o Sindicato Nacional dos Enfermeiros da Marinha Mercante e o Sindicato dos Enfermeiros Terrestres (1932), que originou os diferentes sindicatos regionais. Em 1987, nasce a Federação Nacional dos Enfermeiros, com o objetivo de unificar e centralizar as reivindicações dos enfermeiros articuladas com o conjunto da classe trabalhadora.[1,4]

Em 12 de julho de 1973, a Lei n. 5.905/1973 instituiu o sistema representativo da categoria composto pelo **Conselho Federal de Enfermagem (Cofen)** e os respectivos **Conselhos Regionais de Enfermagem (Coren)**, nos 26 estados e no Distrito Federal, vinculados ao Cofen.[1,4]

Os quadros que compõem as categorias profissionais e suas respectivas inscrições contemplam, atualmente, **enfermeiros, obstetrizes, enfermeiros obstétricos, técnicos de enfermagem, auxiliares de enfermagem e parteiros** (estes desde a década de 1980).[5]

O Cofen determina as ações de enfermagem em todo o território nacional.

Ao Coren como órgão maior de cada Estado, compete **disciplinar e fiscalizar o exercício profissional**, sendo observadas as diretrizes gerais do Cofen. Para isso, tornou-se necessário que todos os profissionais, ao concluírem sua formação, apresentem o diploma ou certificação ao Coren do Estado em que desejam atuar, para efetuarem sua inscrição e para que o órgão possa expedir a referida carteira profissional, sendo obrigatório providenciar a transferência da inscrição principal no caso de mudança para outro estado ou requerer inscrição secundária no novo Conselho Regional.

Em 1979, a enfermeira **Wanda de Aguiar Horta** publicou seu livro baseado na Teoria da Hierarquia das Necessidades Humanas Básicas de Abraham Maslow e operacionalizou o **Processo de Enfermagem** contribuindo, junto a outras estudiosas brasileiras, para o desenvolvimento e a cientificidade da Enfermagem e criando uma metodologia sistematizada, ou seja, um Modelo de Assistência de Enfermagem.

O Processo de Enfermagem é elaborado pelo enfermeiro e garante que os membros da equipe realizem intervenções individualizadas, com base científica, para evitar cuidados mecanicistas e garantir que todas as ações sejam devidamente documentadas (ver Capítulo 3).

Moral e ética

Moral (do latim, *moralis*) diz respeito ao conjunto de hábitos, costumes e regras de conduta, de acordo com a cultura de um local, em determinado espaço de tempo.

Já ética (do grego, *êthos*) se refere ao modo de ser ou caráter. De modo simplista, pode-se definir ética como a forma de se comportar e agir perante a sociedade, obedecendo às suas regras e normas de conduta que se duplicam a partir do momento em que a pessoa se torna um profissional, pois passa a seguir, também, as regras inerentes à categoria, que estão intimamente ligadas e inseparáveis das regras sociais.

Na Enfermagem, a ética tem como premissa analisar como o profissional atua em sua prática, seu relacionamento com o paciente e os demais membros da equipe multiprofissional, com a comunidade e com a instituição em que presta serviço, tendo como norteador o **Código de Ética dos Profissionais de Enfermagem (CEPE)**,[6] apresentado mais adiante, e as demais legislações vigentes.

A ética é um princípio permanente e universal, e, sob essa óptica, direciona o profissional em suas escolhas e condutas.

É importante destacar que, à medida que a pessoa se torna livre para agir, ela assume, também, a responsabilidade de responder pelos seus atos e consequências perante a legislação, seja ela civil, criminal ou dos órgãos de fiscalização profissional.

A legislação da Enfermagem

O primeiro dispositivo legal da Enfermagem data de 27 de setembro de 1890 por meio do Decreto n. 791, que estabelecia que sua atuação estava subordinada à ordem médica.[1]

Em 17 de setembro de 1955, foi expedida a Lei n. 2.604, que definiu o exercício da Enfermagem e de suas categorias. O exercício da profissão somente foi regulamentado com o Decreto n. 50.387, de 28 de março de 1961, e, em 1976, o Parecer do Conselho Federal de Educação n. 3814/1976 definiu as funções dos técnicos e auxiliares de enfermagem.[1]

A promulgação da **Lei do Exercício Profissional n. 7.498/1986**[5] e de seu respectivo Decreto regulamentador n. 94.406/1987,[7] vigentes desde então, **descrevem as competências** de todas as suas categorias.

Nessa legislação, fica claro que **técnicos e auxiliares de enfermagem** devem atuar sob a **supervisão do enfermeiro**, e os parteiros, sob a supervisão dos enfermeiros obstétricos.

Para sua prática diária, os profissionais de enfermagem também devem se respaldar no CEPE, Resoluções, Decisões e Pareceres, discutidos a seguir.

O primeiro Código de Ética de Enfermagem, aprovado em 1958, foi uma importante vitória da ABEn e vigorou até 1975 quando, então, foi substituído pelo Código de Deontologia de Enfermagem, aprovado pelo Cofen e que abordava apenas deveres e obrigações.[1] Em 1993, este documento foi atualizado e passou a ser denominado CEPE, reformulado pelo Cofen em 2000, 2007 e 2017, sua última versão que contou, para a sua elaboração, com a presença dos profissionais de enfermagem, por meio de reuniões que ocorreram nos municípios e nas capitais de todos os Estados, inclusive com ampla divulgação para possibilitar a participação também por meio de consulta pública.

As **Resoluções** e as **Decisões** do Cofen normatizam as ações de enfermagem e devem ser cumpridas por todos os profissionais, dentro do território brasileiro.

As **Decisões** são normas aprovadas pelo Coren de cada estado para regulamentar as ações de enfermagem, dentro do **âmbito estadual**.

E os **Pareceres** são descrições técnicas fundamentadas e emitidas por um especialista e aprovadas pela Plenária, com conselheiros efetivos sobre determinado assunto, tornando a conduta obrigatória para temas ou casos idênticos. Podem ser emitidos tanto pelo Cofen quanto pelo Coren de cada estado.

Nos casos em que a conduta e/ou as ações do profissional de enfermagem causem danos a terceiros, este responderá, dependendo da dimensão, também na esfera criminal e civil, independentemente de alegar desconhecimento da lei, além de **processo ético** aberto pelo Sistema Cofen/Coren.

A Constituição Federal Brasileira, promulgada em 1988, determina que toda profissão deve estar regulamentada e, para isso, o profissional necessita de um diploma, expedido em consonância com a lei, provando sua qualificação ou habilitação.

Para cumprir a Constituição Federal, a Lei n. 7.498/1986 determina que:[5]

> [...] Art. 2º A Enfermagem e suas atividades auxiliares somente podem ser exercidas por pessoas legalmente habilitadas e inscritas no Conselho Regional de Enfermagem com jurisdição na área onde ocorre o exercício [...].

Assim, para exercer a função de enfermeiro é necessário o diploma de curso superior, concedido por instituições autorizadas pelo Ministério da Educação (MEC), e o técnico de enfermagem deverá comprovar a conclusão do ensino médio e do respectivo curso em escola autorizada, com certificado expedido de acordo com a legislação e registrado no órgão competente.

A atuação do técnico de enfermagem consiste em orientar e acompanhar o cuidado, participar do planejamento da assistência de Enfermagem e esclarecer questões que envolvam o tratamento e os cuidados, em grau auxiliar, sob a supervisão do enfermeiro.

Assim, cabe ao técnico de enfermagem colaborar com o enfermeiro em diversas ações, como:

- Planejamento das atividades da assistência;
- Cuidado a pacientes graves;
- Prevenção e controle das doenças transmissíveis;
- Prevenção e controle da infecção hospitalar;
- Prevenção e controle de danos físicos a pacientes;
- Execução dos programas de assistência integral à saúde individual e de grupos específicos, particularmente daqueles prioritários e de alto risco;
- Participação nos programas de higiene e segurança, prevenção de acidentes e de doenças profissionais e do trabalho.

Assim, o técnico de enfermagem exerce funções seguindo os processos de rotina protocolados pela instituição e/ou específicos, necessários para a proteção e recuperação da saúde da pessoa, cumprindo as prescrições médica e de enfermagem, dentro dos limites de sua competência, anotando no prontuário do paciente todos os cuidados realizados (ver Capítulo 3), e participando como membro da equipe multiprofissional.

O CEPE norteia as condutas nas relações interpessoais e envolve a **Bioética**, a ética aplicada ao uso correto das tecnologias das ciências médicas e na **solução dos dilemas morais**, referentes às questões para as quais não existe consenso moral, vividos pelos profissionais dessa área do conhecimento. São quatro os princípios da Bioética:

1. Beneficência: fazer o bem, agir para o benefício do outro e minimizar os danos. Para isso, é importante que o profissional desenvolva competências que envolvem conhecimentos, habilidades e atitudes, para avaliar quais são os riscos e benefícios a que os pacientes estão expostos ao receberem um cuidado ou procedimento.

2. Não maleficência: diz respeito à obrigação de não prejudicar o outro; uso da prudência diante de situações, avaliando suas ações para evitar colocar o paciente em risco ou causar danos previsíveis. Deve estar atento se os cuidados ou a técnica a serem realizados não oferecem riscos.

3. Autonomia: refere-se à liberdade para tomada de decisão e sempre ser respeitado. Ao profissional, compete oferecer todas as orientações necessárias para que o paciente possa tomar sua própria decisão, livre de influência e coerção, além de proteger aqueles com autonomia diminuída, como crianças, pacientes inconscientes ou com transtornos mentais e cognitivos.

4. Justiça: está relacionado com sempre manter a igualdade entre todos, não podendo ser negado nenhum tipo de tratamento ou assistência ao paciente independentemente de raça, etnia, religião, classe social, sexo e/ou questões político-partidárias. Esse princípio exige imparcialidade.

Código de Ética dos Profissionais de Enfermagem

O CEPE deve ser conhecido por todos os membros da equipe de enfermagem, pois proporciona amparo ao profissional para uma prática segura, livre de:

- Imprudência: atitude em que o agente atua com precipitação, sem atenção à possibilidade de causar dano ao paciente.
- Negligência: caracteriza-se quando o profissional age com descuido, indiferença ou desatenção, ou seja, assume uma atitude omissa e, mesmo podendo, não toma as medidas necessárias.
- Imperícia: consiste em agir sem conhecimento técnico, teórico ou prático, ou seja, inaptidão.

O Código de Ética em vigência é apresentado em cinco capítulos: 1. Dos Direitos; 2. Dos Deveres; 3. Das Proibições; 4. Das Infrações e Penalidades; 5. Da Aplicação das Penalidades.[6] Cada capítulo é composto por um conjunto de artigos que envolvem as ações do profissional em relação aos membros da equipe de enfermagem, à equipe multiprofissional, à instituição em que atua, às pessoas, à família e à coletividade.

O primeiro capítulo – **Dos Direitos** – garante o respaldo para atuar com autonomia, respeito e liberdade, destacando-se:[6]

Art. 1º Exercer a Enfermagem com liberdade, segurança técnica, científica e ambiental, autonomia, e ser tratado sem discriminação de qualquer natureza, segundo os princípios e pressupostos legais, éticos e dos direitos humanos.

Art. 2º Exercer atividades em locais de trabalho livre de riscos e danos e violências física e psicológica à saúde do trabalhador, em respeito à dignidade humana e à proteção dos direitos dos profissionais de Enfermagem.

Art. 3º Apoiar e/ou participar de movimentos de defesa da dignidade profissional, do exercício da cidadania e das reivindicações por melhores condições de assistência, trabalho e remuneração [...].

[...] Art. 6º Aprimorar seus conhecimentos técnico-científicos, ético-políticos, socioeducativos, históricos e culturais, que dão sustentação à prática profissional.

Art. 7º Ter acesso às informações relacionadas à pessoa, à família e à coletividade, necessárias ao exercício profissional.

Art. 8º Requerer ao Conselho Regional de Enfermagem, de forma fundamentada, medidas cabíveis para obtenção de desagravo público em decorrência de ofensa sofrida no exercício profissional ou que atinja a profissão [...].

[...] Art. 13 Suspender as atividades, individuais ou coletivas, quando o local de trabalho não oferecer condições seguras para o exercício profissional e/ou desrespeitar a legislação vigente, ressalvadas as situações de urgência e emergência [...].

[...] Art. 20 Anunciar a prestação de serviços para os quais detenha habilidades e competências técnico-científicas e legais.

Art. 21 Negar-se a ser filmado, fotografado e exposto em mídias sociais durante o desempenho de suas atividades profissionais.

Art. 22 Recusar-se a executar atividades que não sejam de sua competência técnica, científica, ética e legal ou que não ofereçam segurança ao profissional, à pessoa, à família e à coletividade.

Art. 23 Requerer junto ao gestor a quebra de vínculo da relação profissional/usuários quando houver risco à sua integridade física e moral, comunicando ao Coren e assegurando a continuidade da assistência de Enfermagem [...].

O segundo capítulo – **Dos Deveres** – é composto por inúmeros artigos e parágrafos que determinam as obrigações do profissional.

Atenção: A Resolução Cofen n. 0545/2017 torna obrigatório o uso do carimbo contendo as informações profissionais, opondo-se ao parágrafo 1º do art. 35 do CEPE, que menciona ser o seu uso facultativo.

O terceiro capítulo – **Das Proibições** – também é composto por vários artigos e parágrafos que normatizam o comportamento da equipe de enfermagem diante das situações que podem extrapolar os limites de atuação profissional ou infringir os direitos do paciente, como pessoa e consumidor dos serviços de enfermagem.

Para compreender o segundo capítulo – **Dos Deveres** – e o terceiro – *Das Proibições* –, será apresentada uma situação para exemplificar a interpretação das ações da equipe de enfermagem no atendimento a uma paciente, segundo o CEPE.

04/04/2021 – 19h. Assumem o plantão noturno da unidade de internação Clínica Geral com oito pacientes internados, as técnicas de enfermagem A e B. Durante a passagem de plantão a técnica de enfermagem C, do plantão vespertino, relata que a paciente Sra. D, 82 anos, desacompanhada no momento, mãe do prefeito da cidade, tinha sido internada no leito n. 1 para investigação de dor abdominal intensa e intermitente, tipo cólica; apresentou dois episódios de hematêmese há 2 dias, mas estava com boa aceitação de dieta via oral. Informa que a paciente iniciou jejum às 16 horas para endoscopia digestiva alta (EDA), que havia colocado placa de jejum na cabeceira do leito e que a filha chegaria antes das 20 horas. Essas informações também estavam anotadas no prontuário.

19h30 – O médico plantonista examinou a paciente e prescreveu: 1. sacarato de hidróxido férrico (Noripurun®), uma ampola via intravenosa, diluída em 500 mL de solução fisiológica a 0,9%; 2. solução fisiológica a 0,9% 500 mL com eletrólitos para hidratação, via intravenosa, a cada 8 horas; 3. sondagem vesical de demora.

19h45 – A técnica de enfermagem B recebe ligação particular, via celular, de sua filha relatando problemas familiares, o que lhe causou imenso transtorno. Logo em seguida, ela atende outra ligação, dessa vez do setor de endoscopia, cancelando o exame devido a defeito técnico do aparelho. A técnica anota a suspensão do exame em prontuário, imediatamente, retira a placa de jejum e informa o cancelamento à filha da paciente.

20h – As técnicas de enfermagem A e B estavam felizes por cuidar da mãe do prefeito, que se mostrava satisfeita com o cuidado recebido. Para registrar a internação, as técnicas tiram uma fotografia com ela e sua filha, utilizando os seus celulares e divulgam as imagens em suas redes sociais.

20h30 – A enfermeira responsável pela unidade, após avaliar e examinar a Sra. D, operacionalizou o Processo de Enfermagem e, entre as intervenções, prescreveu: o preparo dos materiais para a sondagem vesical de demora, e a instalação da medicação e da soroterapia prescritas pelo médico em região braquial de membro superior não dominante e as questionou se teriam dúvidas sobre o preparo e a administração do sacarato de hidróxido férrico ao que ambas responderam ter conhecimento e segurança para o procedimento. Informou que estaria na clínica ao lado, pois havia paciente instável para transferir ao setor de cuidados intensivos e que retornaria para realizar a sondagem.

21h – A técnica de enfermagem B, responsável pela assistência à paciente, preparou e instalou o soro e a medicação prescrita e, com ajuda da técnica A, separou o material e realizou a sondagem vesical de demora, com o intuito de ajudar a enfermeira. Após a realização dos procedimentos, anotou os cuidados prestados, checando as intervenções na prescrição médica e de enfermagem e permaneceu no posto de atendimento.

21h30 – A acompanhante solicita a presença da enfermeira que avalia a paciente, detectando: infiltração no acesso venoso periférico em antebraço esquerdo, que apresenta dor, calor, edema e hiperemia ao redor da punção. Observa, também, que a paciente está com sonda vesical de demora e que o débito urinário está claro e límpido. A enfermeira toma todas as medidas para assegurar a redução de danos locais, conforme protocolo da instituição para flebite. No dia seguinte, a filha registra a intercorrência na Ouvidoria do hospital.

Analisando a situação descrita com olhar generalista e pautando-se nas normas estabelecidas nos Capítulos 2 e 3 do CEPE, são encontradas várias **não conformidades.**

A primeira questão a ser discutida diz respeito ao fato de as profissionais terem fotografado e divulgado a imagem da paciente em redes sociais, durante o turno de trabalho e nas dependências da instituição, sem a sua autorização, contrariando o CEPE, nos seguintes aspectos:

[...] Art. 53 Resguardar os preceitos éticos e legais da profissão quanto ao conteúdo e à imagem veiculados nos diferentes meios de comunicação e publicidade [...].

[...] Art. 86 Produzir, inserir ou divulgar informação inverídica ou de conteúdo duvidoso sobre assunto de sua área profissional.

Parágrafo único. Fazer referência a casos, situações ou fatos, e inserir imagens que possam identificar pessoas ou instituições sem prévia autorização, em qualquer meio de comunicação [...].

Além disso, verifica-se que os comportamentos apresentados por A e B foram realizados de forma mecânica, sem atenção, responsabilidade e competência, em desacordo com o que está determinado no seguinte artigo:

[...] Art. 24 Exercer a profissão com justiça, compromisso, equidade, resolutividade, dignidade, competência, responsabilidade, honestidade e lealdade [...].

Os cuidados de enfermagem devem ser prestados de maneira segura, sem causar prejuízo ao paciente, com conhecimento para garantir assistência prudente e de qualidade, fornecendo orientações detalhadas ao paciente e à família, esclarecendo dúvidas, de acordo com a competência.

Para isso, as técnicas A e B deveriam, antes de administrar medicamentos, conhecer sua ação, os potenciais efeitos colaterais e os cuidados específicos para cada medicamento, que, no caso do sacarato de hidróxido férrico, pode provocar efeitos adversos durante os primeiros 30 minutos da infusão, mesmo sendo administrado de forma diluída, gota a gota. Como observado, esses detalhes não foram relatados e a infusão ocorreu sem o monitoramento do acesso venoso, o que causou extravasamento da solução, tardiamente detectado. A conduta das profissionais é incompatível com o que preconiza o seguinte artigo:

[...] Art. 78 Administrar medicamentos sem conhecer indicação, ação da droga, via de administração e potenciais riscos, respeitados os graus de formação do profissional [...].

Outro fato que chamou a atenção foi a realização da sondagem vesical de demora pela técnica de enfermagem, apesar de este ser considerado um **procedimento privativo do enfermeiro**,[7,8] cabendo ao técnico o preparo do material e auxílio ao enfermeiro, como determina a Resolução Cofen n. 450/2013.[8] Assim, a profissional infringiu o CEPE nos artigos:

[...] Art. 61 Executar e/ou determinar atos contrários ao Código de Ética e à legislação que disciplina o exercício da Enfermagem.

Art. 62 Executar atividades que não sejam de sua competência técnica, científica, ética e legal ou que não ofereçam segurança ao profissional, à pessoa, à família e à coletividade [...].

[...] Art. 81 Prestar serviços que, por sua natureza, competem a outro profissional, exceto em caso de emergência, ou que estiverem expressamente autorizados na legislação vigente [...].

O quarto capítulo – *Das Infrações e Penalidades* – normatiza as consequências para o profissional diante de uma transgressão à legislação vigente. Entre seus artigos, destacam-se:

[...] Art. 104 Considera-se infração ética e disciplinar a ação, omissão ou conivência que implique em desobediência e/ou inobservância às disposições do Código de Ética dos Profissionais de Enfermagem, bem como a inobservância das normas do Sistema Cofen/Conselhos Regionais de Enfermagem.

Art. 105 O(a) Profissional de Enfermagem responde pela infração ética e/ou disciplinar, que cometer ou contribuir para sua prática, e, quando cometida(s) por outrem, dela(s) obtiver benefício.

Art. 106 A gravidade da infração é caracterizada por meio da análise do(s) fato(s), do(s) ato(s) praticado(s) ou ato(s) omissivo(s), e do(s) resultado(s) [...].

Os profissionais são julgados pelos respectivos Conselhos Regionais de Enfermagem, após instauração do processo ético, e podem sofrer diferentes **penalidades**, todas elas registradas no prontuário do profissional, conforme estabelecido no Art. 108, a saber:

■ Advertência verbal: consiste na repreensão do infrator;

■ Multa: varia entre 1 e 10 vezes o valor da anuidade da categoria profissional;

- Censura: repreensão divulgada nas publicações oficiais do Sistema Cofen/Conselhos Regionais, e em jornais de grande circulação;
- Suspensão: proibição do exercício profissional por até 90 dias;
- Cassação: perda do exercício profissional com ampla divulgação e comunicação aos órgãos empregadores, sua aplicação compete somente ao Cofen.

Para a graduação da penalidade, os conselheiros presentes na Plenária do Conselho para o julgamento do processo ético consideram a gravidade da infração, os agravantes e atenuantes, o dano causado e os antecedentes do profissional, classificando-a como descrito no seguinte artigo:

[...] Art. 111 As infrações serão consideradas leves, moderadas, graves ou gravíssimas, segundo a natureza do ato e a circunstância de cada caso [...].

A explicação de cada infração e de seus atenuantes e agravantes é apresentada nos Arts. 111, 112 e 113.

O quinto capítulo – *Da Aplicação das Penalidades* – dispõe de maneira muito esclarecedora que a penalidade envolve cada artigo infringido:

[...] Art. 114 As penalidades previstas neste Código somente poderão ser aplicadas, cumulativamente, quando houver infração a mais de um artigo [...].

Cita-se também que, havendo dano pessoal, material ou moral ao paciente ou a outros, caberá reparação, restauração ou indenização do mal causado, a depender de sua extensão. Entretanto, mesmo não sucedendo responsabilidade jurídica, poderá ocorrer responsabilidade ética.

Fica claro que todos os membros da equipe de enfermagem devem atuar de acordo com a legislação vigente, manter uma conduta ética e respeitar o CEPE e os princípios da Bioética. E, para isso, é necessária a leitura do CEPE, que possibilita a compreensão do que se espera de cada profissional.

Considerações finais

A partir da promulgação da Lei do Exercício Profissional (n. 7.498/1986), e de seu Decreto regulamentador (n. 94.406/1987),[7] foram definidas as competências de cada categoria que compõem a equipe de enfermagem.

O cuidado à pessoa e à comunidade prestado pelo técnico e pelo auxiliar de enfermagem contempla questões relacionadas não somente com as habilidades técnicas e os conhecimentos científicos, mas também com a maneira de agir, que deve seguir os preceitos contidos na legislação vigente. Entre eles, ganha destaque a recente revisão do CEPE, que determina os direitos, deveres e proibições e estipula quais os atos considerados infracionais e suas respectivas penalidades.

O CEPE norteia as condutas nas relações interpessoais e envolve os princípios da Bioética: beneficência, não maleficência, autonomia e justiça.

A Enfermagem aplica esses princípios quando respeita a individualidade da pessoa, direciona o atendimento às suas necessidades, presta assistência segura e de qualidade, informa e orienta o procedimento a ser executado dando-lhe o direito de recusá-lo e cuida das pessoas sem discriminação.

Referências bibliográficas

1. Oguisso T. História da legislação do exercício da Enfermagem no Brasil. R Bras Enferm. (Brasília) 2001 abr/jun;53(4):97-207.
2. ABEn Nacional. História. Disponível em: http://www.abennacional.org.br/site/historia/. Acesso em: 14 dez. 2020.
3. Universidade do Estado do Rio de Janeiro – UNIRIO. História da Escola Alfredo Pinto. Disponível em: http://www.unirio.br/enfermagem/historia-da-eeap/historia-da-eeap. Acesso em: 14 dez. 2020.
4. Brasil. Lei n. 5.905, de 12 de julho de 1973. Dispõe sobre a criação dos Conselhos Federal e Regionais de Enfermagem e dá outras providências. Brasília: Diário Oficial da União; 13 jul. 1973. Seção 1.
5. Brasil. Lei n. 7.498, de 25 de junho de 1986. Dispõe sobre a regulamentação do exercício da enfermagem e dá outras providências. Brasília: Diário Oficial da União; 26 jun. 1986. Seção 1:10. Disponível em: http://www.planalto.gov.br/ccivil_03/LEIS/L7498. htm. Acesso em: 10 jan. 2020.
6. Conselho Federal de Enfermagem – Cofen. Resolução n. 564/2017. Código de Ética dos Profissionais de Enfermagem. Brasília: Diário Oficial da União; 2017, n. 233, p. 157. Disponível cm: http://www.cofen.gov.br/resolucao-cofen-no-5642017_59145. html. Acesso em: 10 jan. 2020.
7. Brasil. Decreto 94.406, de 08 de junho de 1987. Regulamenta a Lei 7.498, de 25 de junho de 1986, que dispõe sobre o exercício da Enfermagem, e dá outras providências. Brasília: Diário Oficial da União; 25 jun. 1987. Disponível em. http://www.planalto.gov. br/ccivil_03/decreto/1980-1989/D94406.htm. Acesso em: 10 jan. 2020.
8. Conselho Federal de Enfermagem – Cofen. Resolução n. 450/2013. Normatiza o procedimento de Sondagem Vesical no âmbito do Sistema Cofen/Conselhos Regionais de Enfermagem. Brasília: Diário Oficial da União; 2013. Seção I, p. 305.

Testes

1. Qual foi a enfermeira imortalizada como "Dama da Lâmpada", que diferenciou as ações de enfermagem das ações médicas?

2. As siglas Cofen e Coren correspondem, respectivamente, a:
   A) Conselho Federal de Enfermagem e Congregação Regional de Enfermagem.
   B) Concílio Federal de Enfermagem e Concílio Regional de Enfermagem.
   C) Congregação Federal de Enfermagem e Congregação Regional de Enfermagem.
   D) Conselho Federal de Enfermagem e Conselho Regional de Enfermagem.
   E) Congregação Federal de Enfermagem e Concílio Regional de Enfermagem.

3. Encontre no caça-palavras os princípios da Bioética:

A	Ç	T	I	B	A	J	P	I	S	W	I	D	W	N
U	I	Z	L	E	G	U	F	C	H	O	G	K	I	Ã
T	A	C	U	N	H	S	A	N	H	T	O	R	L	O
R	Ç	J	N	I	K	T	W	Ê	X	U	V	N	Ç	T
A	I	C	N	Ê	C	I	F	E	L	A	M	O	Ã	N
M	T	E	B	N	C	O	J	I	N	Á	U	T	O	N
E	S	O	W	C	V	I	T	L	Ç	N	Ê	I	Á	M
R	U	M	B	I	G	M	F	U	P	R	E	J	O	U
D	J	O	T	R	U	I	V	E	Q	U	A	N	T	N
A	N	H	Ê	T	A	U	T	O	N	O	M	I	A	L
B	E	N	O	F	P	C	R	I	L	E	Z	U	R	D
M	Á	N	T	L	U	J	U	S	Ç	A	B	F	U	L

4. As categorias profissionais reconhecidas que atualmente compõem os quadros de inscritos no Sistema Cofen/Coren são:
    A) Enfermeiros, obstetrizes, enfermeiros obstétricos, técnicos de enfermagem, auxiliares de enfermagem, parteiros.
    B) Enfermeiros, obstetrizes, técnicos de enfermagem, auxiliares de enfermagem, atendentes de enfermagem.
    C) Enfermeiros, técnicos de enfermagem e auxiliares de enfermagem.
    D) Enfermeiros, enfermeiros obstétricos, técnicos de enfermagem, auxiliares de enfermagem.
    E) Enfermeiros, técnicos de enfermagem, auxiliares de enfermagem, parteiros.

5. Associe os números aos conceitos a seguir:
    (1) Imprudência
    (2) Negligência
    (3) Imperícia
    (4) Resolução
    (5) Decisão

    (   ) Normatiza as ações de enfermagem dentro do território brasileiro.
    (   ) Atitude tomada com precipitação, sem atenção para a possibilidade de causar dano ao paciente.
    (   ) Normas aprovadas pelo Coren para regulamentar as ações de Enfermagem dentro de cada estado.
    (   ) Agir sem conhecimento técnico.
    (   ) Agir de maneira indiferente, ou seja, mesmo podendo, não tomar as medidas necessárias.

6. As cinco penalidades que os profissionais de enfermagem podem sofrer no caso de descumprimento do CEPE são:

    _____.

Respostas

1. Florence Nightingale.
2. D.
3.

A	Ç	T	I	B	A	J	P	I	S	W	I	D	W	N
U	I	Z	L	E	G	U	F	C	H	O	G	K	I	Ã
T	A	C	U	N	H	S	A	N	H	T	O	R	L	O
R	Ç	J	N	I	K	T	W	Ê	X	U	V	N	Ç	T
A	I	C	N	Ê	C	I	F	E	L	A	M	O	Ã	N
M	T	E	B	N	C	O	J	I	N	Á	U	T	O	N
E	S	O	W	C	V	I	T	L	Ç	N	Ê	I	Á	M
R	U	M	B	I	G	M	F	U	P	R	E	J	O	U
D	J	O	T	R	U	I	V	E	Q	U	A	N	T	N
A	N	H	Ê	T	A	U	T	O	N	O	M	I	A	L
B	E	N	O	F	P	C	R	I	L	E	Z	U	R	D
M	Á	N	T	L	U	J	U	S	Ç	A	B	F	U	L

4. A.
5. 4, 1, 5, 3, 2.
6. Advertência verbal, multa, censura, suspensão e cassação.

Biossegurança e o Cuidado de Enfermagem

Capítulo 2

Marilucia Moreira Silva Marcondes

Introdução

A existência de inúmeros microrganismos nos ambientes de saúde, decorrentes do tratamento de infecções, da ocorrência de lesões de diferentes etiologias, dos procedimentos médicos e terapêuticos e do aumento sazonal da circulação de pessoas, torna importante a adoção de medidas de **biossegurança** por todos os profissionais de saúde e demais colaboradores.

Biossegurança é caracterizada como um conjunto de ações implementadas para prevenir, controlar, **diminuir ou eliminar riscos** em todas as situações que possam interferir ou comprometer a qualidade de vida, a saúde humana, animal e do meio ambiente.[1]

No ambiente hospitalar, as ações de biossegurança em saúde fazem interface com os serviços da Comissão de Controle de Infecção Hospitalar (CCIH) e propiciam a vigilância e o monitoramento epidemiológico, a gestão de qualidade da assistência, o controle dos riscos sanitários, a promoção de práticas para a segurança do paciente e para a proteção do trabalhador, em conjunto com o setor de Medicina do Trabalho.

Para uma **assistência segura**, a equipe também observa outros aspectos, como a conferência da identificação do paciente utilizando dois ou mais dados confiáveis, preferencialmente registrados no bracelete (pulseira), por exemplo, nome completo, registro hospitalar, data de nascimento, idade e nome da mãe.

As questões que envolvem as precauções para evitar a contaminação no ambiente hospitalar e os cuidados com a manipulação de material estéril serão discutidas neste capítulo.

Níveis de biossegurança e riscos

A recente pandemia oficialmente declarada pela Organização Mundial da Saúde (OMS), em março de 2020, tendo como agente causador o **novo coronavírus – Sars-CoV-2** (*severe acute respiratory syndrome coronavirus 2* – síndrome respiratória aguda grave de coronavírus 2), contaminou milhões de pessoas e dizimou mais de 2,7 milhões de vidas (dados de março/2021). A presença da COVID-19 (*coronavirus disease* 2019), transmitida pelo contato direto com um paciente infectado ou pelo contato indireto, por meio de objetos contaminados pelo vírus, por gotículas expelidas e por aerossóis, em situações específicas, reforçou a importância das medidas de biossegurança e a necessidade de introduzir novos protocolos de precauções individuais e coletivas.[2-8]

A equipe que presta cuidados ao paciente e todos aqueles que trabalham direta e indiretamente em instituições de saúde estão sujeitos a riscos físicos, químicos, biológicos, ergonômicos e mecânicos (Quadro 2.1).

Quadro 2.1. Níveis de biossegurança: classificação dos agentes de risco

Riscos	Cor de identificação	Exemplo de agentes de risco
Físico	Verde	Ruídos, vibrações, radiação ionizante e não ionizante, pressão anormal, temperaturas extremas, iluminação deficiente e umidade
Químico	Vermelho	Poeiras, fumos, névoas, vapores, gases, produtos químicos (medicamentos, produtos para desinfecção)
Biológico	Marrom	Vírus, bactérias, protozoários, fungos, parasitas e príons
Ergonômico	Amarelo	Adoção de posturas incorretas, falta de treinamento, sobrecarga de peso, trabalhos em turnos, trabalho noturno, monotonia, ritmo excessivo, necessidade de alta concentração e responsabilidade
Acidentes	Azul	Arranjo físico inadequado, ausência de equipamentos de proteção individual e coletiva, ferramentas e máquinas inapropriadas ou com defeito, iluminação insuficiente, risco de incêndio ou explosão, armazenamento inadequado

Fonte: Elaborado pela autora com base em Ministério da Saúde, 2018.[6]

Cabe ressaltar que o contato com doentes e a realização de procedimentos expõem os profissionais a resíduos de diferentes origens.[6]

Por essa razão, a biossegurança compreende um componente central a ser considerado para que os trabalhadores possam executar suas atividades, com redução dos riscos ocupacionais, entre os quais aqueles provocados pela contaminação de materiais contendo **resíduos biológicos** (hemocomponentes, secreções, gotículas, aerossóis, urina, fezes, meios de cultura) e os **materiais perfurocortantes** (agulhas e lâminas).

O potencial de risco desses agentes para os profissionais, para a sociedade e para o meio ambiente é classificado em **níveis de biossegurança**, considerando-se os critérios de patogenicidade, virulência, modo de transmissão, endemicidade, medidas de profilaxia e tratamento eficazes dos agentes envolvidos (Quadro 2.2).

Quadro 2.2. Níveis de biossegurança: classificação dos agentes de risco	
Classes de risco	**Agentes de risco**
Risco 1 (Baixo risco individual e coletivo)	Agentes biológicos que não causam doenças no homem ou nos animais adultos sadios
Risco 2 (Moderado risco individual e limitado risco coletivo)	Agentes biológicos que provocam infecções no homem ou nos animais, com limitado poder de disseminação e propagação na comunidade e no meio ambiente e que apresentam medidas para tratamento e profilaxia eficazes
Risco 3 (Alto risco individual e moderado risco coletivo)	Os agentes etiológicos com capacidade de transmissão por via respiratória, que causam patologias humanas ou animais, potencialmente letais, para as quais existem com frequência medidas de tratamento ou de prevenção. Representam risco se disseminados na comunidade e no meio ambiente, podendo se propagar de pessoa a pessoa
Risco 4 (Elevado risco individual e elevado risco coletivo)	Inclui agentes biológicos que representam grande ameaça para o ser humano e animais, implicando grande risco a quem os manipula, em razão do poder de transmissibilidade de um indivíduo a outro, e para os quais não há medidas preventivas e de tratamento

Fonte: Elaborado pela autora com base em Ministério da Saúde, 2018.[6]

Para uma assistência segura são necessárias, ainda, a adequada segregação de resíduos e a utilização dos recursos de modo sustentável. A Resolução da Diretoria Colegiada (RDC) n. 222, de 28 de março de 2018, da Agência Nacional de Vigilância Sanitária (Anvisa),[6] regulamenta as boas práticas de **gerenciamento dos resíduos de serviços de saúde** (Quadro 2.3).

Quadro 2.3. Classificação dos resíduos dos serviços de saúde

Grupo e tipo	Resíduo	Símbolo
A Infectante	A1: Descarte de vacinas de microrganismos vivos, atenuados ou inativados; bolsas transfusionais contendo sangue ou hemocomponentes rejeitadas por contaminação ou por má conservação, ou com prazo de validade vencido; sobras de amostras de laboratório contendo sangue ou líquidos corpóreos e recipientes/materiais resultantes do processo de assistência à saúde, contendo sangue ou líquidos corpóreos	
	A2: Carcaças, peças anatômicas, vísceras e outros resíduos provenientes de animais submetidos a processos de experimentação com inoculação de microrganismos	
	A3: Peças anatômicas (membros) do ser humano; produto de fecundação sem sinais vitais, com peso menor que 500 g ou estatura menor que 25 cm ou idade gestacional menor que 20 semanas, que não tenham valor científico ou legal e não tenha havido requisição pelo paciente ou por seus familiares	
	A4: Peças anatômicas (órgãos e tecidos), incluindo a placenta, e outros resíduos provenientes de procedimentos cirúrgicos ou de estudos anatomopatológicos; além desses, estão inclusos: bolsas transfusionais vazias; *kits* de linhas arteriais, endovenosas e dialisadores; filtros de ar e gases aspirados de área contaminada; membrana filtrante de equipamento médico-hospitalar e de pesquisa; sobras de amostras de laboratório e seus recipientes contendo fezes, urina e secreções; tecido adiposo proveniente de cirurgia plástica; recipientes e materiais resultantes do processo de assistência à saúde, que não contenha sangue ou líquidos corpóreos e cadáveres, carcaças, peças anatômicas, vísceras e outros resíduos provenientes de animais	
	A5: Órgãos, tecidos e fluidos orgânicos de alta infectividade para príons, são aqueles assim definidos em documentos oficiais pelos órgãos sanitários competentes	
B Químico	Medicamentos, reagentes de laboratório, resíduos de saneantes, desinfetantes, desinfestantes; resíduos contendo metais pesados; reagentes para laboratório, inclusive os recipientes contaminados por eles	
C Radioativo	Rejeito radioativo, proveniente de laboratório de pesquisa e ensino na área da saúde, laboratório de análise clínica, serviço de medicina nuclear e radioterapia, segundo Resolução da Comissão Nacional de Energia Nuclear (CNEN) e Plano de Proteção Radiológica aprovado para a instalação radiativa	

(Continua)

Quadro 2.3. Classificação dos resíduos dos serviços de saúde *(Continuação)*

Grupo e tipo	Resíduo	Símbolo
D Comum	Produzidos em serviços de saúde: resíduos que não apresentam risco biológico, químico ou radiológico à saúde ou ao meio ambiente, podendo ser equiparados aos resíduos domiciliares, como: papel de uso sanitário e fralda, absorventes higiênicos, peças descartáveis de vestuário, gorros e máscaras descartáveis, resto alimentar de paciente, material utilizado em antissepsia e hemostasia de venóclises, luvas de procedimentos que não entraram em contato com sangue ou líquidos corpóreos, equipo de soro, abaixadores de língua, sobras de alimentos e do preparo de alimentos, restos alimentares de refeitório, resíduos provenientes das áreas administrativas, jardinagem, gesso ortopédico, forrações de animais de biotérios sem risco biológico associado, resíduos recicláveis sem contaminação biológica, química e radiológica associada e pelos de animais Coleta seletiva: a Política Nacional de Resíduos Sólidos[9] institui a coleta seletiva de resíduos sólidos previamente segregados conforme sua constituição ou composição. As instituições de saúde também produzem esse tipo de resíduo em áreas administrativas e assistenciais, por essa razão é necessário fazer a adequada separação e identificação da matéria-prima de acordo com um código de cores: azul – papel/papelão; vermelho – plástico; verde – vidro; amarelo – metal; preto – madeira; laranja – resíduos perigosos; branco – resíduos ambulatoriais e de serviços de saúde; roxo – resíduos radioativos; marrom – resíduos orgânicos; cinza – resíduo geral, não reciclável ou misturado, ou contaminado não passível de separação[10]	
E Perfurocortante	Lâminas de barbear, agulhas, escalpes, ampolas de vidro, lâminas de bisturi, lancetas, tubos capilares	

Fonte: Elaborado pela autora com base em Ministério da Saúde, 2018.[6]

Como visto, os resíduos produzidos nos serviços de saúde são classificados em cinco grupos, cada qual representado por um símbolo que identifica o seu tipo e a respectiva segregação correta, considerando a manipulação e o descarte seguros. Por essa razão, a legislação brasileira determina o cumprimento de uma série de preceitos, por meio das Normas Regulamentadoras (NR), apresentadas a seguir.

NR 6 – Equipamento de Proteção Individual (EPI): estabelece o uso de dispositivos ou produtos de uso individual destinados à proteção dos trabalhadores. No segmento da saúde, são utilizados: gorro, óculos de proteção individual ou protetor facial (tipo *face shield*), máscara cirúrgica e máscara recomendada pelo Programa de Proteção Respiratória, peça facial filtrante tipo 2 (**PFF2 e N95**), avental ou capote impermeável de manga longa, luvas de procedimento e luvas estéreis, protetor de calçado (propé), sapatos impermeáveis e antiderrapantes que protejam a região dorsal e calcanhar, além de roupa privativa para determinados setores.[3] As máscaras PFF2 e N95 são indicadas, também, para prevenir o contágio por COVID-19.[2,7]

NR 17 – Ergonomia: regula sobre as adequadas condições de trabalho de acordo com a necessidade, de modo a propiciar um ambiente confortável e seguro.[4]

NR 32 – Segurança e saúde no trabalho em serviços de saúde: destaca as medidas que devem ser adotadas para evitar acidentes resultantes do manuseio de produtos biológicos, químicos, radiação ionizante, resíduos e dispositivos perfurocortantes,[5] garantindo a **imunização dos profissionais** de saúde fornecida gratuitamente contra difteria e tétano (dupla adulto – dT), hepatite B, COVID-19 (a partir de em janeiro 2021) e outros imunobiológicos estabelecidos no Programa de Controle Médico de Saúde Ocupacional (PCMSO), que pode incluir a imunização contra hepatite A, sarampo, varicela, meningites e gripe, de acordo com a avaliação médica.

Os EPI e os equipamentos de proteção coletiva (EPC) são utilizados para minimizar ou eliminar a exposição aos riscos.

Tipos de precauções

As precauções podem ser classificadas em **individuais**, **coletivas** e **hospitalares** e ser do tipo **padrão** e **específicas** – de contato, para gotículas, para aerossóis e reversa.

Essas medidas visam a prevenir e interromper os mecanismos de transmissão de infecções. São exemplos de medidas individuais **ações de baixa complexidade**, como higienizar as mãos e cobrir a boca ao tossir e de medidas coletivas, o saneamento básico, a eliminação de insetos e roedores e a limpeza ambiental.

Já as medidas hospitalares são importantes para evitar as **infecções cruzadas** e nos próprios profissionais, destacando-se:

- Limpeza diária ou concorrente: realizada diariamente, na superfície externa do mobiliário da unidade do paciente. Indicada para promover um ambiente limpo e organizado, durante todo o período de internação;

- Limpeza terminal: realizada nas superfícies do teto, da parede, do chão e do mobiliário da unidade do paciente. É feita pela equipe de higiene hospitalar e indicada nas seguintes situações: alta, transferência e óbito do paciente; longa permanência no leito; ou quando as medidas de precaução-padrão para isolamento são suspensas;
- Isolamento e precauções-padrão para pacientes com doenças infectocontagiosas;
- Não usar utensílios e mobiliários destinados ao paciente (deitar-se no leito, sentar-se em poltronas, usar talheres etc.);
- Não acomodar objetos como comadres e papagaios diretamente no chão.

Precaução-padrão

As precauções-padrão representam medidas que devem ser adotadas durante a **assistência a todos os pacientes** independentemente do seu estado de saúde, sob suspeita ou confirmação de infecção ou contaminação.

O emprego dessas precauções objetiva evitar a propagação de doenças e diminuir o risco de suscetibilidade a novas infecções que podem ocorrer por transmissão direta, ao falar, tossir, espirrar, beijar, ter relações sexuais, ter contato com a pele, ou por transmissão indireta, por meio de objetos contaminados (roupas de cama, mobiliário da unidade de internação, instrumental cirúrgico e brinquedos), alimentos, água, sangue contaminados, ar e vetores (mosquitos, rato, carrapato, pulgas).

Para inibir a disseminação das infecções, é imprescindível o uso dessas precauções, representadas na Figura 2.1 e descritas a seguir:[7,8]

- Higienizar as mãos com água e sabonete ou álcool a 70%, de acordo com o protocolo da Anvisa, descrito adiante;
- Usar luvas em todas as situações em que houver risco para contato com sangue, membranas mucosas, fluidos corporais, secreções e excreções e artigos contaminados; pele não intacta ou pele intacta potencialmente contaminada (p. ex., paciente com incontinência fecal ou urinária);
- Usar luvas ao limpar o mobiliário ou os equipamentos médicos;
- Remover as luvas após o contato com o paciente ou áreas próximas a ele;

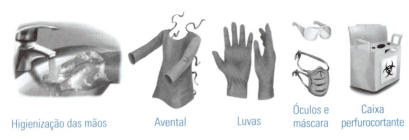

| Higienização das mãos | Avental | Luvas | Óculos e máscara | Caixa perfurocortante |

Figura 2.1. Precauções-padrão.
Fonte: Adaptada de Agência Nacional de Vigilância Sanitária (Anvisa), 2010 e 2018.[6,8]

- Não utilizar o mesmo par de luvas para prestar cuidados para outros pacientes;
- Nunca lavar as luvas para fins de reutilização;
- Trocar as luvas e higienizar as mãos entre tarefas e procedimentos ao cuidar do mesmo paciente, após contato com alta concentração de microrganismos, como nos casos de higiene íntima, troca de fraldas e de curativos etc.;
- Selecionar um avental apropriado para atividade a ser executada (descartável, lavável, impermeável);
- Usar o avental para proteger a pele e evitar sujeira ou contaminação da roupa, quando for previsto o contato com sangue, fluidos corporais, secreções e excreções contidas e não contidas;
- Remover o avental e fazer a higiene das mãos antes de sair do ambiente;
- Não reutilizar aventais, mesmo para contatos repetidos, com o mesmo paciente;
- Usar óculos de proteção, máscara cirúrgica ou N95/PPF2 quando a situação impõe qualquer risco de contato com sangue, fluidos ou secreções, e durante procedimentos potencialmente geradores de aerossóis, como na broncoscopia ou aspiração do trato respiratório;
- Descartar agulhas, lâminas de bisturi, seringas usadas na caixa de perfurocortantes; não desconectar agulhas das seringas, sempre que possível; não reencapar as agulhas (NR 32);[5] respeitar a capacidade da caixa conforme indicação do fabricante (em geral, demarcada por linha pontilhada).

Em pacientes com suspeita de infecção por um agente para o qual a proteção respiratória seja necessária, como no caso de *M. tuberculosis*, sarampo e varicela, utilizar a **máscara PFF tipo 2 ou N95**, indicada para aerossóis termicamente gerados e/ou agentes biológicos. A **máscara cirúrgica** é indicada em situações em que a dispersão de doenças se dá por gotículas.

A não adoção das precauções-padrão está diretamente relacionada com o aumento dos índices de infecção, conforme destaca a OMS.

A **infecção relacionada com a assistência à saúde** (IRAS) atinge taxas de até 10%, sendo o evento adverso mais frequente presente após a admissão do paciente, o que resulta no prolongamento da internação, aumento dos custos para o sistema de saúde, impacto para a família e o paciente, favorecendo a ocorrência de resistência bacteriana ao uso dos antimicrobianos e o aumento das taxas de mortalidade. Ao se considerar o sítio cirúrgico, a taxa de infecção aumenta para 50%, justificando a criação de diretrizes globais pela OMS para a sua prevenção. Uma dessas ações integra o programa **Cirurgia Segura**, que visa a reduzir os riscos de eventos adversos antes, durante e depois do procedimento, incluindo a ocorrência de infecções.

É possível reduzir a contaminação em 30% adotando medidas como: monitorar continuamente a higiene das mãos; prevenir infecção pós-operatória, da corrente sanguínea, do trato urinário e as associadas a cateteres; elevar a segurança no preparo e na administração de medicamentos. Com isso, ainda se reduz o número de mortes e da resistência microbiana, fortalecendo práticas e comportamentos para cuidados de saúde mais seguros.

A exposição ocupacional à contaminação por sangue, secreções e excreções contribui para a transmissão de doenças como hepatites B e C, síndrome da imunodeficiência adquirida (Aids), entre outras, motivo pelo qual se torna imprescindível o uso de EPI.[8,11-14]

Atenção: As infecções estão relacionadas com a presença de microrganismos no meio ambiente, nos objetos dos pacientes e equipamentos utilizados pela equipe de saúde e nos próprios profissionais durante a realização de procedimentos.

Precaução específica baseada no modo de transmissão

Além das precauções-padrão,[8] deve-se empregar precauções específicas com base na transmissão para pacientes com infecção ou colonização, suspeita ou confirmada, cuja transmissão pode ocorrer por **contato** (direto ou indireto), **gotículas** e **aerossóis** procedentes do trato respiratório, seguindo as recomendações da Anvisa e do controle de infecção hospitalar da instituição, relativas a patógenos altamente infecciosos e epidemiologicamente importantes. Essas medidas são adotadas para evitar a propagação de doenças transmissíveis e a disseminação das infecções cruzadas entre pacientes, visitantes e profissionais de saúde.

Para identificar aqueles pacientes que necessitam dessas precauções, são adotadas algumas estratégias, como:

- Identificação da precaução e dos tipos de EPI que devem ser utilizados, com informativos fixados na porta do quarto do paciente ou, ainda, sobre o leito;
- Prontuários de cores diferentes, de acordo com a precaução específica;
- Adesivos fixados no chão, antes da porta do quarto.

A transmissão da **COVID-19** se dá **por contato e por gotículas** e, em algumas situações, também, **por aerossóis**, e o grande risco para o profissional se contaminar está no momento da retirada da paramentação (ler <http://www.cofen.gov.br/wp-content/uploads/2020/03/cartilha_epi.pdf>). Assim, os EPI devem ser usados seguindo o protocolo, rigorosamente, considerando a utilização das precauções necessárias.[2,7]

• Precaução de contato

As precauções de contato (Figura 2.2) são indicadas para pacientes sob suspeita ou confirmação de infecção ou colonização por microrganismo multirresistente, infecções de pele e tecidos moles, com secreções não contidas no curativo,[8,11-14] por exemplo: herpes-zóster disseminado, escabiose, pediculose, diarreia aguda, pacientes imunossuprimidos, COVID-19 etc.

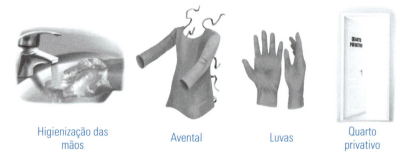

Higienização das mãos   Avental   Luvas   Quarto privativo

Figura 2.2. Precauções de contato.
Fonte: Adaptada de Agência Nacional de Vigilância Sanitária (Anvisa), 2010 e 2018.[6,8]

Visam prevenir a transmissão para outros pacientes, profissionais, visitantes, acompanhantes, por contato direto, tocando o paciente, ou indireto, ao tocar superfícies ou equipamentos próximos ao paciente. Algumas instituições adotam **precauções de contato tipos I e II**. As precauções de contato tipo I são instituídas nas infestações como escabiose e pediculose, e nas infecções por hepatite A, rotavírus e herpes-zóster. Já as de tipo II são instituídas nas infecções por *Klebsiella pneumoniae, Enterobacter, Pseudomonas* e *Clostridium difficile*, casos nos quais a higienização das mãos é realizada com soluções degermantes antissépticas, acrescentando-se cuidados relacionados ao transporte, ao descarte e à separação da roupa de cama.

Todo paciente admitido na unidade e que tenha sido internado por mais de 24 horas em outra instituição de saúde também é mantido com precauções de contato por 48 horas.

Nas infecções pelo novo coronavírus, a paramentação é realizada para prevenções de contato e gotículas, descritas adiante.

Estabeleça os seguintes cuidados na precaução de contato:

- Higienizar as mãos antes e depois de usar os EPI, entrar contato com o paciente ou superfícies próximas a ele;

- Separar todo o material necessário para cuidados e procedimentos, evitando sair do quarto;

- Vestir os EPI obedecendo à sequência: avental, máscara (se necessário), óculos de proteção (se necessário) e luvas;

- Vestir o avental dentro do quarto ou na antessala;

- Retirar os EPI obedecendo à sequência: luvas, higienização das mãos e, somente depois, os óculos, a máscara e o avental, higienizando as mãos com álcool em gel a 70%;

- Usar luvas e avental durante toda a manipulação do paciente e dos dispositivos nele inseridos, como cateteres, sondas e circuitos ventilatórios;

- Evitar o contato desnecessário com mobiliário ou superfícies próximas ao paciente;

- Separar equipamentos como termômetro, esfigmomanômetro e estetoscópio para uso exclusivo;

- Descartar a roupa em suporte e saco apropriado (*hamper*), próximo ao leito;

- Evitar a saída do paciente do quarto. Quando necessário o transporte, avisar o outro setor; fazer o deslocamento em duas pessoas, sendo uma paramentada com avental e luvas e a outra com avental e luva em uma das mãos, deixando a outra livre para proceder à abertura de portas e ao acionamento de elevadores; após o transporte, limpar e desinfetar a maca ou a cadeira de rodas;
- Descartar o material em lixo apropriado;
- Reforçar as orientações para os visitantes, quanto à higiene das mãos, ao uso dos EPI e ao risco de infecção cruzada.

Os pacientes que necessitam de precauções de contato e que estejam infectados ou contaminados com o mesmo tipo de microrganismo podem permanecer em um quarto coletivo, desde que a distância entre os leitos seja de 1 m, no mínimo.

- **Precaução para gotículas**

São medidas adotadas quando existe a suspeita ou confirmação de COVID-19, meningites bacterianas, coqueluche, difteria, caxumba, influenza, rubéola, entre outras doenças transmitidas por gotículas com tamanho superior a 5 μ geradas por tosse, espirro, fala, ou durante procedimentos como aspiração de vias respiratórias, que podem se depositar à curta distância de até 1,5 m e atingir a via respiratória alta (Figura 2.3).

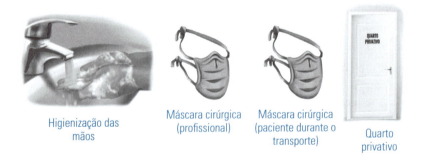

Higienização das mãos | Máscara cirúrgica (profissional) | Máscara cirúrgica (paciente durante o transporte) | Quarto privativo

Figura 2.3. Precauções para gotículas.
Fonte: Adaptada de Agência Nacional de Vigilância Sanitária (Anvisa), 2010 e 2018.[6,8]

Para os cuidados de enfermagem na precaução para gotículas, é preciso:[2,7,8]
- Higienizar as mãos antes e depois de usar os EPI, entrar em contato com o paciente ou com superfícies próximas;

- Usar máscara cirúrgica sempre que entrar no quarto do paciente;
- Separar todo o material necessário para cuidados e procedimentos, evitando sair do quarto;
- Vestir os EPI obedecendo à sequência: máscara, óculos de proteção (ou protetor facial, se necessário), avental impermeável e luvas (cobrindo as mangas do avental);
- Retirar os EPI obedecendo à sequência: luvas, de modo a não contaminar a parte interna, que estava em contato com suas mãos (explicação mais adiante) e higienizar as mãos com álcool em gel a 70%; avental, segurando pelos ombros e invertendo-o, de modo que a parte externa, que ficou exposta, permaneça enrolada para dentro, desprezar no lixo, higienizar as mãos; óculos ou protetor, higienizar as mãos; máscara, higienizar as mãos;
- Retirar a máscara ao sair do quarto;
- Trocar a máscara a cada 2 horas ou se estiver úmida;
- Orientar o paciente a cobrir a boca e nariz ao tossir ou espirrar, utilizando lenço de papel, descartando-o logo depois, e a higienizar as mãos (etiqueta da tosse);
- Evitar a saída do paciente do quarto. Quando for necessário o transporte: avisar o outro setor; adaptar uma máscara cirúrgica à boca e ao nariz do paciente, e orientá-lo a permanecer com ela durante toda sua permanência fora do quarto;
- Manter a **porta fechada**;
- Reforçar as orientações aos visitantes quanto à higiene das mãos e à necessidade de uso de máscara, quando o acesso for permitido.

Os pacientes que necessitam de precauções de contato e que estejam infectados ou contaminados com o mesmo tipo de microrganismo, incluindo-se o Sars-Cov-2, podem permanecer em um quarto coletivo, desde que a distância entre os leitos seja de 1 m, no mínimo.

Algumas medidas podem ser suspensas 24 a 48 horas após o início do tratamento em casos muito específicos. É preciso se certificar com o enfermeiro da unidade e seguir os protocolos da CCIH.

• Precaução para aerossóis

Essas precauções (Figura 2.4) são implementadas quando existe a suspeita ou confirmação de doenças transmitidas por aerossóis, partículas menores do que as gotículas, com tamanho igual ou inferior a 5 μ que ficam **suspensas no ar ou ressecadas no ambiente**, podendo ser dispersadas por longas distâncias. São exemplos desse modo de transmissão: sarampo, varicela, tuberculose e COVID-19 (no último caso, durante procedimentos específicos como intubação e extubação traqueal, aspiração em sistema aberto, coleta de material da orofaringe, broncoscopia etc.), o que requer o uso de proteção adicional de barreira (Figura 2.5).[2,7,8,11,12]

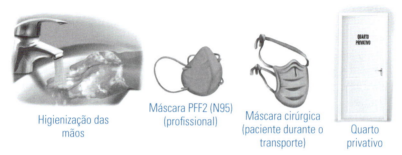

Higienização das mãos   Máscara PFF2 (N95) (profissional)   Máscara cirúrgica (paciente durante o transporte)   Quarto privativo

Figura 2.4. Precauções para aerossóis.
Fonte: Adaptada de Agência Nacional de Vigilância Sanitária (Anvisa), 2010 e 2018.[6,8]

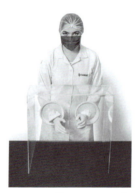

Figura 2.5. Capota de acrílico para procedimentos geradores de aerossóis.
Fonte: Fanem®. Capota de intubação com teto diagonal e manga-íris (com permissão).

O ar do ambiente em que o paciente se encontra é considerado contaminado. Assim, recomenda-se, sempre que possível, a adoção de quarto privativo, dotado de sistema de ventilação de ar com pressão negativa em relação às áreas adjacentes e uso de filtros de alta eficiência (*hight efficiency particulate air* – HEPA), com 6 a 12 trocas por hora, capazes de remover 99,97% das partículas com diâmetro $\geq 0,3$ µm. Se esse mecanismo não estiver disponível, deve-se manter o paciente em quarto privativo, com as portas fechadas e boa ventilação.

Quando não houver disponibilidade de quarto privativo, o paciente pode ser internado com outras pessoas com infecção pelo mesmo microrganismo, exceto aqueles com suspeita de tuberculose resistente. Para os cuidados de enfermagem na precaução para aerossóis, deve-se:

- Higienizar as mãos antes e depois de usar os EPI, entrar em contato com o paciente ou com superfícies próximas a ele;
- Utilizar **máscara PFF2 ou N95**, obrigatoriamente, antes de entrar no quarto do paciente;
- Retirar a máscara PFF2 ou N95 **após sair do quarto e fechar a porta**;
- Vestir os EPI seguindo a sequência: máscara, gorro, óculos ou protetor facial, avental impermeável, luvas (cobrindo as mangas do avental);
- Retirar os EPI obedecendo à sequência: luvas, de modo a não contaminar a parte interna, que estava em contato com suas mãos (explicação mais adiante) e higienizar as mãos com álcool em gel a 70%; avental, segurando pelos ombros e invertendo-o, de modo que a parte externa, que ficou exposta, permaneça enrolada para dentro, desprezar no lixo e higienizar as mãos; óculos ou protetor e higienizar as mãos; gorro e higienizar as mãos; máscara e higienizar as mãos;
- Manipular e armazenar a máscara a cada plantão respeitando as recomendações do fabricante e orientações da instituição;
- Desinfetar os óculos e o protetor facial conforme rotina; higienizar as mãos;
- Manter o paciente em quarto privativo com a porta fechada;
- Evitar a saída do paciente do quarto, mas, quando necessário o transporte, avisar o setor; o **paciente deve usar máscara cirúrgica** durante toda sua permanência **fora do quarto**;
- Reforçar as orientações das visitas quanto à higiene das mãos, ao uso de máscara N95 e dos EPI e à infecção cruzada.

A proteção respiratória é recomendada a todos os profissionais de saúde e de apoio, independentemente de serem vacinados, ou não.

A máscara é individual e deve estar **perfeitamente ajustada à face** e com boa vedação; a máscara não se ajusta bem em homens com barba, portanto, nesses casos, recomenda-se a sua retirada, mesmo que parcial.

Higienização das mãos

A higiene das mãos é a principal estratégia para prevenir infecções relacionadas com a assistência à saúde.[7,8,11]

Sua importância foi observada desde a década de 1840, pelo obstetra húngaro Ignaz Philipp Semmelweis, em Viena, ao constatar que havia um alto número de óbitos por infecção entre puérperas atendidas pelos estudantes de Medicina que realizavam partos logo após saírem da sala de necropsia, ao contrário daquelas atendidas por parteiras, em outra unidade. A partir de uma rigorosa observação e estudo, o médico confirmou a suspeita da transmissão quando, durante a realização de uma necropsia, um dos assistentes foi ferido acidentalmente por um bisturi enquanto realizava necropsia de uma mulher vítima de febre puerperal, adquirindo infecção semelhante àquela que acometia as puérperas, o que o levou a deduzir que a contaminação ocorreu pela mesma bactéria. Assim, tornou-se obrigatória, em 1847, a higiene das mãos com solução clorada de toda a equipe de saúde, procedimento que promoveu a queda brusca da mortalidade das puérperas.

Mesmo diante de evidências sobre a eficácia da higiene das mãos no combate e na prevenção de infecções, ainda são necessários o monitoramento, o treinamento, o incentivo e a criação de tecnologias para estimular e **fiscalizar essa prática** por profissionais de saúde.

Conforme recomendações das diretrizes internacionais do Centro de Controle e Prevenção de Doenças (CDC), a higienização das mãos (Figura 2.6) é considerada prática obrigatória em todos os serviços de saúde e realizada pelos profissionais em **cinco momentos**:[14]

- Antes de ter contato direto com os pacientes;
- Antes de realizar um procedimento asséptico (curativo, preparo e administração de medicamentos etc.);
- Após contato ou exposição com sangue, fluidos ou excreções corporais, membranas mucosas, pele não intacta ou curativos;
- Após o contato direto com o paciente: pele intacta (p. ex., ao verificar a pressão arterial ou auxiliar o paciente a levantar-se no leito); região contaminada; antes de tocar uma região limpa após tocar uma região suja ou contaminada (higiene íntima durante o banho no leito);
- Após tocar superfícies e objetos, incluindo equipamentos próximos ao paciente para prevenir a contaminação das mãos limpas e a transmissão de patógenos das mãos contaminadas nas superfícies; depois de remover as luvas;

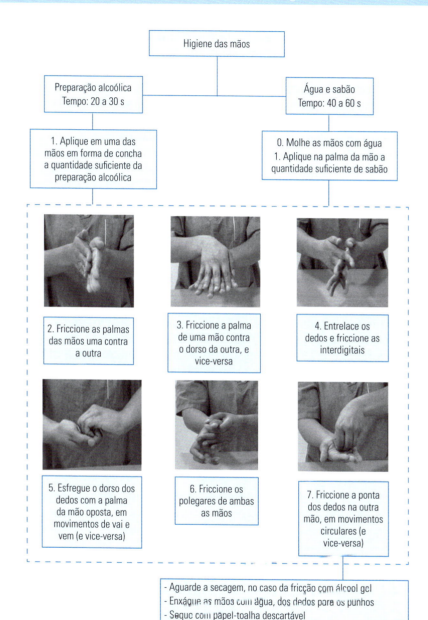

Figura 2.6. Procedimento para higienização das mãos.
Fonte: Agência Nacional de Vigilância Sanitária (Anvisa), 2010 e 2018;[6,8] Centers for Disease Control and Prevention (CDC), 2007.[12]

As mãos devem ser lavadas com água e sabão não antimicrobiano ou com água e sabão antimicrobiano se houver probabilidade de contato com esporos (p. ex., *Clostridium difficile* ou *Bacillus anthracis*).

Também se recomendam a manutenção das unhas curtas e a retirada de todos os adornos (relógios, anéis, pulseiras). Nas situações em que as instituições de saúde permitirem o uso de esmaltes, deve-se manter total cobertura sobre as unhas e evitar desenhos com relevo que possam acumular resíduos ou extensores artificiais se as tarefas incluírem contato direto com pacientes com alto risco de infecção e resultados adversos associados (p. ex., em unidade de terapia intensiva ou salas de cirurgia). Outra regra básica consiste na lavagem das mãos antes e depois de utilizar o banheiro.[6,8,11]

Manuseio de material esterilizado

Uma grande parte dos procedimentos de enfermagem é realizada com materiais estéreis. Luvas, seringas, agulhas hipodérmicas, gazes, sondas e cateteres venosos periféricos são **dispositivos estéreis** manipulados diariamente pela equipe de enfermagem. O risco de contaminação desses materiais existe desde o seu transporte e armazenamento até o momento de abrir o invólucro e sua utilização no paciente.

Assim, ao manusear um produto esterilizado com **técnica asséptica**, algumas normas devem ser respeitadas para evitar a contaminação do material:

- Retirar adornos e realizar a higiene das mãos (ver Figura 2.6);[5,8,11-14]
- Ler a descrição do material e selecionar o tamanho adequado, se for o caso;
- Abrir os pacotes somente no momento de utilizar o material;
- Verificar a integridade da embalagem (rasgos, manchas e umidade), data da esterilização e validade;
- Se a embalagem apresentar a fita zebrada, verificar o indicativo de que o material foi submetido à esterilização (Figura 2.7);
- Posicionar-se de frente para o material e a uma distância segura para não contaminar o invólucro aberto;
- Observar se a embalagem/pacote apresenta indicação de abertura;
- Colocar o pacote sobre uma superfície limpa e seca, de modo que a dobra de cima do invólucro fique de frente (Figura 2.8);
- Iniciar a abertura do pacote ou da embalagem pela extremidade oposta, depois pelas laterais e, por último, pelo lado mais próximo;

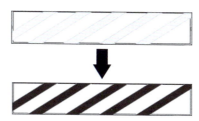

Figura 2.7. Representação da fita zebrada indicando se o material foi esterilizado (listras escuras).
Fonte: Elaborada pela autora.

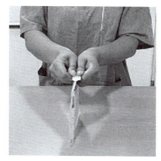

Figura 2.8. Material estéril sobre superfície limpa.
Fonte: Arquivo da autora.

- Abrir o material com cuidado para não comprometer a integridade interna do invólucro;
- Evitar movimentos desnecessários sobre a embalagem aberta;
- Verificar se no interior de alguns artigos estéreis, como caixas de instrumentais cirúrgicos e *kits* de curativos, existem integradores químicos que comprovam a esterilização;
- Anexar essas fitas identificadoras ao prontuário do paciente, se for protocolo institucional;
- Ao final do procedimento, higienizar as mãos e registrar a quantidade de insumos ou materiais abertos e utilizados. Observar a necessidade de calçar luvas estéreis ou utilizar pinças, para manuseá-los.

Em alguns produtos, como no caso das luvas estéreis, a embalagem interna é protegida por uma embalagem externa que contém as informações sobre o material e que deve ser aberta de maneira segura para, então, acessar o invólucro que está em contato com o insumo estéril, que não pode ser contaminado.

Manuseio de luvas estéreis

Entre os materiais estéreis mais utilizados nas instituições de saúde, destacam-se as luvas estéreis, indicadas para manusear outro material esterilizado e nos procedimentos com técnica asséptica.

> Siga o princípio: luva estéril deve tocar em material estéril ou na pele do paciente após a antissepsia.

Para calçar as luvas cirúrgicas estéreis, é importante cumprir as etapas descritas a seguir e demonstradas na Figura 2.9:

- Retirar o segundo pacote contendo as luvas, cuidadosamente, e desprezar a primeira embalagem;
- Apoiar a segunda embalagem sob uma superfície estável, limpa e seca;
- Observar a embalagem e verificar a informação impressa destacando o posicionamento das mãos;
- Abrir a embalagem utilizando as abas superior e inferior externas;
- Para ter acesso às luvas, abrir as abas internas, com cuidado para não tocar nas luvas durante a abertura do invólucro;
- Com a mão dominante, segurar a luva estéril pela parte interna do punho, que já está dobrado, e deslizá-la calçando a luva sobre a mão não dominante;
- Colocar a mão enluvada estéril dentro da dobra do punho da outra luva;
- Calçar a luva na mão dominante atentando para não contaminar a parte externa;
- Puxar a parte interna do punho sem contaminá-lo até o completo enluvamento da mão;
- Não se preocupar se os dedos ficarem mal posicionados, já que poderão ser ajustados quando estiver com as luvas em ambas as mãos;
- Ajustar as luvas externamente com as mãos enluvadas;
- Atenção para não encostar as mãos enluvadas no corpo;
- Cuidado para o polegar não ficar exposto;
- Manter as mãos voltadas para cima, sem encostar em nenhuma superfície não estéril.

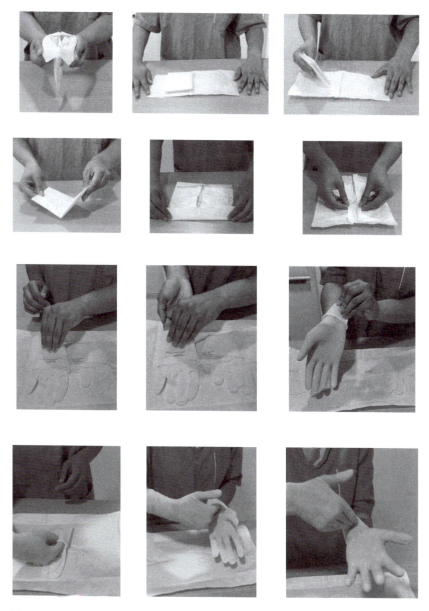

Figura 2.9. Sequência para calçar luvas estéreis.
Fonte: Arquivo da autora.

Retirada de luvas

Após o uso, o profissional deve tomar todas as precauções para retirar as **luvas estéreis ou de procedimento**, a fim de não contaminar a pele e as roupas. A sequência para o procedimento (Figura 2.10) consiste em:

- Retirar a luva de uma das mãos puxando-a externamente pelo punho sobre a mão e virando-a pelo avesso;
- Envolver o polegar da luva que está sendo retirada, para remover a luva da outra mão;
- Com o polegar protegido pelo lado avesso da luva, retirar a luva segurando-a pelo punho;
- Puxar as luvas até sua completa remoção;
- Com o dedo indicador da mão livre, finalizar a retirada da luva, envolvendo-as completamente;
- Descartá-las em lixo infectante;
- Higienizar as mãos.

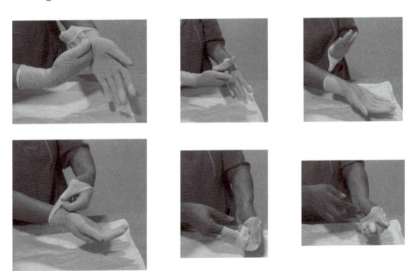

Figura 2.10. Sequência para retirar luvas estéreis.
Fonte: Arquivo da autora.

Considerações finais

A compreensão das normas de biossegurança para os profissionais de saúde é fundamental para impedir danos à saúde ocupacional.

Os cuidados de biossegurança envolvem o preparo do ambiente e o uso de equipamentos de proteção individual, mas, também, o treinamento e a capacitação da equipe para uma assistência segura.

Algumas das normas regulamentadoras aqui discutidas, como as de números 6, 17 e 32, descrevem o uso dos EPI, o impacto na ergonomia, no ambiente de trabalho e as normas específicas a serem adotadas pelos trabalhadores da saúde e seus empregadores.

As precauções-padrão são implementadas quando há riscos ambientais em virtude da exposição biológica a vírus, bactérias e príons, que, de acordo com o seu potencial de transmissão, podem contribuir para a disseminação de doenças e infecção cruzada. Já as precauções específicas são empregadas quando há o risco potencial de transmissão de infecção por contato, gotículas e aerossóis, orientando as condutas e a utilização dos EPI e EPC.

A higiene das mãos, apresentada como uma das metas internacionais para a segurança do paciente, é uma das medidas de biossegurança que deve ser realizada em cinco momentos, considerando o contato com o ambiente e com o próprio paciente.

Para um cuidado seguro e livre de danos para o paciente e para os profissionais, devem ser empregadas todas as etapas recomendadas, desde a higienização das mãos e a identificação dos riscos para a adoção de medidas de precaução até a correta abertura de materiais estéreis, imunização do trabalhador da saúde e uso adequado dos equipamentos.

Além desses aspectos, é importante uma gestão competente para disponibilizar recursos e dimensionamento de pessoal suficientes para as boas práticas, favorecendo a integração da equipe multiprofissional e diminuindo a rotatividade de pessoal.

Cada etapa e procedimento discutidos objetivaram apresentar as medidas que todo estudante e profissional da área da saúde precisam conhecer e utilizar rotineiramente no ambiente de trabalho.

Referências bibliográficas

1. Marcondes MMS, Montanari DCP. Esterilização e medidas de biossegurança: em centros de materiais e esterilização e outros estabelecimentos. São Paulo: Senac; 2018.
2. Brasil. Ministério da Saúde. Agência Nacional de Vigilância Sanitária (Anvisa). Nota Técnica n. 04/2020. Orientações para serviço de saúde: medidas de prevenção e controle que devem ser adotadas durante a assistência aos casos suspeitos ou confirmados de infecção pelo novo coronavírus (COVID-19). Brasília: Ministério da Saúde; 2020.
3. Brasil. Ministério do Trabalho e Emprego. Portaria n. 877, de 24 de outubro de 2018. Norma Regulamentadora n. 6 (NR 6). Equipamento de proteção individual. [Internet].

Diário Oficial da República Federativa do Brasil, Brasília (DF); 2018 Out 26 [acesso 10 nov 2019]. Disponível em: https://enit.trabalho.gov.br/portal/images/Arquivos_SST/SST_NR/NR-06.pdf.

4. Brasil. Ministério do Trabalho e Emprego. Portaria n. 876, de 24 de outubro de 2018. Norma Regulamentadora n. 17 (NR 17) Ergonomia. [Internet]. Diário Oficial da República Federativa do Brasil, Brasília (DF); 2018 Out 26 [acesso 10 nov 2019]. Disponível em: https://enit.trabalho.gov.br/portal/images/Arquivos_SST/SST_NR/NR-17.pdf.

5. Brasil. Ministério do Trabalho e Emprego. Portaria n. 915, de 31 de julho de 2019. Norma Regulamentadora n. 32 (NR 32). Segurança e saúde no trabalho em serviços de saúde. Diário Oficial da República Federativa do Brasil, Brasília (DF); 2019 Out 26 [acesso 10 nov 2019]. Disponível em: https://enit.trabalho.gov.br/portal/images/Arquivos_SST/SST_NR/NR-32.pdf.

6. Brasil. Ministério da Saúde. Agência Nacional de Vigilância Sanitária (Anvisa). Resolução da Diretoria Colegiada: RDC n. 222, de 28 de março de 2018. Regulamenta as boas práticas de gerenciamento dos resíduos de serviços de saúde e dá outras providências. Brasília: Ministério da Saúde; 2018 [acesso 10 nov 2019]. Disponível em: http://portal.anvisa.gov.br/documents/10181/3427425/RDC_222_2018_.pdf/c5d3081d-b331-4626-8448-c9aa426ec410.

7. Conselho Federal de Enfermagem (Cofen). COVID-19: Orientações sobre a colocação e retirada dos equipamentos de proteção individual (EPIs). [acesso 18 dez 2020] Disponível em: http://www.cofen.gov.br/wp-content/uploads/2020/03/cartilha_epi.pdf.

8. Brasil. Ministério da Saúde. Agência Nacional de Vigilância Sanitária (Anvisa). Cartaz precauções. Brasília: Ministério da Saúde; 2010 [acesso 02 jan 2020]. Disponível em: http://www.anvisa.gov.br/servicosaude/controle/precaucoes_a3.pdf.

9. Brasil. Ministério da Casa Civil. Lei N. 12.305, de 02 de agosto de 2010. Institui Política Nacional de Resíduos Sólidos. Brasília – DF [acesso 20 fev 2021]. Disponível em: http://www.planalto.gov.br/ccivil_03/_ato2007-2010/2010/lei/l12305.htm.

10. Brasil. Ministério do Meio Ambiente. Conselho Nacional do Meio Ambiente (CONAMA). Resolução n. 275, de 25 de abril de 2001. Estabele o código de cores para os diferentes tipos de resíduos. Brasília – DF [acesso 20 fev 2021]. Disponível em: http://cromg.org.br/arquivos/RESOLUCAO_CONAMA_275_2001.pdf.

11. Hinrichsen SL. Biossegurança e controle de infecções: risco sanitário hospitalar. 3. ed. Rio de Janeiro: Guanabara Koogan; 2018.

12. Silva JV, Barbosa SRM, Duarte SRMP. Biossegurança no contexto da saúde. São Paulo: látria; 2013.

13. Brasil. Ministério da Saúde. Organização Pan-Americana da Saúde (OPAS). Biossegurança em saúde: prioridades e estratégias de ação. Brasília: Ministério da Saúde, 2010 [acesso 10 nov 2019]. Disponível em: http://bvsms.saude.gov.br/bvs/publicacoes/biosseguranca_saude_prioridades_estrategicas_acao_p1.pdf.

14. Centers for Disease Control and Prevention (CDC). Precauções de isolamento. Diretriz para precauções de isolamento: prevenção de agentes infeciosos em serviços de saúde (2007) [acesso 10 dez 2019]. Disponível em: https://www.cdc.gov/infection-control/guidelines/isolation/index.html.

Testes

1. A Norma Regulamentadora n. 32 estabelece as seguintes ações para minimizar os riscos profissionais, exceto:

A) Não desconectar a agulha da seringa e desprezá-la em recipiente para perfurocortante.

B) Não reencapar a agulha e desprezá-la em recipiente para perfurocortante.

C) Não reencapar a agulha e desprezá-la em lixo para infectantes, com saco branco.

D) Desprezar a agulha sem reencapar em recipiente para perfurocortante.

E) Nenhumas das alternativas anteriores.

2. São medidas de biossegurança:

I) Higienizar as mãos antes e após o contato com o paciente.

II) Utilizar equipamento de proteção individual sempre que indicado.

III) Utilizar luvas de procedimento somente ao manipular sondas e drenos.

IV) Vacinar os profissionais da saúde contra hepatites A e B e tétano.

V) Usar o recipiente de perfurocortante apenas para agulhas que entraram em contato com paciente.

São corretas as afirmativas:

A) I e IV, apenas.

B) I, II e V, apenas.

C) I, II e IV, apenas.

D) III e V, apenas.

E) Todas as alternativas.

3. Você está de plantão no pronto-socorro e atende um paciente com politraumatismo, por atropelamento, que apresenta fratura exposta em perna esquerda, escoriação em braço esquerdo e sangramento nasal. Quais os equipamentos de proteção individual que você e a equipe devem usar?
_____.

4. Complete as palavras-cruzadas:

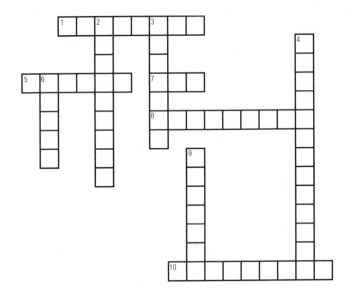

Horizontais:
1. Nunca _____ agulhas.
5. EPI utilizado quando há risco de partículas atingirem a mucosa ocular.

7. Máscara usada pelo profissional de saúde para precaução de aerossóis.

8. Essa precaução é utilizada quando as partículas dispersas no ambiente são inferiores ou iguais a 5 µ.

10. Tipo de precaução usado para o risco de transmissão de doenças pelo ar com partículas maiores que 5 µ.

Verticais:

2. A NR 17 trata dos cuidados com a _____.

3. EPI utilizado para impedir o contato das roupas na precaução de contato.

4. Conjunto de ações destinadas a prevenir, controlar, diminuir ou eliminar riscos à saúde.

6. Número de momentos para a higiene das mãos.

9. Tipo de precaução que previne o risco de transmissão por tocar no paciente ou em superfícies próximas a ele.

5. Relacione os equipamentos de proteção individual com o tipo de precaução.

A) Máscara cirúrgica.

B) Máscara N95.

C) Avental.

1) ( ) Precaução de contato.

2) ( ) Precaução para aerossóis.

3) ( ) Precaução para gotículas.

6. Paciente internado na enfermaria com diagnóstico de COVID-19. Ao aferir sinais vitais e trocar as roupas de cama, quais medidas de precaução você deve utilizar?

Respostas

1. C.
2. C.
3. Luvas, avental, óculos e máscara.
4. Horizontais:
   1. Reencape
   5. Óculos
   7. N95
   8. Aerossóis
   10. Gotículas
   Verticais:
   2. Ergonomia
   3. Avental
   4. Biossegurança
   6. Cinco
   9. Contato
5. 1 – C; 2 – B; 3 – A.
6. Padrão, de contato e para gotículas.

Anotações de Enfermagem e Terminologia

Capítulo 3

Cassiana Mendes Bertoncello Fontes
Marcília Rosana Criveli Bonacordi Gonçalves

Introdução

A anotação de Enfermagem é parte integrante do **registro de enfermagem**, legalmente instituído e reconhecido pela Lei n. 7.498/1986 e pelo Decreto n. 94.406/1987, que regulamentou a profissão. Trata-se de uma função e um dever ético-legal de todas as categorias dos profissionais de enfermagem, realizada em **prontuário** ou documento oficial do paciente, em qualquer situação e local do cuidado. Esse tipo de registro integra o Processo de Enfermagem (PE), ferramenta intelectual de trabalho do enfermeiro que norteia o processo de raciocínio clínico e a tomada de decisão diagnóstica, a avaliação de resultados e a prescrição de intervenções,[1] implementados pela equipe, a partir do planejamento dos cuidados pelo enfermeiro, de acordo com as necessidades individuais às pessoas com desvios ou necessidades de saúde.

A Resolução n. 358/2009, do Conselho Federal de Enfermagem (Cofen),[2] dispõe sobre a Sistematização da Assistência de Enfermagem (SAE) e a implementação do PE, organizado em cinco etapas: histórico, diagnóstico, planejamento, implementação e avaliação. A elaboração da SAF é de responsabilidade **exclusiva do enfermeiro**, mas a sua execução é realizada por toda a equipe de enfermagem, por meio dos cuidados planejados, por 24 horas.

Para a operacionalização do PE, o enfermeiro conta com as informações verbais ou escritas, disponibilizadas pela equipe de saúde, especialmente aquelas fornecidas pelo técnico e auxiliar de enfermagem, por sua participação no cuidado, o que os torna corresponsáveis pela qualidade assistencial.

Anotações e terminologia científica

A anotação de enfermagem tem natureza, forma e conteúdo. A natureza da anotação se refere à descrição do fenômeno observado de forma **legível, clara e concisa**, seja em registro eletrônico ou manual.

Toda a anotação deve ser realizada imediatamente após a observação do evento ou do cuidado prestado, descrevendo-o de maneira imparcial, sem juízo de valor ou análise, caracterizando-o fidedignamente.

O Conselho Federal explicita as responsabilidades sobre as anotações da equipe por meio de sua Resolução n. 429/2012, em seu art. 1º:

> É responsabilidade e dever dos profissionais da Enfermagem registrar, no prontuário do paciente e em outros documentos próprios da área, seja em meio de suporte tradicional (papel) ou eletrônico, as informações inerentes ao processo de cuidar e ao gerenciamento dos processos de trabalho, necessárias para assegurar a continuidade e a qualidade da assistência [...].[3]

Para orientar os profissionais e as instituições, o Conselho organizou o "Guia de recomendações para o registro de enfermagem no prontuário do paciente e outros documentos de enfermagem" (Figura 3.1), norteando essa prática para garantir a qualidade das informações que serão utilizadas por toda a equipe e pelo estabelecimento de saúde.[4]

Com base nessas recomendações, muitos serviços de saúde elaboram manuais, com a participação da equipe, para a padronização da linguagem, do vocabulário e das abreviaturas a serem utilizados pelos profissionais de enfermagem e que, também, são essenciais para uma boa comunicação.[5-7]

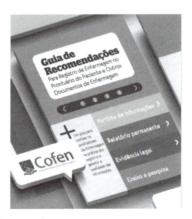

Figura 3.1. Guia de Recomendações.
Fonte: Cofen, 2016.[4]

Concomitantemente à implementação dessas regras, é primordial a capacitação dos colaboradores, que devem prever e ilustrar tanto as situações de rotina quanto aquelas de urgência e emergência, e aquelas próprias dos ambientes críticos, como terapia intensiva e centro cirúrgico. A aquisição de habilidade para registrar deve ser acompanhada de formação básica sobre os conceitos utilizados na área da saúde, da gramática e da ortografia vigentes, pois as anotações são parte da documentação do paciente e da organização.

Uma das maiores dificuldades do estudante e do profissional para anotar um evento reside no entendimento do significado e em como utilizar o grande número desses termos científicos, oriundos do grego e do latim, formados a partir de um **prefixo** (Quadro 3.1), que antecede o termo principal, e por um **sufixo** (Quadro 3.2), que aparece depois – ambos **modificam o significado da palavra**[5,6] e devem ser conhecidos pelo técnico e pelo auxiliar de enfermagem.

Quadro 3.1. Principais prefixos utilizados na terminologia de saúde e seus significados

Prefixo	Significado	Prefixo	Significado
A, An	Ausência	Macro, mega	Grande
Bradi	Lento	Micro	Pequeno
Cefalo	Cabeça	Mio	Músculo
Colpo	Cavidade vaginal	Neo	Novo
Copro	Excremento, fezes	Oligo	Pouco
Dis	Alteração	Patia, pato	Doença
Ectomia	Extirpar, retirar	Peri	Em torno
Endo	Dentro	Pola	Muitas vezes
Entero	Intestino	Poli	Muito
Epi	Sobre	Pós	Depois
Esfigmo	Pulsação	Pré	Antes
Espleno	Baço	Pseudo	Falso
Estoma	Boca, abertura	Ptose	Queda
Flebo	Veia	Raqui	Espinha (medula)
Gastro	Estômago	Supra	Sobre
Hema	Sangue	Taqui	Rápido
Hemi	Metade	Tetra	Quatro
Hepato	Fígado	Tóraco	Tórax, peito
Hiper	Acima de, grande	Traqueo	Traqueia
Hipo	Abaixo, sob	Trombo	Coágulo
Histero	Útero	Vesico	Bexiga

Fonte: Elaborado por Aspásia Basile Gesteira Souza.

Quadro 3.2. Principais sufixos utilizados na terminologia de saúde e seus significados

Sufixo	Significado	Sufixo	Significado
Centese	Punção	Paresia	Fraqueza
Ectomia	Remoção por corte	Parestesia	Sensação anormal
Emia	Sangue	Plastia	Modelagem
Grama	Gravação, registro	Plegia	Paralização
Ite	Inflamação	Pneia	Respiração
Logia	Estudo	Ptose	Queda
Megalia	Aumento, grande	Rafia	Sutura
Menorreia	Menstruação	Ragia	Sangramento
Oma	Tumor	Scopia	Olhar, visualizar
Ose	Degeneração	Tomo, tomia	Corte

Fonte: Elaborado por Aspásia Basile Gesteira Souza.

Os dados que compõem a anotação de enfermagem advêm de várias fontes: observações do próprio profissional, relatos dos pacientes e seus acompanhantes, intervenções médicas e de outros membros da equipe de saúde, como fisioterapeutas e nutricionistas, e dos cuidados realizados pela equipe de enfermagem (p. ex., administração de fármacos prescritos, higiene, curativos, coleta de exames, oferta de alimentação, encaminhamentos, intercorrências, justificativas, entre outros).

É importante reforçar que os termos técnicos[5,6] utilizados na anotação fazem parte de um conjunto de palavras próprias, constituindo os jargões da área, com os quais é preciso se familiarizar para melhor expressar suas observações e **relatar os fatos com detalhes** e na **ordem cronológica** em que eles ocorreram, como apresentado mais adiante.

Apesar da recomendação para evitar as abreviaturas,[4] seu uso é tradicional em todas as equipes, sendo aprendidas nos diferentes cursos de formação (Quadro 3.3), dadas a facilidade e a otimização do tempo para o registro de informações no prontuário e nos demais documentos. Entretanto, quando utilizadas, devem ser padronizadas e de conhecimento de todos os envolvidos.[4]

A seguir, pode-se observar alguns exemplos de anotações de enfermagem de diferentes pacientes:

18h30 – Paciente recusou a sopa oferecida no jantar e aceitou 100 g de gelatina e 120 mL de suco de laranja.

22h05 – Paciente relata cefaleia intensa na região frontal. Verificada PA e medicado CPM, item 3. Venóclise em antebraço direito, aqualizado, com curativo transparente seco, sem sinais flogísticos, datado.

8h15 – Após o desjejum, paciente apresentou náuseas. Elevado o decúbito a 90°, comunicado à enfermeira X.Y. e medicado conforme item 5 da prescrição médica.

10h – Admitida na unidade, em maca, proveniente do PS e acompanhada pela filha. Apresenta-se acordada, lúcida, sem queixa de dor; com venóclise em MSD, recebendo SF a 0,9%; SNG em narina E, aberta, drenando pouca quantidade de fluido amarelo. Verificado os sinais vitais: T = 37°C, PA = 140 × 90 mmHg, FC = 88 bpm, FR = 22 rpm, $SatO_2$ = 95%. Acomodada a paciente em leito, com cabeceira elevada a 45°, elevadas grades de proteção e travadas rodas.

9h – Encaminhado paciente para realizar RX de tórax, em cadeira de rodas, acompanhado pela esposa, Sra. A.

Quadro 3.3. Abreviaturas de uso frequente por profissionais da saúde

Abreviatura	Significado	Abreviatura	Significado
ACM	A critério médico	PICC	Cateter Venoso Central de Inserção Periférica (em inglês)
AVP	Acesso venoso periférico	PO	Pós-operatório
BPM	Batimentos por minuto	POI	Pós-operatório imediato
COT	Cânula orotraqueal	PVC	Pressão venosa central
CPM	Conforme prescrição médica	RHA	Ruído hidroaéreo
DEA	Desfibrilador elétrico automático	RPM	Respirações por minuto
DDH	Decúbito dorsal horizontal	RN	Recém-nascido
ECG	Eletrocardiograma (cardiologia)	$SatO_2$	Saturação de oxigênio
ECG	Escala de Coma de Glasgow (neurologia)	SF	Soro fisiológico
FC	Frequência cardíaca	SG	Soro glicosado
FR	Frequência respiratória	SIC	Segundo informações colhidas
IM	Intramuscular	SNC	Sistema nervoso central
IOT	Intubação orotraqueal	SNE	Sonda nasoenteral
IV	Intravenoso	SNG	Sonda nasogástrica
LCR	Líquido cefalorraquidiano	S/N	Se necessário
mL/h	Mililitro por hora	SVD	Sonda vesical de demora
MMII	Membros inferiores	T	Temperatura
MMSS	Membros superiores	TEC	Tempo de enchimento capilar
PA	Pressão arterial	TVP	Trombose venosa profunda
PCR	Parada cardiorrespiratória	USG	Ultrassonografia (ultrassom)

Fonte: Elaborado por Aspásia Basile Gesteira Souza.

As observações e os cuidados prestados devem ser **rigorosamente registrados**, de acordo com as normas legais do exercício profissional, assim como as respostas do paciente ao tratamento e às condutas tomadas. Todas as queixas e os sinais fora dos parâmetros normais são comunicados ao enfermeiro.

Aspectos éticos e legais

Os registros de enfermagem compõem o prontuário do paciente, o que o caracteriza como um documento juridicamente válido, que respalda, legalmente, as ações dos profissionais.

É importante ressaltar que registros incompletos ou a falta deles contribuem para desestruturar o processo de trabalho da enfermagem, e as implicações legais e éticas decorrentes dessa má prática estão previstas pelo Código Civil, pelo Código do Consumidor e pelo Código de Ética dos Profissionais de Enfermagem (CEPE), aprovado pela Resolução Cofen n. 564/2017, em seu Capítulo II, sobre os "Deveres", que estabelece:[8]

> [...] Art. 36 Registrar no prontuário e em outros documentos as informações inerentes e indispensáveis ao processo de cuidar de forma clara, objetiva, cronológica, legível, completa e sem rasuras.
>
> Art. 37 Documentar formalmente as etapas do processo de Enfermagem, em consonância com sua competência legal.
>
> Art. 38 Prestar informações escritas e/ou verbais, completas e fidedignas, necessárias à continuidade da assistência e segurança do paciente.[...]

A partir da Resolução Cofen n. 564/2017,[8] o responsável pela anotação deverá colocar sua assinatura ou rubrica, no final do registro, sobre um carimbo contendo: nome completo, sigla Coren, acompanhada da sigla da Unidade da Federação, número de inscrição e abreviatura da categoria profissional: ENF (enfermeira, enfermeiro), OBST (obstetriz), TE (técnica, técnico), AE (auxiliar), PAR (parteira, parteiro), com todos os elementos separados por hífen. O carimbo é pessoal, intransferível e de uso obrigatório durante o período em que se exerce a atividade profissional ou situação em que seja necessário se identificar como membro da equipe.

Regras para a anotação de Enfermagem

Os conceitos e as normas que norteiam a equipe para realizar as anotações de enfermagem, apresentadas anteriormente, foram enumeradas no Guia de Recomendações[4] em seu Capítulo 7, no qual são explicitadas as regras essenciais para a sua elaboração:

- Deve ser precedida por data e hora, conter assinatura e identificação do profissional, com o número do Coren ao final de cada registro.
- Atenção: é obrigatório o uso de carimbo (desde 2017);[9]
- Observar e anotar como o paciente chegou: procedência, acompanhante, condições de locomoção;
- Observar e anotar as condições gerais do paciente: nível de consciência; humor e atitude; higiene pessoal; estado nutricional; coloração da pele; dispositivos em uso; queixas do paciente ou dados informados pela família e/ou responsável;
- Anotar orientações efetuadas ao paciente e aos familiares. Exemplos: jejum, coleta de exames, inserção venosa etc.;
- Dados do exame físico;
- Cuidados realizados;
- Intercorrências;
- Efetuar as anotações imediatamente após a prestação do cuidado;
- Não devem conter rasuras, entrelinhas, linhas em branco ou espaços;
- Não é permitido escrever a lápis ou utilizar corretivo líquido;
- Devem ser legíveis, completas, claras, concisas, objetivas, pontuais e cronológicas;
- Conter sempre observações efetuadas, cuidados prestados, sejam eles padronizados, de rotina e específicos;
- Constar as respostas do paciente diante dos cuidados prescritos pelo enfermeiro, intercorrências, sinais e sintomas observados;
- Devem ser registradas após o cuidado prestado, orientação fornecida ou informação obtida;
- Devem priorizar a descrição de características, como tamanho mensurado (centímetro – cm, milímetro – mm), quantidade (mililitro – ml ou mL, litro – l ou L), coloração e forma;
- Não conter termos que deem conotação de valor (bem, mal, muito, pouco etc.);
- Conter apenas abreviaturas previstas em literatura;
- Devem ser referentes aos dados simples, que não requeiram maior aprofundamento científico.

Para contextualizar essas regras, observa-se um exemplo: paciente tomou banho de aspersão, sem ajuda, e aguarda a troca do curativo em calcâneo. O técnico de enfermagem separa o material necessário para o procedimento e se aproxima do leito. Ao visualizar o local do curativo, deve registrar exatamente o que observou:

8h – Paciente com cobertura hidrocoloide se desprendendo em região de calcâneo direito. Refere dor local de leve intensidade (Escala numérica de dor = 3). Carimbo e rubrica ou assinatura.

8h20 – Retirado curativo; lesão com exsudato amarelado, em mínima quantidade, e odor fétido. Realizada a limpeza local com gaze estéril e SF a 0,9%, com técnica asséptica. Protegida a lesão com gaze estéril. Solicitei a presença da enfermeira X., para avaliação da ferida. Carimbo e rubrica.

8h40 – Paciente avaliado pela enfermeira X. Lesão medindo 2 × 3 cm; realizado curativo com placa hidrocoloide, conforme orientação. Carimbo e rubrica.

As anotações realizadas dessa forma atendem aos preceitos estabelecidos, obedecendo à linha temporal do cuidado prestado, ao resultado obtido com o procedimento ou estado do tratamento, à conduta tomada por outro profissional, resguardando a competência de cada categoria, e expressam a qualidade e a segurança da assistência.

Contudo, um registro ou anotação da equipe de enfermagem pode deixar de expressar a realidade, demonstrando ou caracterizando imprudência, negligência ou omissão, com possíveis implicações éticas e criminais. Além disso, falta de conhecimento técnico científico, fatores emocionais, ambientais e sobrecarga de trabalho, falta de organização e de protocolos institucionais podem corroborar para um cuidado de má qualidade, capaz de resultar em desfechos negativos para o paciente, penalizando, também, o profissional.

Como comentado, a anotação no contexto do registro das ações executadas colabora para uma efetiva comunicação entre os profissionais da equipe de saúde, proporcionando garantia de continuidade da assistência de enfermagem,[10] em situações como transmissão de plantão da equipe de um turno para a equipe de outro turno, pois, muitas vezes, a passagem verbal das informações podem não ser lembradas completamente, ou, em detalhes, assim, a equipe pode recorrer ao registro dos turnos anteriores para garantir a assistência prestada e a continuidade do cuidado livre de riscos e danos ao paciente e também ao profissional.

Considerações finais

Os registros e as anotações de Enfermagem contribuem, de maneira relevante, com a qualidade e a validação do cuidado prestado, a viabilização do PE, a visibilidade da atuação e continuidade da assistência e, mais recentemente, como indicador nas metodologias de avaliação institucional e auditorias internas e externas e na acreditação hospitalar.

Entre as recomendações do Cofen[4] que devem ser observadas para que as anotações sobre o cuidado de enfermagem sejam corretas e fidedignas, destacam-se seis diretrizes: **precisão, concisão, eficácia, atualização, organização e confidencialidade.**

Como exposto, a anotação é dever legal e ético de enfermeiros, obstetrizes, técnicos e auxiliares de enfermagem e deve ser priorizada e adequada aos diversos cenários.

Referências bibliográficas

1. Gutiérrez MGR, Morais SCRV. Sistematização da Assistência de Enfermagem e a formação da identidade profissional. Rev Bras Enferm [Internet]. 2017 [acesso 17 dez 2020];70(2):436-41. Disponível em: http://www.scielo.br/pdf/reben/v70n2/pt_0034-7167-reben-70-02-0436.pdf.
2. Conselho Federal de Enfermagem (Cofen). Resolução n. 358, de 15 de outubro de 2009. Dispõe sobre a Sistematização da Assistência de Enfermagem e a implementação do Processo de Enfermagem em ambientes, públicos ou privados, em que ocorre o cuidado profissional de Enfermagem, e dá outras providências [acesso 17 dez 2020]. Disponível em: http://www.cofen.gov.br/resoluo-cofen-3582009_4384.html.
3. Conselho Federal de Enfermagem (Cofen). Resolução n. 429, de 30 de maio de 2012. Dispõe sobre o registro das ações profissionais no prontuário do paciente, e em outros documentos próprios da Enfermagem, independente do meio de suporte – tradicional ou eletrônico [acesso 17 dez 2020]. Disponível em: http://www.cofen.gov.br/wp-content/uploads/2012/03/Res_429_2012_pag1.pdf.
4. Conselho Federal de Enfermagem (Cofen). Guia de recomendações para o registro de enfermagem no prontuário do paciente e outros documentos de enfermagem. 2016 [acesso 17 dez 2020]. Disponível em: http://www.cofen.gov.br/wp-content/uploads/2016/08/Guia-de-Recomenda%C3%A7%C3%B5es-CTLN-Vers%C3%A3o-Web.pdf.
5. Brito NMR, Velozo BC, Pavanelli RJ. Manual de orientação: anotação de enfermagem Botucatu – Hospital das Clínicas da Faculdade de Medicina de Botucatu. Botucatu-SP; 2016 [acesso 18 dez 2020]. Disponível em: http://www.hcfmb.unesp.br/wp-content/uploads/2015/01/Manual-de-orienta%C3%A7%C3%A3o-Anota%C3%A7%C3%A3o-de-enfermagem.pdf.
6. Porto e Porto. Exame clínico. 8. ed. Rio de Janeiro: Guanabara Koogan; 2017.
7. Borges FFD, Tristão de Azevedo C, Amorim TV, Figueiredo AG, Ribeiro RGM. Importância das anotações de enfermagem segundo a equipe de enfermagem: implicações profissionais e institucionais. RECOM. 2017 [acesso 17 dez 2020];7:e1147. Disponível em: http://www.seer.ufsj.edu.br/index.php/recom/article/view/1147.
8. Conselho Federal de Enfermagem. Resolução Cofen – 564/2017. Código de Ética dos Profissionais de Enfermagem. Brasília, 2017 [acesso 17 dez 2020]. Disponível em: http://www.cofen.gov.br/resolucao-cofen-no-5642017_59145.html.

9. Schallenberger CD, Tomaschewski-Barlem JG, Barlem ELD, Rocha LP, Dalmolin GL, Pereira LA. Componentes da sensibilidade moral identificados entre enfermeiros de Unidades de Terapia Intensiva. Rev Bras Enferm. [Internet]. 2019 [acesso 17 dez 2020];72(Suppl. 1): 2-8. Disponível em: http://www.scielo.br/pdf/reben/v72s1/pt_0034-7167-reben-72-s1-0002.pdf.

10. Silva AT, Camelo SHH, Terra FS, Dázio EMR, Sanches RS, Resk ZMR. Segurança do paciente e a atuação do enfermeiro em hospital. Rev Enferm UFPE Recife [Internet]. 2018;12(6):1532-8 [acesso 18 dez 2020]. Disponível em: https://periodicos.ufpe.br/revistas/revistaenfermagem/article/viewfile/234593/29174.

Testes

1. Analise a seguinte situação e faça a anotação organizando e completando os dados: recebendo dieta por bomba infusora, 8 horas, $SatO_2$ 95%, acompanhado, dormiu pouco, pela esposa, SNG, acordado, oxímetro em polegar esquerdo, em narina direita, grades elevadas.

2. A anotação de enfermagem integra:
   A) O Processo de Enfermagem.
   B) O processo ético.
   C) A anotação médica.
   D) O formulário de admissão do paciente.
   E) NDA.

3. A observação e o registro fidedigno são aspectos importantes a serem considerados ao se elaborar uma anotação de Enfermagem. Isso se caracteriza como:
   A) Atribuição de juízo de valor.
   B) Não atribuição de juízo de valor.
   C) Falta de ética.
   D) Julgamento parcial do fenômeno.
   E) Julgamento clínico.

4. Entre as recomendações para redigir uma anotação de Enfermagem, assinale a correta:
   A) Utilizar carimbo é obrigatório.
   B) Não é necessário assinar os prontuários eletrônicos.
   C) Registrar os cuidados somente ao final do plantão.
   D) Deve ser elaborada pouco antes do cuidado.
   E) NDA.

5. A anotação de Enfermagem colabora para:
   A) A continuidade do cuidado.
   B) Dar visibilidade ao cuidado prestado.
   C) Ser instrumento legal e jurídico.
   D) Fornecer dados relevante à equipe médica.
   E) Todas as alternativas estão corretas.

6. Procure no caça-palavras a terminologia científica para: dor de cabeça, dor no estômago, fígado grande, inchaço, coração acelerado, ausência de menstruação, dor ao urinar, inflamação no apêndice, dificuldade para respirar.

O	B	U	N	T	Ó	I	Q	U	E	N	É	I
E	P	I	G	A	S	T	R	A	L	G	I	A
C	D	F	U	Ç	Ã	O	G	S	S	N	T	O
A	I	L	A	G	E	M	O	T	A	P	E	H
W	S	Z	E	U	D	G	A	K	Á	B	O	Y
E	Ú	E	T	I	C	I	D	N	E	P	A	Z
P	R	N	U	N	E	O	S	S	T	L	C	E
I	I	P	W	L	Y	C	É	P	R	Ô	N	D
M	A	V	A	X	N	H	U	Y	N	H	Ú	E
A	H	F	A	M	E	N	Ç	Ã	O	E	P	M
V	E	N	A	M	E	N	O	R	R	E	I	A
C	Ô	T	A	Q	U	I	C	A	R	D	I	A

Respostas

1. Resposta: 8 horas. Paciente acordado, acompanhado pela esposa, em leito com as grades elevadas. Refere ter dormido pouco. Apresenta SNG em narina D, fixada no nariz e região frontal, recebendo dieta por bomba infusora; oxímetro de pulso em polegar E, registrando $SatO_2$ 95%, no momento. Carimbo e assinatura.

2. A.

3. B.

4. A.

5. E.

6.

O	B	U	N	T	Ó	I	Q	U	E	N	É	I
E	P	I	G	A	S	T	R	A	L	G	I	A
C	D	F	U	Ç	Ã	O	G	S	S	N	T	O
A	I	L	A	G	E	M	O	T	A	P	E	H
W	S	Z	E	U	D	G	A	K	Á	B	O	Y
E	Ú	E	T	I	C	I	D	N	E	P	A	Z
P	R	N	U	N	E	O	S	S	T	L	C	E
I	I	P	W	L	Y	C	É	P	R	Ô	N	D
M	A	V	A	X	N	H	U	Y	N	H	Ú	E
A	H	F	A	M	E	N	Ç	Ã	O	E	P	M
V	E	N	A	M	E	N	O	R	R	E	I	A
C	Ô	T	A	Q	U	I	C	A	R	D	I	A

Cuidados de Higiene, Conforto e Alimentação Oral

Capítulo 4

Maria do Socorro Cardoso dos Santos
Sabrina Ottenio da Costa
Aspásia Basile Gesteira Souza

Introdução

Entre os cuidados de Enfermagem prestados ao paciente, a higiene, as medidas de conforto e a oferta de alimentos via oral ganham destaque, pois fazem parte do cotidiano das atividades da equipe, e são, em geral, de responsabilidade do técnico e do auxiliar de enfermagem.

O profissional executa esses cuidados de acordo com o **grau de dependência** do paciente em relação à enfermagem, para atender às suas necessidades básicas. Esse grau de dependência é avaliado pela(o) enfermeira(o), que o classifica em: **cuidados mínimos**, quando o paciente é autossuficiente; **cuidados intermediários**, se ele precisa de auxílio parcial; **cuidados de alta dependência**, se, para que suas necessidades sejam atendidas, o paciente depende das ações de enfermagem; **cuidados semi-intensivos**, quando não há risco iminente de morte, mas o paciente requer assistência permanente; **cuidados intensivos**, quando há risco iminente de morte, e assistência permanente (para leitura complementar: <http://www.cofen.gov.br/wp-content/uploads/2017/05/Resolu%C3%A7%C3%A3o-543-2017-ANEXO-I.pdf>).

Neste capítulo, serão abordados esses cuidados às crianças, de modo geral, e aos adultos, mais detalhadamente, que demandam auxílio profissional, especialmente aqueles que estão acamados.

Higiene

O asseio pessoal está diretamente relacionado com o conforto, a autoestima e a segurança das pessoas, incluindo tomar banho, escovar os dentes, lavar e pentear os cabelos, manter as unhas limpas, aplicar creme hidratante etc.

Durante o período de internação, essas atividades dependem, muitas vezes, da equipe de enfermagem, que, para prestar um cuidado humanizado e individualizado, considera os aspectos sociais, culturais e religiosos dos pacientes, além da presença de dor, sedação, sonolência, restrição de movimento, fadiga e alteração no equilíbrio.[1,2]

A assistência é realizada preservando-se a **privacidade do paciente** e estimulando-o a participar, de acordo com suas limitações.

Para escolher de que maneira se dará o atendimento, é preciso verificar as condições clínicas e motoras da pessoa para definir, por exemplo, se o banho será de aspersão (no chuveiro), de imersão (na banheira) ou no leito, se há necessidade de instituir **precauções específicas** ou manter as **precauções-padrão** para prevenir infecções (ver Capítulo 2).

Além disso, avalia-se a mobilidade do paciente, uma vez que alterações podem representar riscos para o desenvolvimento de lesão por pressão (LPP), que deve ser prevenida seguindo algumas intervenções que constam da prescrição de enfermagem (ver Capítulo 8).[1-7]

Atenção: pacientes que fazem uso de fralda apresentam risco aumentado para lesão por pressão.

Durante o cuidado de higiene, é preciso observar se a pele e as mucosas apresentam alteração na coloração, temperatura, sensibilidade e hidratação, bem como se há lesão e hiperemia. Ao fazer a higiene oral, verificar se há sangramento gengival, placas esbranquiçadas, saburra lingual e halitose (mau hálito).[1,2,7] Em seguida, registrar em prontuário e comunicar à(ao) enfermeira(o).

Orientar o paciente ou acompanhante a manter as unhas limpas e aparadas com lixa, cortador infantil ou tesoura sem pontas (desinfetados com álcool a 70%), para evitar contaminações e arranhaduras.

Outros pontos importantes de biossegurança dizem respeito ao uso de **equipamentos de proteção individual (EPI)** e à **limpeza hospitalar**, que é o processo de remoção de sujidades de superfícies, materiais e equipamentos, a qual pode ser classificada em: **limpeza concorrente**, realizada diariamente pela enfermagem em superfícies horizontais e equipamentos mobiliários do paciente, e de outras áreas pela equipe de higienização; e **limpeza terminal**, promovida em todas as superfícies horizontais e verticais de um ambiente, periodicamente, e após alta, óbito ou transferência do paciente e no centro cirúrgico.

Deve-se fazer a limpeza concorrente do leito e das grades com álcool a 70% antes de colocar os lençóis limpos, a fim de diminuir o risco de contaminação.

O banho, incluindo a lavagem do couro cabeludo, é realizado de diferentes formas, considerando-se a necessidade, a idade e o grau de dependência do paciente, como já visto.

Neste capítulo, serão destacados o banho em banheira para recém-nascidos e lactentes, a higiene do couro cabeludo e banho no leito, e o banho de aspersão com auxílio da cadeira higiênica.

Vale ressaltar que, em pacientes críticos ou naqueles com infecções transmitidas por contato, a higiene corporal deve ser realizada, preferencialmente, com o uso de lenços umedecidos ou preparações tópicas, tipo banho seco, diminuindo, assim, os riscos de instabilidade hemodinâmica e contágio, respectivamente.

É preciso conferir atenção especial aos pacientes com **COVID-19** (*Coronavirus Disease 2019*), causada pelo novo coronavírus SARS-CoV 2 (*severe acute respiratory syndrome coronavirus 2* – síndrome respiratória aguda grave de coronavírus 2), e outras doenças com transmissão por duas ou mais formas, como por contato, gotículas e aerossóis (ver Capítulo 2). Nesses casos, o uso de equipamentos de proteção individual e o manejo são diferenciados, incluindo-se o uso de EPI especiais, por exemplo, a máscara com peça facial filtrante tipo 2 – PFF2, ou a máscara N95, avental impermeável de mangas longas e o acondicionamento da roupa de cama em saco de lixo de material infectante (cor vermelha) ou no saco de lixo hospitalar identificado.[3]

Antes do banho, é preciso proteger os dispositivos implantados e os curativos.

Banho do recém-nascido e lactente

O banho do bebê é realizado em banheira até os 18 meses, aproximadamente, pois a criança não consegue permanecer em pé, com segurança. Após essa idade e até os 5 anos, é possível dar banho no chuveiro (ou chuveirinho), quando, então, a criança sem necessidades especiais está apta a tomar banho sozinha, com supervisão eventual.[6]

Em ambiente hospitalar, e para **evitar infecção cruzada**, a banheira é lavada e desinfetada, a cada uso, e revestida por saco plástico, antes do banho. No caso dos bebês prematuros, usa-se uma bacia dentro da incubadora, para o banho de imersão, quando este for indicado.[6-8]

Para prevenir queimadura e afogamento, colocar água a 36 a 37°C, até um terço ou a metade da banheira e **nunca deixe a criança sozinha**.[6-8]

• Material

- EPI: luvas de procedimento, avental impermeável, óculos ou protetor facial, máscara, gorro (recomendado);
- Banheira limpa e desinfetada com álcool a 70% e forrada com saco plástico descartável, se for compartilhada;
- Água morna (36 a 37°C);
- Frasco-ampola de água destilada para higiene ocular, ou solução fisiológica a 0,9%, se indicado;
- Sabonete líquido, de preferência, com pH da pele (neutro nos primeiros dias de vida e levemente ácido – pH 5,5 – depois), com o mínimo de corante e perfume; xampu e condicionador;
- Bolas de algodão; 3 a 4 hastes flexíveis;
- Um pacote de gazes; álcool a 70%;
- Toalha macia e fralda de pano;
- Lençóis e fronha;
- Fralda descartável ou de pano (e calça plástica);
- Roupas; pente; loção ou creme hidratante;
- Saco para roupa suja (*hamper* ou saco de lixo);
- Material para higiene bucal, após a erupção dentária, descrita adiante.

• Procedimento

Os objetivos do banho em banheira consistem em realizar a higiene corporal, proteger a pele de infecções, ativar a circulação, proporcionar conforto e **estimular o desenvolvimento neuropsicomotor.**

Se o bebê urinar ou evacuar durante o banho, deve-se retirá-lo da banheira e recomeçar todo o procedimento.

Evitar a exposição corporal por tempo prolongado, limitando-se o banho a 10 a 15 minutos e lembrando-se de que não é necessário lavar a cabeça diariamente.

- Confira a identificação da criança e confirme se ela não se alimentou nos últimos 20 minutos, para evitar a regurgitação;
- Verifique a **temperatura axilar antes do banho.** Se estiver < 35,5°C, suspenda o procedimento e comunique a(o) enfermeira(o) que avaliará se é possível fazer a higiene corpórea parcial (face, axilas, genitais e períneo, com compressas úmidas);

- Higienize as mãos; calce as luvas; lave a banheira com água e sabão, desinfete com álcool a 70%, e envolva com saco plástico, se for o caso;
- Retire as luvas, higienize as mãos com água e sabão ou álcool a 70% e reúna todo o material;
- Desligue o ar-condicionado, feche portas e janelas;
- Confira a **temperatura da água** usando um termômetro ou testando com seu punho ou antebraço, mantendo-os imersos por alguns segundos; se a água estiver agradável para você, a temperatura estará adequada para a pele do bebê;
- Confirme se as rodas do leito estão travadas e vista os EPI;
- Solte os lençóis e deixe o material próximo ao local do banho;
- Acomode a banheira no berço ou sobre uma bancada e deixe a toalha aberta, ao lado;
- Em lactentes pequenos (< 4 meses): inicie o banho com o bebê vestido, apoiando a cabeça em sua mão; limpe os olhos (Figura 4.1), apenas com água morna e algodão ou gaze (uma para cada olho), da porção mais limpa para a mais suja, atentando-se para que detritos ou secreções não sejam levados ao canal lacrimal. Atenção: logo após o nascimento, limpe do canto interno para o externo, para retirar o *vérnix caseoso*. Lave o rosto, com água; proteja os ouvidos com algodão ou dobrando os lóbulos das orelhas sobre o meato acústico externo. Molhe a cabeça e ensaboe o couro cabeludo com algumas gotas de xampu infantil (ou ensaboe sua mão e aplique); enxágue e seque com toalha ou fralda de pano; use uma haste flexível para secar as dobras das orelhas, se necessário; retire a roupa e a fralda; higienize a área perineal para remover os resíduos de fezes e urina e coloque o bebê na banheira;

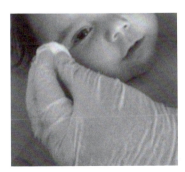

Figura 4.1. Higiene ocular.
Fonte: Arquivo das autoras.

- Em lactentes maiores (> 4 meses) e crianças até 2 anos: abaixe a grade do berço e inicie o banho com o bebê vestido ou só de fralda, limpando os olhos e o rosto, com água e algodão ou fralda de pano; abra a fralda e higienize a área perineal; coloque a criança na banheira molhe os cabelos e aplique algumas gotas de xampu infantil em sua mão e ensaboe a cabeça;
- Para aumentar a segurança, passe a mão não dominante em volta do bebê, apoiando o seu dorso e segurando o braço oposto, debaixo da axila, com firmeza, usando os dedos polegar e indicador (Figura 4.2);
- Ensaboe o corpo do pescoço aos pés, delicadamente, usando pouca quantidade de sabonete infantil, deixando os genitais por último;
- Vire a criança devagar, colocando a palma da mão não dominante e o seu antebraço no tórax; segure o braço da criança da mesma forma, mantendo-o na posição ventral. Atenção para a criança não submergir a face, nessa posição (Figura 4.3);

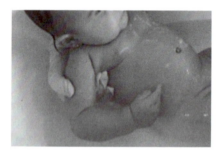

Figura 4.2. Posição da mão para segurar o bebê, durante o banho.
Fonte: Arquivo das autoras.

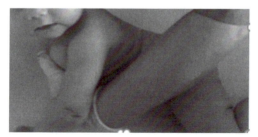

Figura 4.3. Posição para lavar a região dorsal.
Fonte: Arquivo das autoras.

Cuidados de Higiene, Conforto e Alimentação Oral

- Atenção: girar o bebê para higienizar a região dorsal é um movimento opcional, pois é possível lavar a região posterior com a criança na posição supina;

- Retire o bebê da banheira e posicione-o sobre a toalha. Seque todo o corpo dando atenção especial às dobras, para evitar maceração da pele e assaduras;

- No caso dos recém-nascidos, faça o curativo do **coto umbilical** com gazes estéreis ou hastes flexíveis umedecidas em álcool a 70%, limpando primeiro a base, próximo ao abdome, com um único movimento circular; vire a haste ou troque a gaze e repita a operação; despreze. Limpe o coto com outra haste ou gaze, da base para cima. Esse curativo também é realizado a cada troca de fralda. Deixe o coto exposto, por fora da fralda, até sua queda; observe e registre o seu aspecto; comunique a presença de hiperemia e secreções para a(o) enfermeira(o);

- Espalhe loção ou creme hidratante emoliente pelo corpo, logo após o banho (o equivalente a uma colher de chá para cada área ou membro); pode-se aplicá-lo ainda com a pele úmida, exceto nas dobras, que devem estar secas. Evite os emolientes perfumados, pelo risco de irritação e sensibilização;

- Vista o tórax para proteger a criança do frio;

- Aplique uma fina camada de creme ou pomada para prevenir assaduras na região perineal, indicado pelo pediatra, e não friccione a pele para retirá-los;

- Coloque a fralda; vista a criança com roupa apropriada ao clima, penteie os cabelos;

- Acomode o bebê no colo do familiar ou em um canto do leito;

- Retire os lençóis e limpe o colchão com álcool a 70%; estique e prenda o lençol de baixo, posicione o bebê e complete a arrumação do leito; levante as grades ou feche a incubadora;

- Eleve a cabeceira; organize a unidade e encaminhe o material utilizado;

- Retire as luvas sem contaminar a parte interna (ver Capítulo 2); higienize as mãos e, depois, retire os outros EPI;

- Registre o procedimento no prontuário: data, horário, higiene realizada, descrevendo as condições da pele na região perineal e do curativo do coto, se for o caso. Carimbe e assine suas anotações. Comunique qualquer alteração observada.

Higiene do couro cabeludo em paciente acamado

Antes de iniciar o banho do paciente acamado, é preciso avaliar a necessidade de higienizar a cabeça, conforme o tempo de internação, o comprimento dos cabelos e a sujidade, e, sempre que possível, certificar-se de que ele deseja o procedimento.

Evite lavar a cabeça em dias muito frios e alterne o intervalo para a cada 2 ou 3 dias, especialmente nos pacientes internados em unidade de terapia intensiva (UTI) ou naqueles muito debilitados.

- Material
  - EPI; biombo, se necessário;
  - Duas tolhas de rosto; campo impermeável ou saco plástico;
  - Xampu neutro ou de uso do paciente, e condicionador ou creme sem enxágue (de preferência);
  - Um balde; duas bacias de aço inox ou lavatório móvel com sistema de drenagem;
  - Água morna a 37 a 38°C no balde (a água esfriará durante a lavagem);
  - Saco de roupa suja (*hamper* ou saco de lixo).

- Procedimento

Há diferentes formas de lavar a cabeça, de acordo com o **material disponível** na instituição. A mais confortável para o paciente e para a equipe consiste no lavatório ou na prancha móvel, onde é possível apoiar e lavar a cabeça despejando a água de um jarro ou chuveirinho, com drenagem simultânea para um balde, facilitando, assim, o enxágue do xampu e a remoção da sujidade. Outros métodos, como o uso de uma bacia ou um saco plástico forrando a cabeça, são adaptações necessárias em unidades de saúde e no domicílio sem outros recursos. Opções de higiene a seco, mais modernas, como as toucas descartáveis compostas por tecido impregnado com uma solução de limpeza à base de estrato de plantas ou com xampu e condicionador, utilizadas com ligeira massagem e sem enxágue, ainda são pouco utilizadas no país.

É preciso conferir a identificação do paciente, confirmar se não se alimentou recentemente, explicar o que será feito, higienizar as mãos e reunir o material, de preferência em um carrinho. Em seguida, dá-se início ao procedimento:

- Deixe o material próximo ao leito e de fácil alcance;
- Confirme se as rodas do leito estão travadas;

- Desligue o ar-condicionado e feche portas e janelas; posicione o biombo, se necessário;
- Regule a altura da cama, elevando-a até sua cintura, quando possível;
- Vista os EPI e posicione o paciente em decúbito dorsal horizontal (DDH) ou baixo, se não houver contraindicação;
- Confira a temperatura da água usando termômetro ou testando com seu antebraço;
- Posicione um coxim ou travesseiro sob os ombros do paciente; proteja o coxim e a parte superior do lençol, colocando um campo impermeável e uma toalha (ou fronha improvisada), sob a cabeça e o pescoço;
- Apoie a cabeça sobre uma bacia (Figura 4.4) ou saco plástico, ou no lavatório móvel; proteja as orelhas, com bolas de algodão;
- Umedeça a cabeça com a água do jarro; aplique algumas gotas de xampu na sua mão, espalhe e massageie o couro cabeludo e os cabelos;
- Atente-se para que o sabão não escorra para os olhos;
- Enxágue com água limpa, segurando a cabeça do paciente, se usar a bacia. Atenção: evite o contato dos cabelos com a água suja;
- Se for necessário repetir a operação, despreze a água ou troque a bacia;
- Aplique pouca quantidade de condicionador nas mãos enluvadas e espalhe nos cabelos; desembarace das pontas para a raiz e enxágue com um pouco de água ou espalhe o creme de pentear, sem enxágue, e penteie os cabelos;

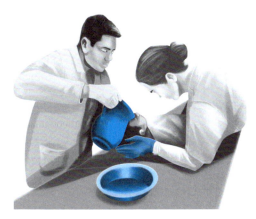

Figura 4.4. Higiene da cabeça com jarro e bacia.

- Retire o recipiente e apoie a cabeça sobre a toalha; enrole os cabelos ou seque com secador;
- Retire o coxim, o forro e reposicione o paciente;
- Se não for prosseguir com a higiene corporal: organize a unidade; encaminhe o material; retire as luvas e o avental, higienize as mãos e retire a máscara e os óculos;
- Registre o procedimento e as alterações encontradas, como pediculose, dermatite seborreica, lesões no couro cabeludo, perda excessiva de cabelo etc.

Banho em paciente acamado

É realizado em **paciente restrito ao leito**, por indicação médica ou pela situação clínica. Deve-se avaliar a sua tolerância à movimentação e capacidade para auxiliar no procedimento.

Além do banho no leito tradicional, é possível fazer a **higiene sem água**, que, apesar de ser uma prática sustentável e aplicável na maioria das situações, como no primeiro dia pós-cirúrgico ou em UTI, não está presente em todas as instituições de saúde e o uso domiciliar também é restrito, principalmente por questões culturais. Essa tecnologia permite a eliminação de sujidades, microrganismos e odores. Para isso, a embalagem com a solução higienizadora é agitada, o gel esfregado sobre a pele e retirado com uma compressa ou toalha macia úmida ou, então, deixado sobre a pele até a sua completa absorção.

Aqui, será descrito o banho com sabão e água, por ser de uso mais comum.

> É preciso manter a postura e lembrar-se de usar os princípios da mecânica corporal, para não sobrecarregar a coluna vertebral e as articulações.

Preferencialmente, o cuidado deve ser realizado por **dois profissionais**, nos adultos e adolescentes, dividindo as tarefas de modo que um deles se encarregue de ensaboar, enxaguar e secar a metade proximal do corpo ou um ensaboa e o outro enxágua e seca a pele do paciente. Assim, o tempo e o trabalho necessários são significativamente reduzidos.

Adapte as etapas do banho no leito, de acordo com a situação e os recursos disponíveis, mantendo os **princípios gerais de biossegurança**, como: sentido cefalopodálico, limpar da porção distal para a proximal e da mais limpa para a mais suja ou contaminada, não molhar curativos etc.

> É preciso estimular o autocuidado, de acordo com a capacidade do paciente.

Para o banho no leito, atentar-se ao horário e à **real necessidade do paciente** para ser higienizado.

Não há justificativas plausíveis para instituir o banho como uma rotina. Dessa forma, é preciso que a(o) enfermeira(o) e equipe observem a necessidade de higiene em pacientes inconscientes, **hipotérmicos**, com **instabilidade hemodinâmica** e naquele cujo asseio corporal tenha sido realizado há menos de 24 horas e que se encontrem limpos. Muitas vezes, a higiene ocular, bucal e da região perineal, a troca de fixações sujas e do lençol de transferência são suficientes para proporcionar conforto e diminuir os riscos de infecções.

Certificar-se de que as infusões não terminarão durante o banho e se a dieta via gástrica será suspensa.

Nos casos em que o paciente estiver intubado e na posição prona (ver Capítulo 7), o banho deve ser adiado, o quanto possível. Nesse caso, realizar a higiene oral e massagens de conforto, a cada 2 a 3 horas, higienizar a região perineal e trocar a fralda e o forro, se necessário.

• Material

- EPI, conforme o tipo de precaução;
- Biombo, se necessário;
- Uma ou duas tolhas de banho e duas de rosto;
- Dois ou três pares de luvas de tecido ou compressas, sendo uma para ensaboar e outra para enxaguar o corpo, e outro conjunto para a região perineal. No caso dos lenços descartáveis, usar uma folha para cada região e desprezá-las no lixo;
- Sabonete líquido ou antisséptico degermante; loção ou creme hidratante;
- Ampola de solução fisiológica a 0,9% e gaze para limpar os olhos, se for prescrito;
- Material para higiene bucal, descrito adiante;
- Duas bacias (de preferência) e balde ou jarro, com água morna a 37 a 38°C (a água esfriará durante o banho); comadre;
- Camisola, pijama ou avental hospitalar;
- Roupa de cama limpa, separada pela ordem de uso sobre uma cadeira ou um carrinho limpos: lençol de baixo; campo impermeável (ou oleado), lençol para forro (travessa ou traçado), lençol de cima; cobertor; colcha; fronha;
- Álcool a 70% e pano de limpeza ou papel-toalha;

- Saco de roupa suja (*hamper* ou saco para lixo infectante ou hospitalar);[3]
- Saco de lixo; folhas de papel higiênico ou papel-toalha ou lenço umedecido (se o paciente tiver evacuado);
- Plástico e adesivo para a proteção de curativos e dispositivos inseridos no paciente;
- Um par de luvas estéreis e material para curativo e troca de fixação de dispositivos (ver Capítulos 8 e 13), se necessário.

• Procedimento

Siga as mesmas etapas iniciais descritas para a lavagem do couro cabeludo e inicie o banho. Movimente a roupa suja com cuidado, para evitar a dispersão de partículas e disseminação de aerossóis:

- Vista os EPI; regule a altura da cama, quando possível; observe se as rodas do leito estão travadas;
- Cheque os sinais vitais e suspenda o banho se o paciente estiver hipotérmico ou apresentar qualquer instabilidade (p. ex., queda da saturação, bradicardia, taquicardia, arritmias, hipotensão, hipertensão) ou agitação, convulsões, dor intensa;
- Confirme a fixação de sondas, cateteres e tubo traqueal;
- Cheque a pressão do balonete (*cuff*), se o paciente estiver intubado: o valor deve estar entre 18 e 22 mmHg (adolescentes e adultos); informe alterações ao fisioterapeuta ou à supervisão de enfermagem, imediatamente;[3]
- Eleve a cabeceira entre 30 e 45°, se não houver contraindicação, e ofereça material ou faça a higiene bucal;
- Posicione o paciente em decúbito dorsal horizontal, se não houver contraindicação;
- Confira a temperatura da água usando termômetro ou testando com seu antebraço;
- Umedeça uma gaze com soro fisiológico, se indicado, ou água destilada ou filtrada e limpe o olho, do canto interno para o externo ou do canto externo para o interno, se houver secreção nesse ponto, próximo ao canal lacrimal; despreze a gaze e repita com o outro olho; seque com gazes ou toalha limpa;
- Umedeça uma compressa com água e lave o rosto, o pescoço e as orelhas; seque a pele com a toalha de rosto ou compressa;

Cuidados de Higiene, Conforto e Alimentação Oral

- Abaixe as grades; solte a roupa de cama e remova o travesseiro, o lençol e a colcha;
- Retire a roupa do paciente, deixando-o protegido por lençol ou camisola;
- Inicie a higiene corporal, lavando e enxugando cada região, cuidadosamente;
- Use uma mínima quantidade de sabão na luva ou na compressa úmida;
- Ensaboe as mãos do paciente e deixe-as imersas na bacia, se possível;
- Ensaboe e enxágue os membros superiores, primeiro o membro distal e, depois, o proximal se estiver sozinho, no sentido do punho para a axila, estimulando o retorno venoso;
- Posicione o membro limpo sobre uma toalha de banho ou lençol limpo;
- Enxágue a luva de banho despejando a água do jarro sobre a bacia; **não molhe a luva ou compressa na água suja**;
- Lave o tórax e o abdome com movimentos longos, de cima para baixo; enxágue e seque com uma toalha;
- Proteja o tórax já limpo com o avental hospitalar ou lençol limpo dobrado;
- Retire as mãos do paciente da bacia, enxágue com a água do jarro e seque-as. Corte as unhas após o banho, se necessário. Observação: se preferir, lave as mãos juntamente com a etapa descrita para os braços;
- Lave os membros inferiores, primeiro o membro distal e, depois, o proximal, se estiver sozinho, no sentido do tornozelo para a coxa; enxágue e seque;
- Ensaboe os pés com suas mãos enluvadas, para facilitar a limpeza entre os dedos; enxágue e seque;
- Abra as fraldas ou coloque a comadre; treine esse procedimento no laboratório. Faça a higiene íntima, como descrito a seguir:
  - Para a higiene feminina: em movimento unidirecional da vulva para a região anal, ensaboando os grandes e pequenos lábios; vire a compressa para o lado mais limpo e limpe a região próxima ao meato uretral e orifício vaginal; enxágue despejando água e seque, completamente;

- Para a higiene masculina: coloque uma compressa ou uma parte do lençol sob a região escrotal; retraia o prepúcio, sem forçar e ensaboe o meato uretral e a glande, se visível, em movimento circular único; enxágue, seque e reposicione o prepúcio. Lave o corpo do pênis, de cima para baixo, trocando o lado da compressa, a base e a região escrotal com movimentos cuidadosos;

- Se o paciente tiver evacuado, vire-o para a lateral e limpe o excesso e retorne para o decúbito dorsal. Observação: na prática, essa sequência evita molhar os lençóis limpos, que são colocados após lavar a região dorsal, mas você pode variar essa sequência e colocar a comadre para higienizar o períneo nesse momento ou após lavar a região dorsal;

- Descarte as luvas de banho ou as compressas; despeje a água suja no vaso sanitário (ou balde adicional);

- Retire as luvas descartáveis e higienize suas mãos com álcool a 70%; **troque as luvas** (os dois profissionais, se for o caso);

- Reponha a água morna no jarro;

- Mantenha a região anterior coberta com a camisola hospitalar ou lençol limpo dobrado, para proteger o paciente do frio;

- Abaixe a cabeceira, se não houver contraindicação;

- Posicione o paciente em decúbito lateral, cruzando os braços e as pernas e rolando-o para um dos lados. Atenção: se o paciente estiver em oxigenoterapia, vire-o primeiro para o lado do equipamento. Mantenha a outra grade erguida, se estiver sozinho;

- Lave o dorso, do pescoço até a região lombar, e, depois, as nádegas, com movimentos longos e firmes. Se houver resíduos de fezes, limpe o excesso com papel higiênico ou papel-toalha ou lenço umedecido e, em seguida, lave a região; descarte as luvas de banho ou a compressa e as luvas de procedimento, a cada vez que estiverem sujas;

- Posicione o lençol sujo bem próximo do dorso, embaixo do paciente;

- Retire as luvas descartáveis, higienize as mãos com álcool a 70%, e calce um par de luvas limpas, se estiver sozinho ou se manipulou a região perineal;

- Coloque loção ou creme hidratante na mão enluvada em uma quantidade equivalente a uma colher de sopa, espalhe e massageie a pele do dorso, dos glúteos e da lateral do quadril, com movimentos circulares;

- Limpe o colchão e as grades com uma compressa ou papel-toalha embebidos em álcool a 70%, de cima para baixo, em sentido único, virando a face das compressas ou trocando o papel-toalha;
- Acomode e estique o lençol limpo, o campo impermeável com a travessa por cima, ambos à altura dos quadris, dobrados e enrolados, na metade do colchão, já desinfetado, prendendo as beiras sob o colchão e a fralda, se for o caso;
- Levante a grade e se encaminhe para o outro lado da cama;
- Abaixe a grade e role o paciente para o lado oposto, sobre os lençóis limpos, delicadamente; cubra-o com o lençol limpo;
- Limpe e massageie a lateral do dorso e do quadril; seque-os;
- Remova, enrole e descarte o lençol sujo no saco *hamper* ou no saco de lixo, com cuidado; limpe a outra metade da cama com álcool a 70%. Nos pacientes com infecção transmitidas por contato, como na COVID-19, etiquete o saco[3] com aviso de classe de risco 3;
- Retire as luvas e termine a arrumação da cama, com as roupas limpas, esticando bem o lençol de baixo, o campo impermeável e a travessa, e o lençol de cima; troque a fronha, limpando a capa do travesseiro com álcool a 70%;

Se o procedimento for realizado em dupla, um dos profissionais limpa a metade da cama com compressa e álcool, calça um novo par de luvas, massageia a pele, estica a metade do lençol limpo, o campo impermeável e a travessa, lateraliza o paciente para o lado oposto, e o outro executa as mesmas etapas e, a seguir, despreza a roupa suja, retira as luvas e termina a arrumação (Figura 4.5).

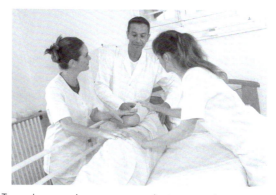

Figura 4.5. Troca de roupa de cama com paciente acamado.
Fonte: https://st3.depositphotos.com/1192060/15894/i/1600/depositphotos_158949304-stock-photo-happy-doctors-ready-to-move.jpg.

- Hidrate braços e pernas; vista o paciente, se for o caso, e cubra-o com a colcha limpa;

- Faça uma dobra juntando o lençol e a colcha, à altura dos ombros, e prenda as sobras por debaixo do colchão, fazendo um "envelope" nos cantos inferiores. Se necessário, coloque um cobertor entre o lençol e a colcha e faça a dobra;

- Coloque o travesseiro e eleve a grade e a cabeceira a 30 a 45°, se indicado;

- Posicione o paciente, mantendo o alinhamento corporal, coloque apoios com coxins e rolos (ver Capítulo 7), e deixe a campainha ao seu alcance;

- Abaixe a altura do leito para o nível mais próximo ao chão, sempre que este recurso estiver disponível;

- Verifique o posicionamento e o funcionamento dos dispositivos invasivos (sondas e cateteres);

- Observação: se necessário, higienize as mãos com álcool a 70%, calce um novo par de luvas e troque as fixações e os curativos, com técnica asséptica;

- Encaminhe o material para o destino adequado;

- Retire as luvas sem contaminar a parte interna que estava em contato com suas mãos (ver Capítulo 2); higienize as mãos com álcool a 70% e retire o avental pela parte interna, sem tocar as áreas que estavam em contato com o ambiente, higienize as mãos, novamente, e, depois, retire a máscara e os óculos (ou protetor facial);

- Anote o procedimento, detalhadamente, e comunique a(o) enfermeira(o) sobre qualquer intercorrência, descontinuidade da pele ou alteração na sua coloração. Carimbe e assine.

Banho de aspersão com o auxílio da cadeira higiênica

É realizado no chuveiro com o auxílio de uma cadeira com rodas e assento sanitário (Figura 4.6). Inicialmente, deve-se avaliar se o paciente precisa de ajuda, durante o banho. Manter supervisão intermitente caso o paciente seja autossuficiente, mas deixar a porta entreaberta e não sair do quarto.

O banho fora do leito deve ser estimulado, mesmo que o paciente apresente alteração na mobilidade e sempre que as condições clínicas permitirem.

Atenção: sempre que possível, manter a infusão de soros e não se esquecer de proteger a inserção dos cateteres e de drenos. Evitar desconectar sistemas fechados.

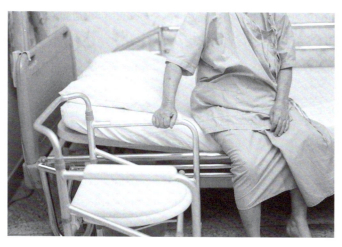

Figura 4.6. Cadeira higiênica para banho de aspersão.
Fonte: https://st3.depositphotos.com/15639662/33421/i/1600/depositphotos_334213694-stock-photo-asian-senior-woman-patient-commode.jpg.

- **Material**
  - EPI;
  - Cadeira higiênica limpa e desinfetada com álcool a 70%;
  - Tolha de banho e rosto;
  - Sabonete líquido, de preferência; xampu e condicionador neutros ou de uso do paciente;
  - Álcool a 70% e papel-toalha ou pano descartável de limpeza;
  - Dois lençóis; fronha; campo impermeável; travessa; colcha; cobertor, se necessário;
  - Saco de roupa suja (*hamper* ou saco de lixo).

- **Procedimento**
  - Antes de iniciar o banho, higienize as mãos e reúna todo o material;
  - Confira a identificação do paciente e feche a porta do quarto;
  - Confirme se o banheiro está limpo e desocupado;
  - Coloque os EPI;
  - Explique para o paciente e o acompanhante como será realizada a transferência do leito para a cadeira e como podem ajudar;
  - Verifique a temperatura axilar;

- Se o paciente usar fraldas e tiver evacuado, faça a higiene da região perineal no leito;
- Transfira o paciente para a cadeira de banho (ver Capítulo 7), em dupla, se ele apresentar dificuldade, e retire as roupas dele no banheiro;
- Encaminhe o paciente com o suporte de soro, se for o caso;
- Posicione a cadeira sobre o vaso sanitário e, se ele estiver lúcido, deixe-o sozinho para urinar e evacuar, mantendo a porta entreaberta;
- Verifique as medidas de segurança: barra de apoio e rodas da cadeira travadas;
- Mantenha os produtos de higiene próximos ao *box*;
- Abra o chuveiro, regule e teste a temperatura da água;
- Auxilie o paciente na higiene corporal e oral e a se secar, se necessário;
- Espalhe o hidratante nos membros e na região dorsal (ver recomendações adiante) e coloque o avental hospitalar;
- Encaminhe o paciente para o quarto e acomode-o na poltrona, enquanto retira e despreza as roupas no *hamper* ou saco de lixo;
- Se não for possível secar as nádegas e a região posterior das coxas, coloque-o sentado sobre uma toalha;
- Troque as luvas, limpe o colchão e grades com álcool a 70%, e arrume a cama do tipo aberta (descrito adiante);
- Posicione o paciente no leito, deixando-o confortável; eleve a cabeceira a 30 a 45°;
- Confira se as rodas do leito estão travadas e eleve as grades, deixando a campainha ao alcance do paciente;
- Abaixe a altura do leito para o nível mais próximo ao chão, sempre que esse recurso estiver disponível;
- Verifique o posicionamento e o funcionamento dos dispositivos invasivos (sondas e cateteres);
- Guarde os produtos de higiene pessoal e organize a unidade e o material;
- Retire as luvas, higienize as mãos e retire os outros EPI, deixando os óculos e a máscara por último, fazendo a higienização das mãos com álcool em gel a 70%, entre cada remoção;
- Solicite a limpeza e desinfecção do banheiro;
- Registre no prontuário: horário, tipo de auxílio durante o banho, se houve alguma intercorrência (hipotensão, vertigem, náuseas),

presença de micção e evacuação, cuidados de higiene e conforto (couro cabeludo, oral, aplicação de hidratante), acomodação em poltrona, posicionamento do paciente, elevação das grades e travamento de rodas do leito. Carimbe e assine. Comunique a(o) enfermeira(o) caso tenha observado lesão na pele.

Hidratação corporal e massagens de conforto

A hidratação da pele e as massagens com loção ou creme **estimulam a circulação, previnem as lesões de pele por pressão** e proporcionam bem-estar.

O número de glândulas sebáceas é menor nos membros e nas extremidades, o que provoca ressecamento da pele nessas áreas, podendo promover prurido, fissuras e desconforto ao paciente.

Assim, é preciso hidratar a pele de crianças, idosos e acamados após o banho, com a pele semiúmida e repetir a hidratação ao longo do dia, de acordo com a necessidade, aplicando uma quantidade equivalente a uma colher se sobremesa (em adultos), em cada segmento corporal, sobre a pele limpa. **Não massagear** áreas hiperemiadas ou com feridas.

- Material
  - Loção ou creme hidratante hipoalergênicos ou de uso do paciente;
  - Luvas de procedimento e demais EPI, de acordo com o nível de precaução a ser adotado.

- Procedimento
  - Higienize as mãos e reúna o material;
  - Explique o procedimento para o paciente e familiar e aproveite o horário depois do banho para realizar a hidratação;
  - Higienize as mãos e calce as luvas de procedimentos;
  - Posicione o paciente em decúbito dorsal, depois em decúbito lateral direito e esquerdo;
  - Massageie cada região intercalando movimentos firmes e suaves, respeitando o sentido do retorno venoso, das mãos para o braço e dos tornozelos para as coxas, deixando os pés por último. Especial atenção às regiões dorsal, glútea e laterais do quadril;
  - Retire as luvas, guarde o material e higienize as mãos;
  - Registre o procedimento no prontuário anotando as regiões massageadas e as condições da pele do paciente (íntegra, lesões, alterações na coloração), comunicando alterações ao enfermeiro.

A prevenção de lesão por pressão está diretamente relacionada aos cuidados da equipe de enfermagem aos pacientes de maior risco, como aqueles restritos ao leito, idosos, obesos, com mobilidade reduzida, inconscientes (ver Capítulo 8) e caracteriza-se como dano localizado na pele e/ou em tecidos moles subjacentes, geralmente sobre uma proeminência óssea, ou relacionada com o uso de dispositivo médico ou com outro artefato.[1-5]

A **escala de Braden**, assim como outras ferramentas aplicadas pelo enfermeiro, avalia o risco para o desenvolvimento de lesão e classifica o paciente como de menor ou maior risco. Essa escala, por exemplo, é composta por seis critérios: percepção sensorial, umidade da pele, atividade (grau de atividade física), mobilidade, nutrição, **fricção** e **cisalhamento**. Dependendo do escore obtido, a equipe implementa cuidados específicos, protocolados pela instituição ou prescritos pelo enfermeiro, em que se destacam a manutenção da pele sem umidade e a **mudança de decúbito** a intervalos de 2 horas ou menos. É preciso se atentar a esses cuidados.

Higiene bucal

É um importante cuidado de higiene, muitas vezes negligenciado, que não deve se limitar aos dentes e às gengivas, mas incluir a parte interna das bochechas (mucosa jugal), o palato duro e a língua, no mínimo ao acordar e antes de dormir e, se possível, depois das refeições.

Higiene bucal adequada previne complicações, como a pneumonia relacionada com a ventilação mecânica.[1,2]

Atenção: utilizar solução à base de clorexidina a 0,12% para higiene oral de pacientes intubados ou com traqueostomia, de modo a reduzir a quantidade de bactérias que podem migrar para o trato respiratório inferior.

• Higiene bucal em lactentes e crianças

Segundo as recomendações da Academia Brasileira e da Associação Americana de Odontopediatria, a higiene bucal é realizada **após a erupção do primeiro dente**, usando escova apropriada e uma **mínima quantidade de creme dental** com flúor, na quantidade adequada, que corresponde a: meio grão de arroz, até os 3 anos de idade; um grão inteiro, nas crianças dos 3 aos 7 anos e naquelas que não conseguem cuspir; uma ervilha a partir dos 7 anos. Obedecidos esses parâmetros, não há contraindicação se o dentifrício permanecer na boca ou for deglutido.[12] Alguns odontólogos recomendam que a higiene bucal seja feita desde o nascimento, com água, após a última mamada da noite.

É preciso orientar os cuidadores a não oferecerem suco de fruta e achocolatado, uma vez que contêm grandes quantidades de sacarose e alta acidez, que prejudicam a saúde oral.

A remoção dos resíduos alimentares da cavidade oral de bebês e crianças é realizada após as duas principais refeições e, obrigatoriamente, antes de dormir.

Até completarem 7 anos, a higiene é realizada por um adulto, pois as crianças ainda não dispõem de destreza para isso. Após essa idade, e até a pré-adolescência, a escovação é feita pela própria criança, sob supervisão.

O uso do **fio dental** é indicado após 2 ou 3 anos, quando a primeira dentição já está completa e os dentes estão próximos uns dos outros. Não entregar o fio dental para que a criança faça o procedimento sozinho, evitando, assim, lesões e sangramentos na gengiva.[12]

Além de tornar-se um hábito que contribui para a saúde como um todo, a escovação previne complicações como cáries e gengivites, ao reduzir a acidez da saliva, tornando-a mais alcalina.[9-12]

• Material

- Luva de procedimento, máscara e óculos de proteção;
- Bandeja ou cuba rim limpa;
- Água limpa e filtrada, em temperatura ambiente;
- Gazes, luva de tecido, escova de dedo para bebês, ou escova infantil com cerdas macias e cabeça pequena, conforme a idade do paciente;
- Dentifrício na quantidade adequada a idade; clorexidina a 0,12% ou diluída conforme prescrição médica (crianças em ventilação mecânica);
- Fio dental (> 2 anos);
- Toalha ou papel-toalha.

• Procedimento

No ambiente hospitalar, a higiene bucal pode ser feita pelo acompanhante, sob supervisão, ou pela equipe de enfermagem.

- Higienize as mãos e reúna o material em uma bandeja limpa;
- Confirme a identificação e explique o procedimento para o acompanhante e para a criança, com palavras simples e por demonstração com gestos e brinquedos;

- Inclua o acompanhante no cuidado, se a criança não colaborar ou chorar;
- Calce a luva na mão dominante e coloque a máscara e os óculos;
- Proteja o tórax do paciente com uma toalha ou papel-toalha;
- Passe o fio dental entre os dentes, pelo menos 1 vez ao dia, com movimentos de vai e vem (Figura 4.7);
- Envolva o dedo indicador da mão dominante enluvada com uma gaze ou uma luva de tecido, ou a escova de dedo e umedeça em água;
- Passe-a, suavemente, entre a gengiva superior e inferior, os dentes e a parte interna das bochechas; troque a gaze ou lave os dispositivos e limpe a língua;
- Se a criança não consegue bochechar e cuspir, enxágue a cavidade com uma gaze ou luva de tecido embebida em água limpa;
- Para a higiene com escova de cerdas, umedeça e aplique a quantidade de pasta indicada; inicie a escovação com movimentos circulares e suaves, por toda a arcada dentária e parte interna das bochechas; lave a escova e limpe a língua;
- Lave e seque a escova;
- Acomode a criança e organize a unidade; encaminhe o material;
- Retire as luvas, higienize as mãos e retire a máscara e os óculos;
- Anote o procedimento realizado. Carimbe e assine. Comunique as alterações observadas à(ao) enfermeira(o).

- Higiene bucal em adultos

Antes de realizar a higiene oral, é preciso avaliar o nível de consciência do paciente, pois aqueles dependentes e debilitados necessitam ainda mais do auxílio da enfermagem para realizar essa atividade.

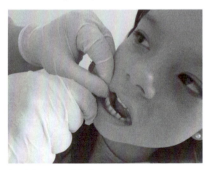

Figura 4.7. Uso do fio dental pelo cuidador.
Fonte: Arquivo das autoras.

Cuidados adicionais são observados ao fazer a higiene em pacientes com doenças infecciosas cuja transmissão ocorra por gotícula e aerossóis, casos nos quais o uso de máscara, avental e protetor facial torna-se obrigatório.

• Material

■ Luvas, máscara e óculos de proteção;

■ Escova dental ou três espátulas, tipo abaixador lingual, envolvidas por duas gazes não estéreis, dobradas e fixadas com fita adesiva; ou *swabs* descartáveis;

■ Creme dental; enxaguante bucal sem álcool; ou antisséptico indicado pela instituição (pacientes em ventilação mecânica);

■ Cuba rim; copo descartável com água filtrada;

■ Toalha de rosto ou folhas de papel-toalha;

■ Aspirador a vácuo montado e conectado à rede (extensão de látex ou de silicone, frasco redutor de pressão), e cateter de aspiração 8 a 14 Fr (*French*), se necessário;

■ Lanterna, se necessário.

Atenção: é preciso confirmar com a(o) enfermeiro(a) da unidade se é necessário instalar cânula oral, tipo Guedel, para auxiliar na abertura da boca.

• Procedimento

Deve-se estimular o autocuidado sempre que possível. Nos pacientes inconscientes, fazer a limpeza bucal de forma rápida e meticulosa.

Nos casos em que o paciente estiver agitado ou apresentar sialorreia, lateralizar a cabeça e aspirar a cavidade oral antes de realizar a higiene. O procedimento também é necessário nos pacientes que não conseguem bochechar e cuspir e nos intubados. Interrompa o procedimento quando houver **náuseas e vômito**.

■ Higienizo as mãos e separe todo o material em bandeja limpa;

■ Confirme a identificação e explique o procedimento para o paciente, mesmo inconsciente, e para o acompanhante;

■ Calce os EPI; apoie o material próximo ao paciente;

■ Posicione a pessoa no leito, preferencialmente em decúbito Fowler (ver Capítulo 5);

■ Proteja o tórax ou a lateral do rosto com toalha ou folhas de papel e acomode a cuba rim próximo ao pescoço;

- Se o paciente usa próteses, remova-as e realize a higienização; limpe a cavidade oral com gaze ou *swab* descartável nos pacientes debilitados;
- Ofereça o fio dental ou passe-o entre os dentes, se for o caso;
- Se o paciente pode realizar a escovação, ofereça o material;
- Higienização com escova em pacientes dependentes: coloque pouca quantidade de pasta e escove os dentes com movimentos suaves, para cima e para baixo, da gengiva para as bordas, nas faces externa, interna e a superfície superior, com movimento de vai vem; enxágue a escova; limpe as gengivas, as bochechas internas e o palato duro; enxágue a escova e limpe a língua ou use uma gaze envolta em seu dedo indicador; lave e seque a escova e guarde-a em local apropriado;
- Ofereça um pouco de água por meio de copo e canudo para o paciente bochechar e cuspir na cuba rim, ou enxágue a boca com gaze e espátula embebida em água; aspire a boca, se necessário;
- Higienização com gaze ou *swab* em pacientes dependentes: se necessário, aspire a boca com vácuo a uma pressão de 50 mmHg, com o cateter voltado para a base da língua; utilize as espátulas com gazes, umedecendo-as em solução dentifrícia ou um *swab*; limpe os dentes e troque a espátula; limpe gengivas, bochechas internas e palato duro; troque a espátula ou o *swab* e limpe a língua. No caso de pessoas intubadas e traqueostomizadas, repita a higienização com o antisséptico;
- Use uma lanterna para visualizar a cavidade oral, observando lesões como aftas, manchas esbranquiçadas, tumores, ferimentos;
- Posicione o paciente após o procedimento e organize a unidade;
- Encaminhe o material, retire as luvas e higienize as mãos; retire a máscara e os óculos;
- Registre o cuidado no prontuário, relatando o nível de dependência do paciente, materiais utilizados, alterações observadas (sialorreia, presença de sangramento, presença de lesão, mucosa ressecada etc.). Carimbe e assine. Comunique qualquer alteração observada ao supervisor da equipe.

Arrumação de cama

O leito é o local onde o paciente passa a maior parte do tempo durante o período de internação e deve ser organizado de maneira a favorecer seu conforto e segurança.

O modo como o leito está arrumado mostra o tipo de ocupação do leito. Os tipos de cama são:[1,2]

- Cama fechada: indica que o leito está pronto para **receber um novo paciente**. Após a desinfecção da unidade pela equipe de higienização, o lençol é posicionado cobrindo todo o leito até a altura da cabeceira com uma pequena dobra (Figura 4.8A);
- Cama aberta: indica que há um **paciente internado** nesse leito e, no momento, não está na cama. O lençol é posicionado cobrindo o leito até a altura da cabeça, porém apresenta uma abertura para o lado que o paciente entra no leito para posicionar-se (Figura 4.8B);
- Cama de recuperação/operado: o leito receberá um paciente no período **pós-operatório**. O lençol é posicionado na lateral do leito para facilitar a transferência do paciente da maca cirúrgica para a cama (Figura 4.8C).

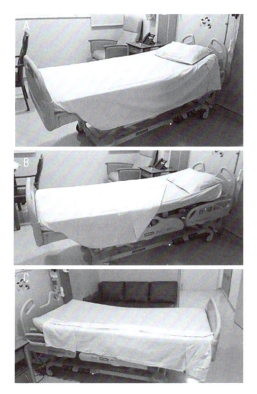

Figura 4.8. A. Cama fechada. B. Cama aberta. C. Cama de operado.
Fonte: Arquivo das autoras.

Durante a arrumação do leito, é preciso se atentar para não apoiar as roupas sujas no chão, evitando disseminação de microrganismos, não tocar o lençol limpo no piso e não sacudir a roupa limpa ou suja.

Manter os lençóis sempre limpos e bem esticados sob o paciente.

Material

- Luvas de procedimento; avental, máscara e óculos, de acordo com a situação;
- Dois lençóis, colcha, cobertor, fronha, travesseiro impermeável;
- Travessa de pano; campo impermeável;
- Saco de roupa suja (*hamper* ou saco de lixo);
- Álcool a 70% e toalha de papel ou pano descartável, ou compressa de limpeza.

Arrumação de cama ocupada

A troca da roupa de cama com paciente restrito ao leito é realizada de acordo com a sua mobilidade. Se o paciente consegue se movimentar no leito, é possível realizar a técnica com um profissional apenas; entretanto, se ele apresenta dificuldade em lateralizar o decúbito ou tiver restrição de movimento, são necessários dois profissionais.

Atenção para não tracionar dispositivos invasivos ao movimentar os pacientes.

• Procedimento

- Explique o procedimento ao paciente e acompanhante e reúna todo o material necessário;
- Higienize as mãos e calce as luvas;
- Use avental, máscara e óculos, se risco de exposição a fluidos corporais e aerossóis;
- Coloque biombos ou feche a porta e a janela;
- Confirme se as rodas do leito estão travadas e eleve a cama, se o mecanismo permitir;
- Retire o travesseiro, a colcha, o cobertor e o lençol superior;
- Posicione o paciente em DDH, se não houver contraindicação;

- Abaixe as duas grades se o procedimento for realizado em dupla; um dos profissionais segura o paciente, enquanto o segundo faz a troca, dobrando e enrolando a roupa suja até próximo do corpo do paciente, longitudinalmente, e realiza a limpeza concorrente do colchão e da grade com álcool a 70%. A seguir, arruma o lençol, o impermeável e o forro na metade da cama limpos, sem encostá-la na roupa suja, prendendo o conjunto sob o colchão. Vire o paciente para o outro lado: o primeiro profissional retira a roupa suja, desprezando-a no *hamper*, faz a limpeza concorrente no colchão e da grade e estica a outra metade do lençol, o impermeável e o forro;
- Se estiver sozinho, mantenha uma das grades elevadas e lateralize o paciente para o lado da grade de proteção, caso ele não consiga movimentar-se; permaneça atrás do paciente e proceda a troca como descrito, elevando a outra grade para virá-lo para o lado oposto e completar a troca da roupa de cama;
- Posicione o paciente de maneira confortável;
- Eleve as grades de proteção;
- Despreze a roupa suja no saco adequado e organize a unidade;
- Encaminhe o material utilizado;
- Descarte as luvas e higienize as mãos.

Cuidados com a alimentação

Alguns pacientes precisam de auxílio para se alimentarem por via oral. Em geral, o cuidador acompanhante se encarrega dessa atividade, sob a supervisão da equipe de enfermagem.

Os cuidados com a alimentação dos pacientes adultos são comuns nas unidades de terapia intensiva e semi-intensiva e no atendimento às crianças pequenas, pessoas acamadas, naquelas com perda motora ou cognitiva e debilitadas.

Para isso, é importante conhecer os aspectos que envolvem a segurança para oferecer a dieta, tanto para lactentes maiores e crianças quanto para os adolescentes e adultos. De modo geral, os cuidados de enfermagem são:

- Confirme a dieta prescrita e atente para jejuns prescritos;
- Confira a identificação do paciente;
- Higienize as mãos, calce as luvas e oriente o paciente e o acompanhante sobre o procedimento;

- Posicione a pessoa sentada no leito ou poltrona, e coloque os utensílios ao seu alcance para que ele possa alimentar-se, se for o caso;
- Proteja o tórax com toalha de papel;
- Teste a temperatura dos alimentos e líquidos;
- Caso o paciente seja dependente, ofereça a dieta com colher em pequenas porções, aos poucos; intercale com líquidos, que podem ser oferecidos em copo com canudo;
- Estimule a aceitação, sem forçar;
- Limpe a boca dos pacientes dependentes;
- Mantenha o paciente em decúbito elevado acima de 45°, por 30 minutos ou mais;
- Retire as luvas; higienize as mãos e registre o procedimento anotando: horário, dieta oferecida, posição do paciente, quantidade ingerida e recusas. Carimbe e assine;
- Após 30 minutos, separe o material e faça a higiene ou auxilie o paciente; retire as luvas e registre o procedimento.

> É preciso registrar a quantidade ingerida com a maior precisão possível: colheradas, mililitros, metade da dieta etc. Evitar termos genéricos, como aceitou pouco ou aceitou bem.

A alimentação de recém-nascidos e lactentes pequenos é realizada de modo diferente, uma vez que a dieta é à base de leite no 1º semestre de vida, preferencialmente oferecido pela **amamentação**.

Em algumas situações muito específicas em que o aleitamento materno exclusivo não possa ser mantido, por condição clínica adversa da mãe ou do bebê, é fundamental que o aporte nutricional seja suprido com fórmulas oferecidas por mamadeira, copo ou canudo, até a introdução de alimentos sólidos após os 6 meses, com a utilização da colher.[9]

Alimentação com mamadeira

A fórmula prescrita pelo pediatra é preparada pelo Serviço de Nutrição e fornecido para as unidades, em horários preestabelecidos.

É contraindicado oferecer alimento à criança na madrugada, ou com ela dormindo, mesmo durante o dia.

> Deve-se manter o lactente semissentado com a cabeça apoiada. Nunca oferecer a mamadeira com a criança em decúbito horizontal, pois pode favorecer o refluxo gástrico, engasgamentos e otites. Orientar o acompanhante sobre esses procedimentos.

Para ministrar a dieta por mamadeira, é preciso seguir as etapas:
- Confirme a prescrição, o rótulo e o volume do leite na mamadeira;
- Confira o nome da criança com o acompanhante e na braçadeira;
- Certifique-se de que a tampa da mamadeira esteja bem rosqueada;
- Teste o fluxo e a temperatura do leite no seu antebraço;
- Coloque as luvas de procedimento e verifique se a criança urinou ou evacuou e troque a fralda; despreze em lixo apropriado, retire as luvas;
- Higienize as mãos;
- Posicione o lactente e proteja o tórax com uma fralda de pano;
- Coloque o bico contra o lábio inferior do bebê para que ele abra a boca;
- Incline a mamadeira para manter o bico cheio de leite;
- Interaja com o bebê, durante a amamentação;
- Proteja seu ombro com a fralda de pano e coloque a criança em posição vertical para eructar (Figura 4.9);
- Se necessário, ofereça a fórmula, aos poucos, com pequenas interrupções para a eructação;
- Nunca deixe o bebê sozinho com a mamadeira nas mãos dele ou apoiada em algum objeto, como rolos, muito comuns entre a população leiga, pois a criança pode engasgar-se ou afogar-se;

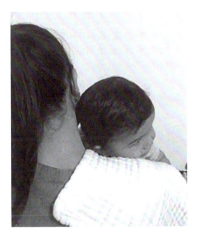

Figura 4.9. Posição do recém-nascido e lactente para eructação.
Fonte: Arquivo das autoras.

- Caso a criança já consiga segurar a mamadeira, supervisione a ingesta, continuamente;
- Posicione a criança em decúbito elevado a 30 a 45° ou no colo do acompanhante, após a amamentação, por no mínimo 30 minutos;
- Eleve as grades do berço e confirme se as rodas estão travadas;
- Observe a quantidade de leite ingerida;
- Encaminhe o material, retire as luvas e lave as mãos;
- Comunique a(o) enfermeira(o) e a(o) pediatra se a criança aceitou menos do que a metade do leite prescrito, episódios de náuseas, vômito e outras intercorrências;
- Registre no prontuário, anotando: horário, quem ofereceu, aceitação e quantidade ingerida, em mililitros, eructação, posição após o procedimento. Carimbe e assine.

Alimentação com copinho

Seguindo as recomendações da Organização Mundial da Saúde (OMS), e do Fundo das Nações Unidas para a Infância (Unicef), divulgadas em 1991, o Ministério da Saúde brasileiro implantou a **Iniciativa Hospital Amigo da Criança** (IHAC), para a adoção de práticas de proteção, incentivo e apoio ao aleitamento materno, por meio de ações para mobilizar e conscientizar os profissionais das instituições de saúde para uma mudança nas condutas e rotinas e **reduzir os índices de desmame precoce**, o que contribui para o aumento das taxas de mortalidade infantil.[9,10]

Em situações especiais em que a amamentação ao peito não seja possível, por complicações do recém-nascido e lactente ou da mãe, como prematuridade, defeitos orofaciais, sepse, infecção por sífilis e pelo vírus da imunodeficiência adquirida, o leite materno ou de uma doadora – **leite humano**, não deve ser interrompido, pois é possível administrá-lo por sonda ou por copo, nos lactentes capazes de deglutir.[7,10,11]

O leite por copinho apresenta inúmeras vantagens, pois é seguro, não invade a cavidade oral, evita a confusão do lactente com a sucção da aréola e bicos e dispensa a esterilização de mamadeiras.

A administração por esse método alternativo é realizada da seguinte forma:

- Confirme a prescrição, o rótulo e o volume do leite no recipiente;
- Confira o nome da criança com o acompanhante e na braçadeira;
- Higienize as mãos;

- Utilize um copo pequeno, com bordas arredondadas;
- Abra a tampa e coloque o leite até metade do copinho;
- Teste a temperatura do leite no seu antebraço;
- Coloque as luvas de procedimento e verifique se a criança urinou ou evacuou e troque a fralda; despreze em lixo apropriado, retire as luvas e higienize as mãos;
- O bebê deve estar calmo e acordado;
- Envolva o bebê com uma manta ou um lençol, de modo que ele não derrame o leite com os braços;
- Posicione o recém-nascido ou lactente semissentado e proteja o tórax com uma fralda de pano;
- Encoste a ponta do copo no lábio inferior e incline o copo para que o leite apenas toque nos lábios do bebê;
- Aguarde a criança buscar e sorver (lamber) o leite dentro do copo no seu ritmo. A estimulação sensorial é, geralmente, seguida de atividade visível da língua;
- Não se deve despejar o leite na boca do bebê; o leite deve ser oferecido lentamente, com pausas, para facilitar a deglutição;
- Evite o extravasamento do leite, ao máximo, pois prejudica a ingestão hídrica e calórica, e o ganho ponderal.

Entre os 6 meses e 1 ano, os especialistas recomendam que os lactentes façam a **transição da mamadeira para o copo** com canudo, ou tampa com furos, e, com a introdução de alimentos sólidos, iniciar o uso da colher.[10,11]

Considerações finais

O técnico e o auxiliar de enfermagem assistem aos pacientes diretamente, prestando cuidados de higiene, conforto e alimentação, auxiliando-os de acordo com o grau de dependência.

Apesar de rotineiros, esses cuidados não devem ser padronizados, pois as necessidades variam de um indivíduo para outro.

Ações aparentemente de baixa complexidade, como banho no leito ou de aspersão com ajuda, demandam conhecimentos específicos para executá-los de maneira a evitar a contaminação cruzada, prevenir complicações, garantir a segurança e promover bem-estar ao paciente.

Referências bibliográficas

1. Potter PA, Perry AG, Stockert PA, Hall AM. Fundamentos de enfermagem. In: Trad. Adilson Dias Salles. 9. ed. Rio de Janeiro: Elsevier; 2018. p. 810-60.
2. Pianucci A. Saber cuidar: procedimentos básicos em enfermagem. 17. ed. São Paulo: SENAC; 2018.
3. Universidade do Estado do Rio de Janeiro (UERJ). Banho no leito no paciente suspeito ou confirmado de COVID 19. Junho/2020 [acesso: 18 dez. 2020]. Disponível em: https://www.youtube.com/watch?v=FJq04bNIaUk.
4. Soares CF, Heidemann ITSB. Promoção da saúde e prevenção da lesão por pressão: expectativas do enfermeiro na atenção primária. Texto contexto enferm [Internet]. 2018. [acesso: 09 dez. 2019];27(2):e1630016. Disponível em: http://www.scielo.br/scielo.php?script=sci_arttext&pid=S0104-07072018000200301.
5. Agência Nacional de Vigilância Sanitária (Anvisa). Práticas seguras para prevenção de lesão por pressão em serviços de saúde. Nota Técnica GVIMS/GGTES n.03/2017. 2017. [acesso: 09 dez. 2019]. Disponível em: http://portal.anvisa.gov.br/documents/33852/271855/Nota+T%C3%A9cnica+GVIMS-GGTES+n%C2%BA+03-2017/54ec39f6-84e0-4cdb-a241-31491ac6e03e.
6. Orshan SA. Enfermagem na saúde das mulheres, das mães e dos recém-nascidos. O cuidado ao longo da vida. Trad. Ana Thorell, Celeste Inthy, Regina Machado Garcez. Porto Alegre: Artmed; 2010.
7. Silva JB, Beck ARM, Carmona EV, Souza ABG. Cuidados na primeira infância: alimentação, sono e higiene. In: Souza ABG. Manual prático de enfermagem pediátrica. Rio de Janeiro: Atheneu; 2017.
8. Brasil. Ministério da Saúde. Atenção à saúde do recém-nascido: Guia para profissionais de saúde. v. 1. Brasília: Ministério da Saúde; 2011.
9. Brasil. Ministério da Saúde. Mantenha seu sorriso fazendo a higiene bucal corretamente. Brasília: Ministério da Saúde; 2012.
10. Brasil. Ministério da Saúde. Saúde da criança: nutrição infantil: aleitamento materno e alimentação complementar. Brasília: Ministério da Saúde; 2009. [acesso 10 jan 2020]. Disponível em: http://bvsms.saude.gov.br/bvs/publicacoes/saude_crianca_nutricao_aleitamento_alimentacao.pdf.
11. Sociedade Brasileira de Pediatria (SBP). Manual de Alimentação: orientações para alimentação do lactente ao adolescente, na escola, na gestante, na prevenção de doenças e segurança alimentar/Sociedade Brasileira de Pediatria. Departamento Científico de Nutrologia. 4. ed. São Paulo: SBP; 2018.
12. Global Child Dental Fund. Guia de Saúde Oral Materno-Infantil [acesso 14 jan. 2021]. Disponível em: https://www.sbp.com.br/fileadmin/user_upload/Guia-de-Saude_Oral-Materno-Infantil.pdf.

Testes

1. Associe os tipos de arrumação de cama às seguintes descrições:

   A) Cama fechada.

   B) Cama aberta.

   C) Cama de recuperação/operado.

   ( ) Indica que há um paciente internado e que, no momento, não está na cama. O lençol é posicionado cobrindo o leito até a altura da cabeça, com uma abertura para um dos lados.

   ( ) Esse leito receberá um paciente após um exame ou no pós-operatório. O lençol é posicionado na lateral do leito para facilitar a transferência para a cama.

   ( ) Sinaliza que o leito está pronto para receber um novo paciente. O lençol é posicionado cobrindo todo o leito até a altura da cabeceira.

2. Marque as sentenças com V, se verdadeiras, ou F, se falsas:

   ( ) Faça massagens de conforto em regiões hiperemiadas, para ativar a circulação local.

   ( ) A higiene oral com soluções antissépticas é realizada em paciente intubados, para prevenir pneumonia associada à ventilação.

   ( ) A escolha do tipo de banho varia de acordo com a mobilidade e a condição hemodinâmica do paciente.

   ( ) Mude o decúbito a cada 4 horas e posicione o paciente em poltrona 1 vez ao dia.

3. Sobre o uso de equipamentos de proteção individual (EPI) durante a higiene do paciente hospitalizado, é correto afirmar que:

   A) A finalidade dos EPI é proteger o paciente da contaminação.

   B) O uso dos EPI não é obrigatório para todos os procedimentos.

   C) Um dos objetivos dos EPI é proteger o profissional de possíveis contaminações com fluidos corporais do paciente.

D) Para o banho no leito, é necessário utilizar luvas de procedimento, apenas.

E) Em pacientes sem precaução de contato, não é necessário o uso de luvas, para o banho no leito.

4. Assinale verdadeiro (V) ou falso (F) para as afirmações a seguir:

( ) De acordo com a Organização Mundial da Saúde, é recomendado somente o uso de fórmula láctea para o recém-nascido com dificuldade de sugar.

( ) O copo para ingesta de líquidos é recomendado apenas para crianças acima de 1 ano.

( ) Durante a internação, a banheira pode ser compartilhada entre os recém-nascidos, após limpeza com água e sabão, pois não há risco de contaminação cruzada.

( ) A temperatura ideal da água para o banho do recém--nascido é de 37°C ou aquela agradável ao contato com o antebraço do cuidador.

( ) Após higienizar os genitais de um paciente acamado, é obrigatório desprezar a luva de banho ou compressa, higienizar as mãos com álcool em gel a 70% e trocar as luvas.

( ) A limpeza dos olhos é realizada do canto mais limpo para o mais sujo, tomando cuidado para não levar secreções para a região do canal lacrimal.

5. São medidas para prevenir quedas, durante os cuidados de higiene e conforto, exceto:

A) Elevar grades do leito.

B) Travar as rodas da cama e da cadeira higiênica.

C) Orientar paciente e acompanhante para não sair do leito sem a supervisão ou auxílio da equipe de enfermagem.

D) Não sair do quarto enquanto o paciente toma banho de aspersão.

E) Manter o paciente em poltrona se estiver lúcido, mesmo desacompanhado.

Respostas

1. B, C, A.
2. F, V, V, F.
3. C.
4. F, F, F, V, V, V.
5. E.

Posicionamento para Procedimentos e Exames

Capítulo 5

Elaine Emi Ito
Saskia Iasana Pontes Fleury
Mariana Russo Francescon Botti Rodrigues

Introdução

Para prestar os cuidados de Enfermagem ou realizar exames diagnósticos, cirurgias e procedimentos terapêuticos, é necessário acomodar o paciente em diferentes posições, posturas e decúbitos, de acordo com a finalidade proposta e para facilitar a sua execução. Ainda, é fundamental conhecer a posição adequada para cada tipo de intervenção e garantir a privacidade, o conforto e o bem-estar do paciente. Esses cuidados contribuem, significativamente, para a qualidade e acurácia das ações terapêuticas e dos exames, evitando equívocos na geração e interpretação de imagens ou erros na execução de procedimentos.[1-3]

Neste capítulo, serão abordados os posicionamentos indicados para a atuação segura do auxiliar e do técnico de enfermagem, uma vez que o resultado de uma ação mal realizada promove impactos negativos tanto para o paciente quanto para o serviço de saúde, além de apresentar as atitudes (ou posturas) voluntárias e involuntárias adotadas nos mais diferentes procedimentos, e como executar o respectivo registro de enfermagem.

Posição, posturas e decúbitos

O posicionamento do indivíduo no ambiente é adotado conforme a sua mobilidade, as condições clínicas ou a necessidade para realizar determinado procedimento. Quando o indivíduo se encontra **deitado**, assume uma **posição de decúbito**, que pode ser lateral (direita, esquerda), ventral (prona) ou dorsal (supina).

Já uma **postura ou atitude postural** é uma escolha que pode se dar por preferência, caracterizando a **atitude indiferente**, ou ser imposta por algum outro motivo, como dor ou falta de ar, caracterizando a **atitude típica**. Podem ser divididas em: **ativa**, quando adotada por vontade própria, ou **passiva**, quando a pessoa permanece na posição em que foi colocada;[1,2] **voluntária**, se conscientemente procurada para **aliviar um sintoma** ou representar as características de uma doença, como nas posições típicas de ortopneia, genupeitoral, cócoras, parkinsoniana, ou **involuntária**, assumida **sem controle da pessoa**, devido a uma resposta neurológica, na maioria das vezes, como atitude passiva (anestesia geral), ortótono, opistótono e posição de gatilho (meningite e coma graves, e tétano).

As posturas/atitudes e os decúbitos podem alterar a respiração, a pressão arterial, o fluxo sanguíneo e o equilíbrio corporal, resultando, por exemplo, em vertigem, dor ou desconforto etc. Assim, é importante que a transição de uma para outra seja realizada de forma mais lenta a fim de evitar esses inconvenientes.[2]

Entre as posições e decúbitos adotados para a realização de diversos procedimentos, destacam-se:[1-4]

- Posição ereta ou ortostática: paciente em pé com a coluna e a cabeça alinhadas e os pés ligeiramente afastados, mãos voltadas para a frente e olhar para o horizonte. Nessa posição, é possível aferir peso, altura, examinar curvatura de coluna, realizar exame neurológico, ortopédico e de membros, como na ultrassonografia Doppler de membros inferiores e na mamografia;

- Posição sentada: costas eretas na cadeira, maca ou cama, mãos apoiadas sobre as coxas. Indicações: proporcionar conforto para verificar os sinais vitais e exames de ultrassonografia do sistema músculo esquelético;

- Posição dorsal, supina ou horizontal: dorso na maca ou cama com o ventre para cima, e um travesseiro sob a cabeça ou nuca, para conforto; braços estendidos ao longo do corpo, pernas estendidas ou ligeiramente fletidas (Figura 5.1). Essa posição é utilizada para o exame físico de tórax, abdome e membros, repouso, inserção de cateteres, em exames de tomografia, ressonância magnética (exceto de mamas), alguns tipos de radiografias e ultrassonografias (p. ex., de abdome total, mamas, pelve, aparelho urinário); já para exames na região do pescoço (cervical, carótidas, paratireoide e parótidas), o paciente assume o **decúbito dorsal horizontal (DDH)**, em que todo o dorso e a cabeça estão apoiados no colchão, sem travesseiro, para a adequada exposição da área;

- Posição de Sims: decúbito lateral esquerdo mantendo a cabeça apoiada no travesseiro; braços posicionados de maneira confor-

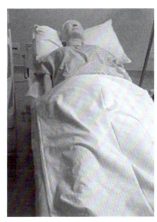

Figura 5.1. Posição dorsal, supina ou horizontal.
Fonte: Arquivo das autoras.

tável, perna direita ligeiramente mais fletida que a esquerda e apoiada sobre o colchão (Figura 5.2). Indicações: exames vaginais, retais, para administração de medicamentos via retal, e procedimentos como o **enteroclisma**, que corresponde à infusão de líquidos para a remoção de fezes do intestino grosso. O decúbito lateral esquerdo faz com que a solução retorne a favor da gravidade, seguindo as curvas naturais do intestino;

- Posição ginecológica: a paciente permanece em decúbito dorsal, mantendo as pernas flexionadas e afastadas, os joelhos fletidos e os pés apoiados na cama, maca ou nas perneiras da mesa de exame (Figura 5.3); as nádegas permanecem na borda inferior da maca. Essa posição é adequada para procedimentos ginecológicos, como colposcopia e coleta de material para análise de citologia oncótica, bacterioscopia de secreção vaginal, procedimentos obstétricos, inserção de sonda vesical na mulher e ultrassonografia transvaginal, com o auxílio de um transdutor inserido no canal vaginal;
- Atitude ou posição genupeitoral: a partir do decúbito ventral, o paciente flexiona e afasta os joelhos e os cotovelos, em quatro apoios, com a cabeça lateralizada sobre as mãos ou o colchão; o tórax permanece sobre o leito ou a maca. O paciente pode adotar essa postura para aliviar a cólica renal ou a falta de ar causada por um derrame pericárdico, mas, também, ser posicionado dessa maneira para procedimentos. Indicações: exame vaginal, retal, perineal, retossigmoidoscopia etc.;

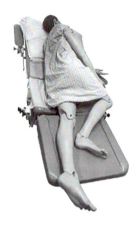

Figura 5.2. Posição de Sims.
Fonte: Arquivo das autoras.

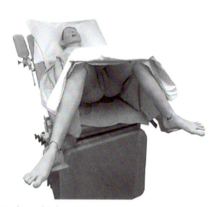

Figura 5.3. Posição ginecológica.
Fonte: Arquivo das autoras.

- Posição de Fowler ou posição de Rehn-Fowler: o paciente permanece em decúbito dorsal sobre o leito ou a maca, com a cabeça apoiada no travesseiro e a cabeceira elevada em ângulo de 45°; os joelhos podem estar fletidos. Essa posição tem algumas variações: **Fowler baixo** (15° a 30°); **semi-Fowler** (30° a 45°) – Figura 5.4; **Fowler alto** (60° a 90°). É utilizada para aliviar o desconforto respiratório, para descanso, alimentação e inserção de sonda oro/nasogástrica ou enteral, radiografias no leito e no pós-operatório de cirurgias, como na face e no abdome;

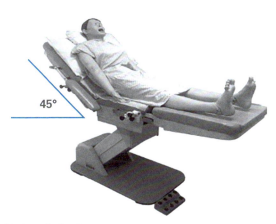

Figura 5.4. Posição de Fowler.
Fonte: Arquivo das autoras.

- Posição de Trendelenburg: em decúbito dorsal com o corpo em um plano inclinado de forma a manter a cabeça mais baixa em relação ao corpo (Figura 5.5). Essa posição é utilizada para tratar síncope ou hipotensão grave, melhorar edemas de membros inferiores, por facilitar a drenagem de sangue venoso, em algumas cirurgias da região pélvica e de varizes, e para prevenir embolia gasosa para a região do tronco e da cabeça, uma vez que o ar se desloca para os pés. Uma variação dessa posição é o **Trendelenburg reverso**, em que os pés se mantêm abaixo do nível da cabeça, o que reduz a pressão cerebral;

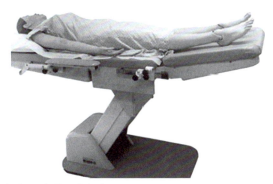

Figura 5.5. Posição de Trendelenburg.
Fonte: Arquivo das autoras.

- Decúbito lateral: o paciente encontra-se deitado para o lado direito ou esquerdo. No **decúbito lateral direito (DLD)**, o corpo volta-se sobre o braço direito, que se mantém em leve abdução; pernas levemente fletidas, o lado esquerdo para cima e o braço esquerdo repousa sobre a lateral da coxa esquerda ou no leito. No **decúbito lateral esquerdo (DLE)**, o corpo volta-se sobre o braço esquerdo, que se mantém em leve abdução; pernas levemente fletidas, o lado direito para cima e o braço direito repousa sobre a lateral da coxa direita ou no leito. Posição ideal para exames de coluna vertebral, dorso e glúteos e para auscultar os pulmões, naqueles pacientes que não podem se sentar;
- Decúbito ventral: face e abdome voltados para baixo, em contato com a maca ou cama, cabeça virada para um dos lados, braços ao lado do corpo ou para cima, com os cotovelos fletidos e pernas estendidas (Figura 5.6). Pode-se colocar um travesseiro sob o abdome, para aliviar a tensão na coluna lombar. Essa posição é utilizada para exame físico do dorso, avaliação de pulso poplíteo, cirurgias da região dorsal, lombar e sacrococcígea e ressonância magnética de mamas. Porém, é contraindicada em distensão abdominal aguda, dispneia e traumas faciais.

Em situações especiais, o paciente pode ser colocado em decúbito ventral ou **posição prona**, para tratar a **síndrome do desconforto respiratório agudo** (SDRA), pois nessa posição há melhora da relação ventilação-perfusão.

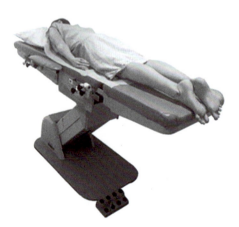

Figura 5.6. Decúbito ventral.
Fonte: Arquivo das autoras.

Recomenda-se que o procedimento seja realizado por cinco profissionais, incluindo médico e fisioterapeuta, responsáveis pela vigilância e manutenção da via respiratória e pelo posicionamento da cabeça. São necessárias pré-oxigenação com FiO_2 = 100%, durante 10 minutos, e checagem de todos os dispositivos inseridos, que são clampeados e alocados entre as pernas.[5] Os itens a seguir descrevem o procedimento para SDRA a ser realizado pelo técnico:

- Posicionar o paciente em decúbito dorsal horizontal, com os braços ao longo do corpo e as palmas das mãos sob os glúteos. Retirar os eletrodos do monitor cardíaco, mantendo o oxímetro de pulso, para avaliação da saturação.

- A seguir, colocar **coxins macios sobre mamas, pelve, púbis e joelhos**, cobrir o corpo e envelopar o paciente, abaixo do pescoço, entre os dois lençóis unidos pelas bordas. Ao sinal, mobilizar o paciente em três momentos: para o lado oposto ao do ventilador, para decúbito lateral e para o decúbito ventral, simultaneamente.[5]

- Conferir o posicionamento do tubo intratraqueal e dos demais dispositivos.

- Alinhar o corpo e ajustar os membros superiores para a **posição de nadador**: braço do lado do ventilador mecânico fletido a 90°, com a palma da mão apoiada na cama e o outro braço estendido para baixo. A face permanece virada para o braço fletido.[5] Reposicionar o oxímetro em um dos membros e os eletrodos na região dorsal do paciente.

- Colocar um coxim sob a face e manter o paciente nessa posição entre 16 e 20 horas, com pequenas alterações de decúbito e massagens de conforto. Inclinar a cama em 30° em Trendelenburg reversa.

Cuidados de Enfermagem

Algumas adaptações serão necessárias, de acordo com a situação e a condição do paciente. Atenção ao movimentar pessoas com alterações específicas, como usuários de cadeira de rodas, tetraplégicos, cegos, surdos-mudos, com dificuldade respiratória etc. Perguntar se precisam de ajuda.

Os cuidados do técnico e do auxiliar de enfermagem no posicionamento visam a orientar o paciente a garantir sua privacidade, prevenir danos e/ou complicações, proporcionar conforto e manter a condição clínica. Na dúvida, confirme com o enfermeiro ou médico do setor. Os cuidados gerais consistem em:[1-4]

- Afira o peso do paciente e observe se a cama ou maca são compatíveis;
- Verifique se a pessoa utiliza dispositivos, equipamentos e adornos e se há contraindicação para o procedimento;

- Confira com o paciente se as recomendações para o preparo dos exames foram cumpridas, se for o caso. Exemplo: jejum, restrição no uso de cremes ou pomadas, retirar próteses etc.;
- Confirme se as rodas da cama, maca ou cadeira de rodas estão travadas;
- Observe se drenos e cateteres estão bem fixados, para evitar o deslocamento não intencional desses dispositivos;
- Oriente o paciente quanto à utilização de roupa privativa;
- Exponha somente a área a ser manipulada e cubra o restante do corpo com lençol;
- Oriente o paciente e acompanhante de maneira clara, fornecendo comandos na sequência e que devem ser executados. Exemplo: "Por favor, vire para o lado esquerdo e coloque sua mão esquerda embaixo da cabeça e a mão direita na coxa direita";
- Oriente o paciente a se movimentar devagar;
- Ajuste a altura da cama e da maca, se possível;
- Cuide também de sua própria postura corporal, procurando posições que não sobrecarreguem suas articulações e coluna.

Registro de Enfermagem

Os registros de Enfermagem retratam o cuidado prestado ao paciente antes, durante e depois do procedimento.[6] É importante anotar:

- Condições clínicas gerais do paciente;
- Procedência e quem acompanha o paciente;
- Horário de início e término do exame;
- Posicionamento adotado;
- Cuidados prestados durante o procedimento;
- Exame realizado;
- Intercorrências e providências tomadas, se for o caso.

Observe esses exemplos:

11h25 – Paciente deu entrada no Centro de Diagnóstico por Imagem, proveniente do Pronto Atendimento, em maca, acompanhado pela enfermagem, consciente, contactuando, sem queixas álgicas ou de desconforto. Checado preparo quanto ao jejum e orientado o paciente sobre o exame. Posicionado em decúbito dorsal para USG abdominal. *11h40* – Término do exame, sem intercorrências. *11h50* – Retorno para o setor, em maca, acompanhado pelo auxiliar de enfermagem A e pela filha, Sra. B. Carimbo e assinatura.

20h30 – Paciente refere náuseas. Colocado em posição de Fowler elevado a 45°. Avaliado pelo médico plantonista que prescreveu antiemético intravenoso. Carimbo e assinatura.

8h – Paciente deu entrada no Centro de Diagnóstico por Imagem, em cadeira de rodas, procedente da unidade de Clínica Médica, acompanhado pela auxiliar de enfermagem A e a filha, Sra. B. Consciente, sem queixas, acesso venoso em antebraço direito, salinizado. Checado preparo quanto ao jejum, confirmada ausência de alergias e orientado sobre o exame de tomografia em região cervical. 8h10 – Iniciado exame; posicionado o paciente em DDH; testada a permeabilidade do acesso e administrado contraste CPM, pelo acesso venoso; salinizado com 5 mL de SF a 0,9%. 8h35 – Término do exame, sem intercorrências. 8h45 – Retorno para a unidade, em cadeira de rodas, acompanhado pela auxiliar de enfermagem A e pela filha, Sra. B. Carimbo e assinatura.

Considerações finais

O auxiliar e o técnico de enfermagem que atuam nas diferentes unidades e no centro de diagnóstico por imagem devem conhecer as terminologias utilizadas para determinar as posições adequadas de acordo com os procedimentos terapêuticos e os exames, como orientar e acomodar a pessoa no leito e na maca e quais os cuidados para a prevenção de acidentes, como quedas e escorregões, e complicações como lesão de pele por pressão, especialmente naqueles pacientes que apresentam alteração no nível de consciência ou dificuldade para verbalizar os sintomas.

É importante que o profissional registre os dados referentes ao posicionamento e as possíveis intercorrências e que os gestores capacitem a equipe, especialmente dos setores especializados, como os centros cirúrgico e de diagnóstico.

Referências bibliográficas

1. Porto CC. Porto & Porto Semiologia médica. 8. ed. Rio de Janeiro: Guanabara Koogan; 2019.
2. Souza ABG, Santos JA. Posicionamento para exames e procedimentos. In: Angélico Jr FV, Souza ABG. Manual de exame físico. Rio de Janeiro: Elsevier/Guanabara Koogan; 2019.
3. Bontrager KL, Lampignano JP. Posicionamento radiográfico e anatomia associada. 8. ed. Rio de Janeiro: Elsevier; 2015.
4. Registered Nurse. All guides about RN schools and programs. Supine, Prone, Fowler, Sims Position. [acesso 03 jan 2020]. Disponível em: https://www.topregisterednurse.com/.
5. Universidade Federal do Rio de Janeiro (UFRJ). Posição Prona para Pacientes com COVID-19 (Método do "Envelopamento"). Hospital Universitário Clementino Fraga Filho. Serviço de Fisioterapia. [acesso 21 dez 2020]. Disponível em: http://download.hucff.ufrj.br/DIVULGACOES/2020/COVID_SITE/FISIOTERAPIA%20-%20PRONA%C7AO_ENVELOPE.pdf.
6. Ito EE. Anotações de enfermagem: reflexo do cuidado. São Paulo: Martinari; 2011.

Testes

1. A posição de Trendelenburg tradicional desloca o conteúdo abdominal para a porção proximal, junto ao estômago. Portanto, é contraindicada nos casos de:

   A) Hipotensão.

   B) Diabetes.

   C) Embolia gasosa cerebral.

   D) Dispneia.

   E) Edema de membros inferiores.

2. O decúbito mais utilizado para o médico realizar os exames de imagem é:

   _____.

3. Identifique, no caça-palavras, as atitudes e os decúbitos estudados neste capítulo:

I	S	O	R	T	U	S	Õ	M	I	A	T	T
S	E	U	Y	B	V	M	L	R	W	D	R	O
E	N	Q	U	E	R	I	P	Q	J	E	K	A
M	T	Z	X	Y	H	S	L	U	N	K	N	C
T	A	G	B	V	T	U	D	D	L	Q	L	E
U	D	Ç	Ã	O	D	R	E	D	F	U	U	F
I	O	S	O	J	F	L	I	J	O	A	P	P
N	D	Z	U	Ó	E	A	T	Ã	W	S	E	R
A	A	P	G	N	M	T	A	Ã	L	K	M	O
D	D	X	B	B	U	E	D	D	E	N	G	N
E	I	U	Ã	F	P	R	O	C	R	D	I	A
S	R	C	O	M	I	A	R	S	U	I	S	O
G	I	N	E	C	O	L	Ó	G	I	C	A	S
P	R	O	M	I	R	A	N	I	P	U	S	N

4. Os registros de Enfermagem retratam o cuidado prestado ao paciente antes, durante e depois do procedimento. Considerando as observações que devem ser anotadas no prontuário, assinale verdadeiro (V) ou falso (F) para as afirmações a seguir:

( ) Condições clínicas gerais do paciente.

( ) Procedência e quem acompanha o paciente.

( ) Somente o horário de início do exame.

( ) Posicionamento adotado.

( ) Cuidados prestados durante o procedimento.

( ) Nome do médico que solicitou o exame.

( ) Não é necessário registrar o exame realizado, pois ele consta no pedido médico;

( ) Intercorrências e providências tomadas.

5. Complete as lacunas. Posição de _____: em decúbito dorsal com o corpo em um plano inclinado de modo a manter a cabeça mais _____ em relação ao corpo. Essa posição é utilizada para tratar síncope ou hipotensão grave e melhorar edemas de membros inferiores, por facilitar a drenagem de sangue venoso.

Respostas

1. D.
2. Dorsal horizontal.
3.

I	S	O	R	T	U	S	Õ	M	I	A	T	T
S	E	U	Y	B	V	M	L	R	W	D	R	O
E	N	Q	U	E	R	I	P	Q	J	E	K	A
M	T	Z	X	Y	H	S	L	U	N	K	N	C
T	A	G	B	V	T	U	D	D	L	Q	L	E
U	D	Ç	Ã	O	D	R	E	D	F	U	U	F
I	O	S	O	J	F	L	I	J	O	A	P	P
N	D	Z	U	Ó	E	A	T	Ã	W	S	E	R
A	A	P	G	N	M	T	A	Ã	L	K	M	O
D	D	X	B	B	U	E	D	D	E	N	G	N
E	I	U	Ã	F	P	R	O	C	R	D	I	A
S	R	C	O	M	I	A	R	S	U	I	S	O
G	I	N	E	C	O	L	Ó	G	I	C	A	S
P	R	O	M	I	R	A	N	I	P	U	S	N

4. V, V, F, V, V, F, F, V.
5. Trendelenburg, baixa.

Sinais Vitais e Medidas Antropométricas

Capítulo 6

Tânia Maria Coelho Leite
Ana Paula de Brito Rodrigues
Margarete Consorti Bellan
Marcia Raquel Panunto Dias Cunha

Introdução

Os sinais vitais (SSVV) são **indicadores do estado de saúde**, revelando a eficácia das funções circulatória, respiratória, neurológica e endócrina, suas respostas a um problema de saúde e à terapia médica e de Enfermagem.[1]

Esses parâmetros são mensurados de maneira esporádica ou seriada, quando da necessidade de acompanhar a evolução de uma doença, a intervalos regulares ou de maneira contínua, com o uso de monitores.

Os sinais frequentemente mensurados pelos profissionais de saúde, em adultos e crianças, são: frequência respiratória (FR), pulso (P), frequência cardíaca (FC), temperatura (T), pressão arterial (PA) e avaliação da dor, considerada o quinto sinal vital[2] e, sempre que possível, a saturação periférica de oxigênio (SpO_2).

Para as crianças, a mensuração desses parâmetros pode parecer amedrontadora, assim, adota-se uma sequência menos traumática nesse caso: FR, P ou FC, T, SpO_2 e PA, por último, sendo recomendado, ainda, preparar as crianças menores, imediatamente antes, com o uso do brinquedo terapêutico, o que as ajuda a entender o que será feito, tranquilizando-as e facilitando a execução.[3,4]

Outro ponto importante consiste em lembrar que os parâmetros vitais variam de acordo com **a faixa etária, a atividade física e o estado emocional**.

A antropometria está relacionada com as medidas corporais utilizadas com diferentes objetivos.

A seguir, serão descritos os cuidados do técnico e do auxiliar de enfermagem para mensurar os sinais vitais e os dados antropométricos e reconhecer seus valores normais de referência.

Sinais vitais

Para aferir os sinais vitais e as medidas antropométricas, é importante seguir algumas etapas, para que os valores mensurados sejam fidedignos. A primeira delas reside na escolha adequada do material para a faixa etária e compleição física do paciente, como descrito a seguir.

Material

- Bandeja limpa;
- Luvas de procedimento e outros equipamentos de proteção individual (EPI), de acordo com o tipo de precaução indicada;
- Algodão ou gaze com álcool a 70%, para desinfecção dos equipamentos;
- Relógio com ponteiro de segundos ou cronômetro;
- Oxímetro de pulso (recomendado);
- Estetoscópio com diafragma e campânula de tamanho adequado: adulto, infantil, neonatal;
- Termômetro digital simples ou digital com emissão de infravermelho;
- Esfigmomanômetro com manômetro aneroide, que não utiliza mercúrio, ou digital, calibrado e adequado ao tamanho do membro, com registro no Instituto Nacional de Metrologia, Qualidade e Tecnologia (Inmetro). Os esfigmomanômetros auscultatórios ou oscilométricos representam os métodos preferidos para medir a PA, devendo ser validados de acordo com protocolos padronizados e calibrados, anualmente, no caso dos oscilométricos, e a cada 6 meses para os auscultatórios.[5-8]

Antes de verificar os sinais vitais: **higienize as mãos**; separe o material; **calce as luvas** e demais EPI indicados; confira a **identificação do paciente** com as informações contidas no bracelete e na prescrição. Lembre-se de que o resultado de cada sinal aferido deve ser anotado, imediatamente.

Frequência respiratória

A respiração constitui o mecanismo utilizado para a realização das trocas gasosas. Envolve a **ventilação** (movimento dos gases para dentro e fora dos pulmões), a **difusão** (movimento do oxigênio e dióxido de carbono entre os alvéolos e as células vermelhas do sangue) e a **perfusão** (distribuição das células do sangue para e a partir dos capilares pulmonares). Portanto, a mensuração da frequência, do padrão e da profundidade respiratória auxilia na avaliação da ventilação, difusão e perfusão tissular pulmonar.[2]

O processo da respiração é considerado passivo, controlado pelo centro respiratório, localizado no tronco encefálico. A respiração também é controlada pelos níveis de gás carbônico (CO_2) no sangue e pela concentração dos íons de hidrogênio (pH) no sangue arterial. Por isso, a avaliação desses parâmetros é importante, pois, quando os níveis de CO_2 e do pH aumentam, o sistema que controla a respiração no cérebro provoca o aumento da frequência e da profundidade da respiração, a fim de eliminar seu excesso e reduzir a quantidade dos íons de hidrogênio.

Para mensurar a FR, é preciso observar os **movimentos de inspiração e expiração**.

Recém-nascidos e lactentes têm respiração predominantemente abdominal, pois utilizam apenas o músculo diafragma para respirar. Assim, é possível contar sua FR observando os seus movimentos abdominais.[3] Nenhuma FR deve ser maior que 60 respirações por minuto (rpm), pois isso impossibilita uma troca gasosa eficaz, uma vez que o ciclo ventilatório (inspiração, pausa, expiração) seria realizado em menos de 1 segundo. Caso isso ocorra, avisar a equipe médica e a(o) enfermeira(o), imediatamente.

Os valores de normalidade da FR, em repouso, são: recém-nascidos entre 30 e 60 rpm; lactentes entre 30 e 50 rpm; crianças entre 20 e 30 rpm; pacientes com peso > 50 kg entre 12 e 20 rpm.

• Procedimento

O paciente não deve perceber o procedimento, já que ele pode, voluntariamente, controlar e alterar a frequência e a profundidade da respiração. Simule a contagem do pulso mantendo os dedos indicador e médio na região radial ou palpe o abdome, por exemplo. Observe um ciclo completo (inspiração e expiração) e compute a FR durante 1 minuto. Para o procedimento:

- Higienize as mãos;
- Posicione o paciente preferencialmente sentado, se não houver contraindicação; crianças podem ficar no colo do familiar ou no berço; evite tocá-las, sempre que possível;
- Anote no prontuário o valor obtido em rpm e as características do ritmo e da amplitude da respiração, além de possíveis ruídos respiratórios audíveis. Embora a FR represente um dado importante,

não deve ser considerada isoladamente. Observe e comunique ao enfermeiro e ao médico outros possíveis sinais de desconforto respiratório, especialmente importantes em bebês, como: batimento das aletas nasais, **retrações** subcostal, intercostal e/ou da fúrcula (conhecidas como "tiragens"), gemência e **cianose** em lábios e/ou extremidades.

É importante conhecer a **terminologia** relacionada aos sinais e sintomas respiratórios para registrá-los de maneira correta e para compreender melhor as anotações do médico e do enfermeiro no prontuário (ver Capítulo 3).

Memorize:
- Apneia: ausência de respiração transitória ou definitiva, que pode resultar em morte.
- Bradipneia: diminuição do número de movimentos respiratórios.
- Dispneia: dificuldade respiratória ou falta de ar.
- Eupneia: frequência e profundidade normal da respiração.
- Ortopneia: respiração facilitada em posição vertical.
- Respiração ruidosa, estertorosa: respiração com ruídos semelhantes aos de uma "cachoeira".
- Respiração laboriosa: respiração difícil, envolve músculos acessórios.
- Respiração sibilante: caracteriza broncospasmo, com sons que se assemelham a assovios.
- Respiração de Cheyne-Stokes: respiração em ciclos, que aumentam e diminuem, intercalados com períodos de apneia.
- Respiração de Kussmaul: inspiração profunda, seguida de apneia e expiração suspirante; é característica de acidose metabólica (diabética) e coma.
- Taquipneia: aumento da frequência respiratória acima do normal.

Frequência cardíaca e de pulso

Pulso é a sensação tátil do sangue bombeado pelo coração, durante a contração do ventrículo esquerdo para a aorta, e que se propaga para artérias periféricas. Trata-se do limite palpável do fluxo sanguíneo observado em vários pontos do corpo, sendo um dos indicadores do estado circulatório.[1]

Quando a onda de pulso alcança a artéria periférica, pode ser sentida pela **palpação suave** contra um osso ou um músculo subjacente.

A contração cardíaca também pode ser percebida diretamente no tórax, pela palpação ou pelo uso de estetoscópio sobre o *ictus cordis*, localizado no 5º espaço intercostal, próximo ao mamilo, região em que se localiza a ponta do ventrículo esquerdo – esse é o **pulso apical**.

O número de sensações das pulsações que acontecem durante 1 minuto leva o nome de **frequência de pulso (P)** e, na região do *ictus* (pulso apical), de **frequência cardíaca (FC)**. Embora a localização seja diferente e a frequência de pulso e cardíaca possam ter uma pequena variação, o termo "frequência cardíaca" é usado, geralmente, para as duas formas.

Qualquer artéria pode ser utilizada para verificação da FC (Figura 6.1), porém as artérias radial e carótida são as de mais fácil palpação em adultos, sendo a carótida indicada para situações de urgência.

Nos recém-nascidos e nos lactentes, a melhor opção para computar a FC é o pulso apical, por meio da ausculta dos batimentos com o auxílio do estetoscópio e a avaliação do pulso realizada pela palpação da artéria braquial. O oxímetro de pulso também verifica a pulsação.

Ainda, é importante se familiarizar com os termos relacionados com os sinais e sintomas cardiovasculares.

Memorize:
- Arritmia: alteração na frequência ou no ritmo dos batimentos ou das pulsações.
- Bradicardia: frequência cardíaca abaixo do valor de referência (FC baixa).
- Bradisfigmia: frequência do pulso abaixo do valor de referência (P baixo).
- Pulso cheio: indica volume normal do pulso periférico, isto é, enchimento arterial adequado.
- Pulso filiforme: fraco, débil; indica redução da força ou do volume do pulso periférico.
- Pulso irregular: os intervalos entre os batimentos são desiguais.
- Pulso dicrótico: sensação de dois batimentos.
- Taquicardia: frequência cardíaca acima do valor de referência (FC aumentada).
- Taquisfigmia: frequência do pulso acima do valor de referência (P acelerado).

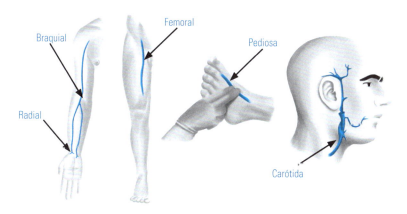

Figura 6.1. Principais artérias para verificação do pulso periférico.

A FC varia de acordo com a idade e a atividade; assim, os dados de referência normais são diferentes (Quadro 6.1).

Quadro 6.1. Frequência de pulso, em repouso, de acordo com a faixa etária

Faixa etária	Frequência média (por minuto)
Recém-nascido	120 a 160
Lactente	80 a 140
Infante	90 a 140
Pré-escolar	80 a 110
Escolar	75 a 100
Adolescente (< 50 kg)	60 a 90
Adulto (> 50 kg)	50 a 100

Fonte: Elaborado pelas autoras.

- Procedimento
    - Explique o procedimento ao paciente e/ou acompanhante;
    - Higienize as mãos;
    - Posicione o paciente confortavelmente, deitado ou sentado, com o braço (ou a perna) apoiado e a palma da mão voltada para cima;
    - Mantenha o paciente em repouso por alguns minutos, caso tenha realizado alguma atividade, e certifique-se de que esteja tranquilo;
    - Posicione os dedos indicador e médio sobre a artéria escolhida e pressione a pele, suavemente, para sentir a pulsação (Figura 6.2);
    - Conte as pulsações, durante 1 minuto;

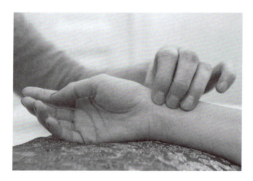

Figura 6.2. Posição dos dedos para examinar o pulso periférico.
Fonte: https://st.depositphotos.com/2420147/2683/i/950/depositphotos_26833555-stock-photo-pulse-diagnostic-closeup.jpg.

- No caso do pulso apical: aqueça o estetoscópio com as mãos e exponha a porção esquerda do tórax, posicione o diafragma ou campânula do estetoscópio na região próxima ao mamilo ou no *ictus* e conte cada ciclo completo (composto por dois sons: "tum-tá"), durante 1 minuto;
- Cubra o paciente;
- Higienize as mãos;
- Anote no prontuário o valor obtido em batimentos por minuto (bpm) e as características do ritmo, se **regular ou irregular**, e a amplitude do pulso.

A respiração e a frequência dos batimentos cardíacos compõem um dos sinais do desempenho do sistema cardiovascular. Assim, observe e comunique ao enfermeiro ou ao médico qualquer anormalidade, como arritmia, tontura ou sensação de desmaio, cianose de lábios e/ou extremidades, pulso ou FC de acordo com os valores de referência do Quadro 6.1.

Temperatura

A temperatura (T) pode oscilar de acordo com ritmo circadiano, a temperatura do ambiente e a idade, e representa o equilíbrio entre o calor produzido pela atividade muscular e metabólica e a perda que ocorre principalmente pela pele, os pulmões e o suor.[2]

O **centro termorregulador** localiza-se no hipotálamo. Quando há uma diminuição da temperatura, receptores térmicos enviam estímulos que ativam o hipotálamo posterior para produzir calor; ao contrário, quando ocorre uma elevação da temperatura, o hipotálamo anterior é estimulado para desencadear ações físicas e comportamentais para promover a perda de calor.

Nos recém-nascidos e nos primeiros meses dos lactentes, esse mecanismo de controle é imaturo, motivo pelo qual esses pacientes respondem prontamente às alterações da temperatura do ambiente, requerendo especial cuidado quanto à exposição a extremos de calor ou frio, que podem alterar os resultados da aferição.

Os termômetros utilizados são o digital e o eletrônico com emissão de infravermelho, que possibilita a leitura a distância, ideal para uso timpânico, frontal ou no punho. A aferição no ouvido é considerada bastante fidedigna, uma vez que reflete a temperatura central.

O termômetro clínico de mercúrio não é mais recomendado pelo Ministério da Saúde, em virtude dos riscos ocupacionais e de contaminação do ambiente causados pelo mercúrio.

Os locais para verificação da temperatura são boca, reto, esôfago, axila, pele e membrana timpânica. Aqui, será abordada a **temperatura axilar (Tax)**, por se tratar do local mais acessível, seguro e por apresentar menor possibilidade de disseminação de microrganismos. Em muitas instituições, o controle da temperatura é realizado na **região frontal** ou no punho, sem contato com a pele.

A temperatura corporal também varia de acordo com a região em que é aferida; assim, por exemplo, a temperatura retal costuma ter o valor de aproximadamente 0,5°C acima da temperatura oral e 1°C acima da temperatura axilar.[4]

Para verificar a temperatura oral e retal, é necessário o uso de termômetros específicos para esse fim.

A ausência de febre ou normotermia é caracterizada quando a temperatura axilar se encontra entre 35,5 e 37,2°C, hipotermia quando a Tax é inferior a 35,5°C, subfebril entre 37,3 e 37,7°C e **febril** se a temperatura ≥ 37,8°C.

• Procedimento

- Higienize as mãos;
- Explique o procedimento ao paciente e/ou acompanhante;
- Posicione a pessoa em decúbito dorsal ou sentado;
- Oriente o paciente a manter o braço em abdução, em um ângulo de 30°;
- Exponha e seque totalmente a axila;
- Ligue o termômetro e verifique a calibragem;
- Posicione o bulbo metálico do termômetro na região central da axila ("oco axilar"), para garantir o bom contato com a pele;
- Solicite ao paciente que mantenha o braço sobre o tórax, com a mão em direção ao ombro oposto. Em crianças, é necessário segurar o braço;
- Mantenha o termômetro na axila por 3 a 5 minutos ou até ouvir o toque sonoro do alarme;
- Retire o termômetro segurando-o pela haste;
- Leia o valor no visor e informe ao paciente ou acompanhante;
- Desligue o termômetro;
- Desinfete o termômetro (no sentido da haste para o bulbo) com álcool a 70%;
- Retire as luvas e higienize as mãos;
- Registre a temperatura no prontuário.

Se a temperatura for verificada em outra região que não a axilar, registre o local e avise ao médico, pois os valores de referência são diferentes.

Se for detectada febre, avise ao enfermeiro ou ao médico, e medique o paciente com antitérmico, conforme a prescrição. Além disso, podem ser implementadas medidas não farmacológicas, como, por exemplo, compressas frias (ver Capítulo 13).

Pressão arterial

A pressão arterial (PA) reflete as inter-relações do débito cardíaco, da resistência vascular periférica, do volume sanguíneo, da viscosidade sanguínea e da elasticidade das artérias. Corresponde à força exercida pela ejeção do sangue sobre as paredes das artérias.

Durante a contração do coração, o sangue é impulsionado para dentro da aorta. O pico de pressão máximo da ejeção do sangue, ao sair do ventrículo esquerdo, denomina-se **pressão arterial sistólica** (PAS); quando o ventrículo relaxa, o sangue que permanece nas artérias exerce uma pressão mínima chamada de **pressão arterial diastólica** (PAD).[5-8]

Dependendo dos valores da PAS e PAD, o indivíduo é classificado em: **hipotenso**, quando os resultados estão abaixo dos parâmetros de referência; **normotensos**, se estiverem dentro desses parâmetros; ou **hipertensos**, quando acima dos parâmetros de referência (Quadro 6.2), de acordo com diretrizes estabelecidas por órgãos nacionais e internacionais.[5-8]

É importante lembrar que uma medida inadequada da PA pode resultar em uma classificação imprecisa pelo médico.

Quadro 6.2. Classificação da pressão arterial em adultos (> 18 anos)*		
Categoria	Pressão sistólica	Pressão diastólica
Ótima	PAS < 120 mmHg	PAD < 80 mmHg
Normal	120 a 129 mmHg	80 a 84 mmHg
Pré-hipertensão	130 a 139 mmHg	85 a 89 mmHg
Hipertensão estágio 1	140 a 159 mmHg	90 a 99 mmHg
Hipertensão estágio 2	160 a 179 mmHg	100 a 109 mmHg
Hipertensão estágio 3	≥ 180 mmHg	≥ 110 mmHg
Hipertensão sistólica isolada	≥ 140 mmHg	< 90 mmHg
Hipertensão diastólica isolada	< 140 mmHg	≥ 90 mmHg

*Aferição ambulatorial.

Fonte: Diretrizes Brasileiras de Hipertensão Arterial, 2020;[5] 7ª Diretriz Brasileira de Hipertensão Arterial, 2016.[6]

A PA é considerada ótima quando os valores sistólico e diastólico são < 120 e < 80 mmHg, respectivamente, e hipertensão se PAS ≥ 140 mmHg e/ou PAD ≥ 90 mmHg.[5,6]

A pessoa pode apresentar hipertensão sistólica isolada, quando a PAS ≥ 140 mmHg e PAD < 90 mmHg, ou hipertensão diastólica isolada, quando a PAS < 140 mmHg e a PAD ≥ 90 mmHg.

A PA pode ser medida de forma direta (invasiva – PAI) ou indireta (não invasiva – PANI). O primeiro método requer a inserção de um cateter dentro de uma artéria, sendo conectado a um sistema de monitoramento, que fornece os valores de maneira dinâmica. O método abordado neste capítulo é o não invasivo, em que se utilizam um esfigmomanômetro aneroide e um estetoscópio.

Sua aferição pode ser realizada em diferentes regiões, mas a artéria mais frequentemente utilizada é a braquial (Figura 6.3).

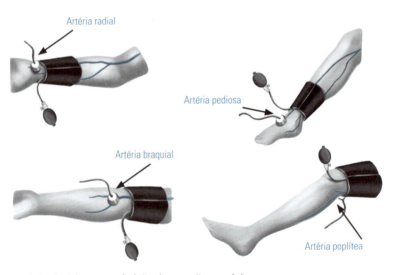

Figura 6.3. Artérias para aferição da pressão arterial.

A forma de obtenção da medida da pressão arterial se dá por meio da ausculta dos sons de Korotkoff, classificados em cinco fases:
- Fase I: surgimento do primeiro som (pequena intensidade e alta frequência);
- Fase II: sons suaves e prolongados. Podem ser inaudíveis (denominado hiato auscultatório);
- Fase III: sons mais intensos e nítidos;

- Fase IV: sons de baixa intensidade e abafados;
- Fase V: desaparecimento dos sons.

O valor da PAS será obtido no momento da fase I e o valor da PAD na fase V.[5-8]

A escolha do tamanho do esfigmomanômetro e do manguito, que corresponde à bolsa inflável, constitui um fator determinante para a verificação desse sinal vital (Quadro 6.3), que é feita de acordo com a **circunferência do membro**.

Quadro 6.3. Dimensões do manguito, segundo a circunferência do membro			
Circunferência (cm)	Tipo de esfigmomanômetro	Largura do manguito (cm)	Comprimento do manguito (cm)
≤ 6	Recém-nascido	3	6
6 a 15	Criança	5	15
16 a 21	Infantil	8	21
22 a 26	Adulto pequeno	10	24
27 a 34	Adulto	13	30
35 a 44	Adulto grande	16	38
45 a 52	Coxa	20	42

Fonte: Diretrizes Brasileiras de Hipertensão Arterial, 2020;[5] 7ª Diretriz Brasileira de Hipertensão Arterial, 2016.[6]

A largura do manguito deve corresponder a 40% da circunferência do membro e o seu comprimento a 80% dessa mesma circunferência.

Um manguito muito largo, por exemplo, altera o valor da PA para menos e um mais estreito confere medidas maiores. Todas as medições devem ser realizadas com o manguito escolhido.

Alguns **cuidados antes da aferição** são essenciais, para valores obtidos fidedignos:[5,6,8]

- Mantenha o paciente em repouso por 3 a 5 minutos, em ambiente silencioso, sempre que possível; aproveite esse período para aferir a SpO_2 e os demais sinais;
- Determine a circunferência do braço no ponto médio entre o acrômio e o olécrano, com o braço fletido a 90°; no caso de a aferição ser realizada na coxa ou na perna, meça a circunferência em seu terço médio;
- Oriente a pessoa a não conversar durante a medição e a esclarecer suas dúvidas antes ou depois do procedimento;

- Certifique-se de que o paciente não está com a bexiga cheia, não praticou exercícios físicos há pelo menos 60 minutos, não ingeriu bebidas alcoólicas, alimentos, café ou bebidas estimulantes e não fumou nos 30 minutos anteriores;

- Posicione o paciente sentado, se não for contraindicado, com pernas descruzadas, pés apoiados, dorso recostado na cadeira ou no leito e ombros relaxados, com o braço na altura do coração, apoiado, com a palma da mão voltada para cima;

- Exponha o membro. As roupas do paciente não devem garrotear o membro;

- Na primeira visita ou atendimento, meça a PA nos dois braços e use aquele com o maior valor como referência para as demais aferições.

• Procedimento

- Higienize as mãos;
- Explique o procedimento para o paciente e/ou acompanhante;
- Posicione o paciente;
- Selecione o manguito de tamanho adequado ao membro;
- Centralize a porção compressiva do manguito sobre a artéria braquial, no caso de a aferição ser no braço (ou da poplítea ou da pediosa);
- Ajuste o manguito, sem deixar folgas, 2 a 3 cm acima da fossa cubital (ou do joelho, ou do maléolo tibial);
- Palpe o pulso radial e insufle o manguito lentamente, até a pulsação desaparecer;
- Nesse momento, observe o valor registrado no manômetro: esse é o valor estimado da PAS;
- Abra a válvula e esvazie o manguito completamente;
- Coloque as olivas do estetoscópio em seus ouvidos;
- Palpe a artéria braquial na fossa cubital e coloque a campânula ou o diafragma do estetoscópio sobre a área, sem compressão excessiva (ou artéria poplítea ou pediosa);
- Feche a válvula e comprima a pera rapidamente, inflando o manguito até ultrapassar 20 a 30 mmHg o nível estimado da PAS obtido, anteriormente, pela palpação;
- Proceda à deflação do manguito, abrindo a válvula lentamente (velocidade de 2 mmHg por segundo);
- Preste atenção aos sons;
- Determine a PAS pela ausculta do primeiro som (fase I de Korotkoff);

- Determine a PAD observando o desaparecimento dos sons (fase V de Korotkoff);
- Continue auscultando cerca de 20 a 30 mmHg abaixo do último som, para confirmar seu desaparecimento e, depois, abra a válvula para a deflação rápida e completa;
- Atenção: se os batimentos persistirem até o nível zero, desinfle o manguito, aguarde 1 minuto e repita a operação, determinando a PAD quando houver o abafamento dos sons (fase IV de Korotkoff), e anote valores: PAS/PAD/zero, para ressaltar que os batimentos continuaram até o ponto zero do manômetro;
- Meça a PA três vezes, idealmente, com intervalo de, no mínimo, 1 minuto entre elas ou, ao menos, duas vezes. Medições adicionais deverão ser realizadas se as anteriores se diferenciarem em mais de 10 mmHg;
- Esvazie o manguito completamente antes de realizar a nova medida;
- Informe o valor da PA obtido para o paciente e o acompanhante;
- Anote os valores exatos, evitando arredondamentos, bem como em que membro a PA foi mensurada.

Atenção: os manômetros aneroides são graduados a cada 2 mmHg.

Não realizar a mensuração da PA nos membros em que foram realizados cateterismo cardíaco, *shunt* (comunicação) arteriovenoso e mastectomia, e evitá-la em membros com venopunção. Nesses casos, a PA pode ser aferida em outros locais.

Sempre que possível, verifique a PA na posição de pé, após 3 minutos, em situações em que a **hipotensão ortostática** possa ser frequente ou suspeitada, como no caso dos pacientes diabéticos e idosos.

Em gestantes, a PA deve ser mensurada da mesma maneira que a recomendada para adultos; no entanto, ela deve ser posicionada em decúbito lateral, preferencialmente esquerdo.[6]

Dor

A dor é citada como o 5º sinal vital desde 1996, quando James Campbell, nos Estados Unidos, afirmou que sua avaliação deveria ser considerada com o mesmo zelo que os outros sinais vitais, para identificá-la e promover, assim, um tratamento adequado. Para pacientes hospitalizados, deve-se determinar uma maior ou menor frequência de verificação desse sinal vital, de acordo com as condições do paciente.[9]

A avaliação e a mensuração da dor devem ser feitas por método confiável e válido. É importante que todos os profissionais de saúde estejam envolvidos no controle da dor e que o seu tratamento seja tão importante quanto a eliminação da doença.

De acordo com a sua frequência, a dor pode ser aguda, crônica ou intermitente.

Para a avaliação da dor:[1,9,10]

- Observe alterações comportamentais no paciente, como: apatia, postura imóvel ou inquietação exagerada, proteção de áreas corporais, isolamento social;
- Atenção para o relato do paciente e as observações do acompanhante;
- Presença de gemido, choro, grunhido;
- Alterações na expressão facial: caretas, dentes cerrados, ato de morder os lábios ou testa enrugada;
- Use uma escala objetiva para a avaliação da dor adotada pela instituição, que deve sempre considerar a idade e o nível de entendimento do paciente. Entre as mais utilizadas, pode-se citar a **escala visual analógica** (EVA ou EAV), em que o paciente assinala a intensidade da sua dor, em uma linha, além de outras variações dessa escala utilizando números (Figura 6.4), como a **escala visual numérica** e a **escala verbal numérica**, em que a pessoa quantifica sua dor entre 0 (sem dor) e 10 (dor máxima). Ainda, é empregada escala de faces, para crianças ou pessoas com dificuldades cognitivas.[1,9]

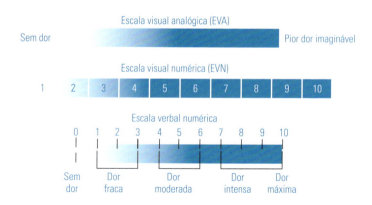

Figura 6.4. Escalas para avaliação objetiva da dor.
Fonte: Adaptada de Sociedade Brasileira para Estudos da Dor.[7]

Dados antropométricos

Antropometria é o estudo das **medidas do corpo** humano ou de suas partes, cuja aferição deve ser executada com precisão pelos profissionais da saúde.

Os dados antropométricos consistem em: peso, altura ou estatura (maiores de 2 anos) ou comprimento (menores de 2 anos ou pessoas que não podem permanecer eretas) e circunferência abdominal (CA). Em recém-nascidos (RN) e lactentes (bebês entre 1 e 12 meses), o perímetro cefálico (PC) e o perímetro torácico (PT) também constituem medidas importantes.

A medida do peso e da estatura/altura (ou comprimento) é utilizada para avaliar o estado nutricional dos indivíduos e seus desequilíbrios (p. ex., desnutrição e obesidade); acompanhar o crescimento ponderoestatural em crianças e adolescentes; fazer o balanço hídrico de pacientes com alterações renais, cardíacas e no pós-operatório, por exemplo; calcular dosagem de medicações e hidratação.

Já a CA é utilizada, principalmente, para: avaliação obstétrica durante a gestação, refletindo, indiretamente, o crescimento fetal; acompanhamento da distensão abdominal de pacientes com ascite; e avaliação do risco de doenças cardiovasculares. Em Pediatria, essa medida é especialmente importante, pois a distensão abdominal interfere diretamente na função respiratória, além de estar relacionada com outras condições patológicas, como hérnias.

No recém-nascido, o **perímetro cefálico** reflete o crescimento cerebral durante o desenvolvimento intrauterino, nos bebês nascidos com 37 semanas ou mais de gestação, mede entre 32 e 37 cm, em média, sendo 2 a 3 cm **maior que o perímetro torácico**. Essa medida é essencial no diagnóstico precoce de um crescimento cerebral anormal, como a microcefalia e a hidrocefalia, entre outras malformações cerebrais.

No 1° ano de vida, o PC tem um crescimento acentuado, com ganho de 2 cm no primeiro trimestre, 1 cm no segundo e 0,5 cm no terceiro.[1] Ainda, pode-se considerar ganho de 2 cm mensal, até os 6 meses de vida e 1 cm mensal entre 6 e 12 meses. A partir do 1° ano de vida, esse crescimento ocorre em menor velocidade.

Material

- Bandeja limpa;
- Luvas de procedimento e outros EPI, se necessário;
- Papel-toalha;

- Balança mecânica ou eletrônica (infantil ou adulta), com régua antropométrica;
- Maca ou cama balança (pacientes acamados);
- Régua antropométrica infantil (para crianças até 2 anos);
- Fita métrica inelástica em bom estado.

Para verificar os dados antropométricos, higienize as mãos, separe o material, calce as luvas e outros EPI (se indicado), e confira a identificação do paciente com as informações contidas na prescrição e na pulseira de identificação. O resultado aferido deve ser anotado imediatamente.

Peso

Antes de aferir o peso, certifique-se de que a pessoa pode ficar em pé com segurança.

O peso deve ser verificado **preferencialmente pela manhã** com o paciente em jejum, bexiga vazia, sem sapatos e com o mínimo de roupas possível.

A maioria dos serviços de saúde conta com uma balança digital, com régua antropométrica acoplada. Nesse caso, forre o piso da balança com uma folha de papel-toalha, instrua a pessoa a retirar os sapatos e o excesso de roupas. Calibre a balança (zerar) e peça para que o paciente suba na balança e mantenha-se na posição ereta. Verifique e anote o resultado. Pacientes acamados podem ter seu peso aferido em leitos com balança ou elevadores com balança acoplada.

- Procedimento para balança mecânica
  - Oriente o paciente e/ou acompanhante sobre o procedimento;
  - Calibre a balança antes de cada aferição: destrave o equipamento e gire o calibrador até a agulha atingir a marca do nivelador;
  - Trave a balança e forre o piso com papel-toalha;
  - Solicite que o paciente retire o excesso de roupa e os calçados;
  - Oriente ou auxilie o paciente a subir no centro da balança com os pés unidos e braços ao longo do corpo, sem se apoiar no equipamento;
  - Destrave a balança;
  - Mova os cursores sobre a escala numérica: primeiro aquele referente aos quilogramas e, depois, o de gramas, lentamente até o nivelador se equilibrar;

- Leia o valor e anote o peso;
- Informe o peso ao paciente e auxilie-o a descer da balança;
- Posicione os mostradores no ponto zero e trave o equipamento;
- Anote o resultado no prontuário, em quilogramas e gramas (exemplo: 75 kg e 400 g ou 75.400 g).

Para aferir o peso de recém-nascidos e crianças que ainda não ficam em pé sozinhas, utilize a balança pediátrica digital, com cesto, desinfetada com álcool a 70%; mantenha o paciente deitado ou sentado sobre uma toalha de papel, conforme o estágio de desenvolvimento da criança, e sob vigilância. Evite a balança analógica, sempre que possível.

Estatura e comprimento

Estatura corresponde à medida da altura ou do tamanho do corpo em sua dimensão vertical (do topo da cabeça à planta dos pés). Comprimento é a medida com a pessoa na horizontal.

• Procedimento com antropômetro vertical

- Oriente o paciente e/ou acompanhante;
- Posicione o paciente descalço no centro da balança com a régua acoplada, e a cabeça livre de adereços;
- Suspenda a escala métrica e oriente o paciente a encostar os calcanhares unidos, dorso e cabeça, mantendo o corpo ereto, olhando para um ponto fixo na altura dos olhos;
- Repouse a haste sobre a cabeça;
- Trave a régua e auxilie o paciente a descer da balança;
- Leia o valor e anote;
- Informe o resultado ao paciente e/ou acompanhante;
- Destrave e abaixe a haste;
- Anote o resultado no prontuário, em metro e centímetros (exemplo: 1,55 m ou 155 cm).

Para aferir o comprimento de recém-nascidos, lactentes e pacientes acamados que não ficam em pé sozinhos, use a régua antropométrica apoiada em mesa previamente forrada com lençol de papel ou tecido. Coloque o paciente com a cabeça apoiada na parte fixa da régua, mantendo os joelhos estendidos; encoste a haste móvel da régua até a planta dos pés, em posição neutra (Figura 6.5). Faça a leitura na parte da régua em contato com a planta dos pés.

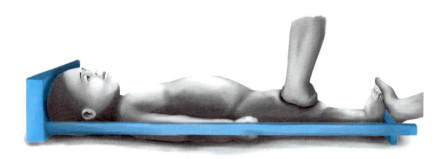

Figura 6.5. Técnica para mensurar o comprimento em recém-nascidos e lactentes com régua antropométrica.

Circunferência abdominal

Essa medida reflete, indiretamente, a adiposidade central, além de alterações localizadas no abdome, sendo aferida na metade da distância entre o rebordo costal inferior e a crista ilíaca anterossuperior com o paciente em posição ereta, como descrita a seguir (Figura 6.6).

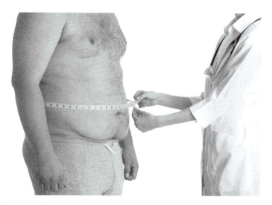

Figura 6.6. Posição da fita métrica para mensuração da circunferência abdominal.
Fonte: https://br.depositphotos.com/152144704/stock-photo-weight-loss-concept.html.

- Procedimento
    - Solicite ao paciente para permanecer em pé com os braços estendidos ao lado do corpo, os pés unidos e o abdome relaxado e livre de roupas;
    - Posicione-se ao lado do paciente;

- Palpe e localize a última costela;
- Solicite para o paciente inspirar e pausar por alguns segundos;
- Palpe e localize a crista ilíaca;
- Defina o ponto médio entre o rebordo costal inferior e a crista ilíaca;
- Posicione a fita ao redor do abdome sobre o ponto médio definido; alinhada em um plano horizontal e paralelo ao chão;
- Segure a fita no ponto zero com a mão esquerda e a outra ponta com a mão direita;
- Ajuste a fita, firmemente, sem sobrepor as duas partes da fita e sem enrugar a pele e sem comprimir o tecido subcutâneo;
- Peça para o paciente expirar, suavemente;
- Faça a leitura e informe ao paciente e acompanhante;
- Registre o valor no prontuário, em centímetros.

Para aferir a CA de recém-nascidos, crianças até 2 anos ou pacientes acamados, posicione o paciente em **decúbito dorsal e horizontal**. A medida é realizada na **altura da cicatriz umbilical** (Figura 6.7), ou logo acima do coto umbilical, nos primeiros dias de vida do recém-nascido.

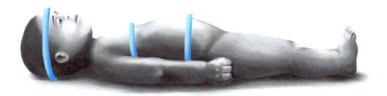

Figura 6.7. Mensuração dos perímetros abdominal, cefálico e torácico.

Perímetro cefálico

Essa medida é realizada, mensalmente, no primeiro ano, nas **consultas de puericultura**. O PC também pode ser mensurado, diariamente, em casos patológicos, como na hidrocefalia.

Com a epidemia do **Zika vírus**, em 2015 e 2016, que infectou centenas de gestantes, e a ocorrência de **microcefalia** em fetos e recém-nascidos, o PC passou a ser rigorosamente monitorado nos primeiros anos de vida. Para diagnosticar essa malformação, consideram-se, nos recém-nascidos a termo (gestação com 37 a 41 semanas), os valores ≤ 31,9 cm para meninos e ≤ 31,5 cm para meninas nos primeiros dias de vida.

- **Procedimento**
  - Ajuste a fita métrica ao redor do crânio, sobre a proeminência occipital e ao redor da fronte, acima dos supercílios (ver Figura 6.7). Posicione o recém-nascido semissentado, na primeira medida;
  - Faça a leitura e informe ao acompanhante;
  - Registre o valor no prontuário, em centímetros.

Perímetro torácico

Também é aferido ao nascimento e nas consultas de puericultura, pois serve de parâmetro de comparação com o PC. Ao nascimento o PT de um RN a termo mede entre 30,5 e 33 cm e, em geral é 2 a 3 cm menor que o PC.[3]

- **Procedimento**
  - Posicione o recém-nascido ou a criança em decúbito dorsal horizontal e retire a roupa da região torácica;
  - Coloque a fita métrica ao redor do tórax sobre os mamilos e ajuste sem apertar (ver Figura 6.7);
  - Faça a leitura e informe ao acompanhante;
  - Vista a criança;
  - Registre o valor no prontuário, em centímetros.

Considerações finais

A aferição dos sinais vitais e das medidas antropométricas são realizadas em diferentes momentos, para diagnosticar doenças, acompanhar o crescimento infantil e nas consultas ambulatoriais.

Nos dois primeiros anos de vida, a mensuração das medidas antropométricas é realizada ao nascimento e, no mínimo, quando a criança completar 1, 2, 4, 6, 9, 12, 18 e 24 meses de vida. Após esse período, a verificação do peso e da altura é anual, até o final da adolescência.

No adulto e no idoso, o peso e a CA devem ser monitorados permanentemente.

O acompanhamento da PA constitui um importante indicador de saúde e deve ser aferido anualmente, a partir do 4º ano de vida.

Além de realizar corretamente as técnicas de verificação e registro dos sinais vitais e dos dados antropométricos, o técnico em enfermagem precisa ser capaz de reconhecer os desvios desses dados durante a assistência de enfermagem, de acordo com a faixa etária, para identificar os casos que devem ser reportados ao enfermeiro e ao médico da equipe.

Referências bibliográficas

1. Potter PA, Stockert PA, Perry AG, Hall AM, Ostendorf WR, et al. Trad. Salles AD, Adelcorso A. Fundamentos de enfermagem. 9. ed. Rio de Janeiro: Elsevier; 2018.
2. Passos WCS, et al. Fundamentos de Enfermagem e suas Implicações. In: Bittencout JJG, Conceição SMP. Didático de enfermagem teoria e prática. São Paulo: Eureka; 2017.
3. Hockenberry MJ, Wilson D. Trad. Nascimento MIC. Wong: Fundamentos de enfermagem pediátrica. 9. ed. Rio de Janeiro: Elsevier; 2014.
4. Beck ARM, Carmona EV. Avaliação dos sinais vitais em pediatria. In: Denofre Carvalho S (org.). O enfermeiro e o cuidar multidisciplinar na saúde da criança e do adolescente. São Paulo: Atheneu; 2012. p. 21-34.
5. Barroso WKS, Rodrigues CIS, Bortolotto LA, Mota-Gomes MA, Brandão AA, Feitosa ADM, et al. Diretrizes Brasileiras de Hipertensão Arterial – 2020. Arq Bras Cardiol. 2020.
6. Malachias MVB, Souza WKSB, Plavnik FL, Rodrigues CIS, Brandão AA, Neves MFT, et al. 7ª Diretriz Brasileira de Hipertensão Arterial. Arq Bras Cardiol. 2016;107(3 Supl.3):1-83.
7. Stergiou GS, Alpert B, Mieke S, Asmar R, Atkins N, Eckert S, et al. A universal standard for the validation of blood pressure measuring devices: Association for the Advancement of Medical Instrumentation/European Society of Hypertension/ International Organization for Standardization (AAMI/ESH/ISO) Collaboration Statement. J Hypertens. 2018;36(3):472-8.
8. Arcuri EAM, Araújo TL, Veiga EV, Oliveira SMJV, Lamas JLT, Santos JLF. Sons de Korotkoff: desenvolvimento da pesquisa em esfigmomanometria na Escola de Enfermagem da USP. Rev Esc Enferm USP. 2007;41(1):147-53.
9. Sociedade Brasileira para o Estudo da Dor (SBED). Hospital sem dor: diretrizes para implementação da dor como 5° sinal vital [acesso 13 nov. 2019]. Disponível em: https://sbed.org.br/5o-sinal-vital/.
10. Rondinelli MC, Antunes JM, Sampaio WC, Santos JFM. Implementation of pain control program in a traumatology and orthopedics hospital. Case report. Rev Dor. São Paulo, 2016 abr-jun;17(2):141-4 [acesso 13 nov. 2019]. Disponível em: http://www.scielo.br/pdf/rdor/v17n2/1806-0013-rdor-17-02-0141.pdf.

Testes

1. Quanto à verificação dos sinais vitais em Pediatria, é possível afirmar que:

    A) Devem ser verificados em horários preestabelecidos pelo enfermeiro e a criança estar bem alimentada.

    B) Deve-se verificar a pressão arterial em primeiro lugar, pois pode causar medo, além do desconforto.

    C) Devem ser verificados nessa ordem: frequência respiratória, frequência cardíaca, temperatura, oximetria de pulso e pressão arterial.

    D) A temperatura deve sempre ser verificada no reto, por ser mais fidedigna.

    E) Em bebês, a frequência cardíaca é mais facilmente verificada na artéria carótida.

2. Assinale a alternativa correta:

    A) O peso deve ser aferido pela manhã, após o desjejum.

    B) Peso, altura, perímetros cefálico, torácico e abdominal devem ser aferidos até o início da puberdade.

    C) Na verificação da altura, o paciente deve manter-se ereto, de frente para o antropômetro, com os calcanhares unidos e olhando para um ponto fixo, na altura dos olhos.

    D) Peso e altura são dados importantes para avaliar o estado nutricional, acompanhar o crescimento, fazer balanço hídrico, calcular dosagem de medicações e hidratação.

    E) Ao nascimento, o perímetro cefálico mede entre 33 e 36 cm e é cerca de 2 cm menor que o perímetro torácico.

3. Ao verificar a pressão arterial de um indivíduo adulto, deve-se observar os seguintes cuidados:

    A) Posicionar sempre o paciente em pé, com braço apoiado ao nível do coração.

    B) Determinar a circunferência do braço na altura do acrômio e olécrano.

C) Posicionar o manguito de 2 a 3 cm acima da fossa cubital, deixando folgas.

D) Desinflar o manguito rapidamente a partir de 20 a 30 mmHg do nível estimado da pressão arterial sistólica obtido pela palpação.

E) Determinar a pressão arterial sistólica pela ausculta do primeiro som (fase I de Korotkoff) e a diastólica no desaparecimento dos sons (fase V de Korotkoff).

4. Ao verificar a frequência cardíaca:

A) Registrar as características de ritmo, frequência e amplitude do pulso.

B) Palpar as artérias ulnar e carótida para aferir o pulso periférico em adultos.

C) Posicionar os dedos indicadores e polegar sobre a artéria escolhida para verificar o pulso e fazer pressão para sentir a pulsação.

D) Contar as pulsações durante 15 segundos e multiplicar por quatro.

E) Considerar taquicardia ou taquisfigmia como pulso abaixo da faixa normal.

5. Quanto à verificação da temperatura, é correto afirmar:

A) O valor varia de acordo com o local de aferição, e os mais confiáveis são aqueles que refletem a temperatura das superfícies corporais.

B) Pode ser aferida em diferentes locais: pele, região sublingual, reto, axila e membrana timpânica.

C) Os tipos de termômetro mais utilizados são: aneroide, digital, eletrônico, timpânico e de mercúrio.

D) A temperatura retal é 1°C mais baixa que a oral e 0,5°C maior da axilar.

E) Nenhuma das alternativas anteriores.

6. São cuidados importantes antes de medir a pressão arterial:
   A) Checar se o paciente esvaziou a bexiga e não ingeriu bebida alcoólica.
   B) Manter o antebraço do paciente apoiado e à altura do coração.
   C) Relaxar os ombros e descruzar as pernas do paciente.
   D) Ajustar o manguito 2 cm acima da fossa cubital.
   E) Todas as alternativas anteriores.

Respostas

1. C.
2. D.
3. E.
4. A.
5. B.
6. E.

Transporte e Mobilidade

Capítulo 7

Sabrina Ottenio da Costa
Marilucia Moreira Silva Marcondes
Maria do Socorro Cardoso dos Santos

Introdução

A mobilidade física possibilita diversas ações, como acomodar-se no leito, levantar-se, caminhar, praticar esporte, dançar, entre outras. Para isso, é necessário que os sistemas musculoesquelético e nervoso, principalmente, estejam íntegros para proporcionar **autonomia** ao indivíduo a fim de realizar as **atividades de vida diária**.[1,2]

Entretanto, muitas pessoas apresentam **alteração na capacidade de se movimentar**, de forma temporária ou definitiva, o que altera essa dinâmica, tornando-as dependentes de dispositivos de apoio, como andador e muleta, assim como de auxílio de outras pessoas.

Pessoas com mobilidade reduzida apresentam maior risco de complicações, como trombose venosa, alteração na ventilação pulmonar, **queda e lesões de pele**, que ganham destaque por sua alta incidência.

As úlceras ou lesões de pele nessas pessoas são causadas por: fricção, definida como atrito entre a pele do paciente e uma superfície; cisalhamento, que corresponde à tração sobre a pele, provocando seu deslizamento sobre o músculo e ocluindo a circulação capilar local; e pressão que leva a dano na pele e/ou tecidos moles geralmente sobre uma proeminência óssea ou relacionada ao uso de artefatos (ver Capítulo 8), exigindo avaliação constante da equipe de saúde.[3-7]

Um dos principais motivos que contribuem para a permanência prolongada de um paciente no leito reside na presença de comorbidades associadas ao aumento das taxas de sobrevida de pacientes com doença crítica, como politraumatismo e acidente vascular ou doenças degenerativas, como as demências.

Assim, ao assistir um paciente com dificuldades de mobilidade, a equipe de enfermagem correlaciona essas necessidades a fatores como suas condições clínicas, **força física**, **nível de cooperação** e dispositivos como drenos e sondas, para garantir uma **movimentação segura**, seja ela a deambulação, transferência para cama, poltrona, cadeira higiênica ou qualquer outro deslocamento, considerando, também, o manuseio por meio da prática correta da técnica, e os **riscos ergonômicos** ao movimentá-lo de maneira inadequada, causando danos à saúde do profissional, sendo estes caracterizados como acidente de trabalho.[1,2]

Portanto, é necessário utilizar os princípios básicos de ergonomia: evite sobrecarga movimentando o paciente em duplas; mantenha os pés afastados e apoiados; flexione os joelhos e não a coluna, use a força dos braços e pernas preservando o tronco; contraia o abdome; arraste em vez de levantar o paciente ou um objeto; eleve a cama a um nível confortável e de acordo com sua altura; eleve a cabeceira para sentar o paciente; mantenha seu corpo próximo ao paciente ao movimentá-lo.

Atenção: quanto maiores a limitação de movimentos e a dependência do paciente, maior é o risco de queda.

Transferência e mobilização

Para transferir e mobilizar o paciente com segurança, é imprescindível assegurar-se de seu estado clínico para prevenir e garantir uma mudança de posição ou deslocamento estáveis, partindo da atenta observação dos sinais vitais, alteração do nível de consciência e habilidade/destreza motora durante a execução da movimentação.

Antes de realizar um desses procedimentos, atenção aos seguintes pontos:[1,2,5]

- O paciente demonstra alguma alteração do nível de consciência (confusão mental, agitação psicomotora hipoatividade, torpor)?
- Existe alguma variação nos parâmetros dos sinais vitais?
- O dispositivo de transferência é seguro, está higienizado e foi preparado para recepcionar o paciente?
- O paciente e os familiares foram orientados sobre a necessidade desse procedimento?
- Foram administrados medicamentos próximos ao momento da transferência, capazes de promover variações nos dados vitais, no nível de consciência ou dificuldade motora, como anti-hipertensivos e sedativos?

- Os dispositivos e as extensões dos cateteres, drenos e sondas estão fixados e posicionados de maneira a evitar a desconexão ou retirada acidental?

É preciso avaliar necessidade de outro profissional para ajudá-lo, conforme o grau de dependência e mobilidade do paciente, de modo a diminuir o risco de queda.

Durante a movimentação, observe alterações como palidez, cianose, dispneia, agitação e queixas de tontura e dor.

Atenção: confirme a necessidade de adotar medidas para precaução de contato, gotículas ou aerossóis (ver Capítulo 2), antes de transportar o paciente e providencie os equipamentos de proteção individual (EPI).

Ao final, registre o procedimento, anotando: data, horário, tipo de equipamento utilizado, finalidade da movimentação, posicionamento do paciente para a transferência, intercorrências e alterações apresentadas durante o manuseio, e cuidados para prevenção de quedas, como travamento de rodas e elevação das grades. Veja um exemplo:

(10/04/2021) 9h – Transferido paciente da poltrona para o leito, com auxílio do elevador mecânico, sem intercorrências. Paciente não refere queixas. Posicionado em decúbito lateral direito; elevadas grades de proteção e conferido travamento de rodas. Assinatura e carimbo.

15h – Transferido paciente do leito para a maca com prancha. Verificado travamento de rodas. Procedimento realizado com auxílio do enfermeiro AB. Paciente referiu vertigem que melhorou após posicionamento em decúbito dorsal. Elevadas grades de proteção e encaminhado paciente ao setor de ultrassonografia, acompanhado pela filha. Assinatura e carimbo.

Transferência do leito para a maca

Esse tipo de transferência é bastante comum em unidades de internação e prontos-socorros, para transporte do paciente para a realização de exames de imagem e para o centro cirúrgico. Siga as mesmas orientações para transferir o paciente da maca para o leito.

- Material
  - Maca, lençol;
  - Compressa ou papel para limpeza;
  - Álcool a 70%;
  - EPI de acordo com o tipo de precaução;
  - Prancha de transferência (opcional).

• Procedimento

Antes de transferir o paciente do leito para a maca, higienize as mãos, reúna o material, avalie se precisará de ajuda de outro profissional e se há indicação para precauções específicas. Afaste o mobiliário, para ganhar espaço, em seguida:[1,2,4,5]

- Limpe o colchão da maca com compressa ou papel descartável e álcool a 70%, em movimento unidirecional com álcool a 70%, trocando o lado;
- Forre a maca, colocando um lençol em sentido diagonal;
- Higienize as mãos e calce as luvas (e outros EPI, se for o caso);
- Identifique o paciente, confirmando nome e data de nascimento na pulseira, prontuário e verbalmente com o paciente;
- Explique o procedimento;
- Feche a porta do quarto ou coloque um biombo;

Atenção: se o paciente for obeso, estiver inconsciente ou não controlar o movimento do pescoço, serão necessários três ou mais profissionais para mobilizá-lo.

- Mantenha o paciente em decúbito dorsal horizontal (DDH), se possível;
- Movimente e ajuste a altura entre o leito e a maca, posicionando-os paralelamente;
- Trave os rodízios do leito e da maca e abaixe as grades;
- Aproxime o suporte de soro;
- Retire o travesseiro e os coxins;
- Os profissionais devem estar posicionados um do lado da cama e outro ao lado da maca, e um na cabeça, se for o caso;
- Solte o lençol ou forro móvel do colchão, e retire lençóis e cobertores que estejam sobre o paciente;
- Reduza o atrito do corpo durante a transferência: cruze braços e pernas do paciente, se não houver contraindicação;
- Observe fixações e extensões dos cateteres, drenos e sondas para evitar sua remoção acidental; acomode os dispositivos sobre o lençol ou o paciente, se necessário;
- Enrole o lençol, de ambos os lados, até a lateral do corpo do paciente, e segure na altura do tórax e dos quadris;
- Transfira o paciente para a maca com um único movimento, sincronizando a ação dos profissionais (contagem 1-2-3);

- Acomode o paciente e levante as grades de proteção;
- Posicione drenos, equipos e outros dispositivos; confira sua inserção e funcionamento;
- Eleve a cabeceira ou coloque um travesseiro, se não houver contraindicação; cubra-o com lençol ou cobertor;
- Destrave as rodas da maca e encaminhe o paciente;
- Retire as luvas e demais EPI e higienize as mãos;
- Faça os registros de Enfermagem no prontuário, anotando: data e horário da transferência, motivo do encaminhamento, setor de destino e forma de transporte, condições clínicas na saída da unidade (nível de consciência, elevação e travamento das grades, queixas. Carimbe e assine.

A transferência também pode ser realizada com ajuda de uma prancha, um acessório que facilita o deslocamento seguro do paciente de uma superfície a outra e pode ser usado por um único profissional capacitado. Para isso:

- Calce as luvas de procedimento;
- Limpe a tábua de transferência com compressa ou papel descartável e álcool a 70%;
- Oriente o paciente sobre o procedimento e cruze seus braços e pernas;
- Abaixe as grades do leito e da maca, colocando-as em paralelo;
- Movimente o paciente para decúbito lateral oposto ao da maca com a ajuda de um forro (Figura 7.1A);
- Posicione a prancha de transferência entre o leito e a maca, sob o forro, bem embaixo do paciente;
- Retorne o paciente por sobre ela e empurre-a, cuidadosamente, enquanto o outro profissional puxa o conjunto prancha/paciente, deslizando-os até a outra superfície;
- Vire o paciente para a outra lateral de modo que a tábua de transferência possa ser removida (Figura 7.1B).

Elevador mecânico

O suporte de transferência individual consiste em uma tecnologia que auxilia na mobilização de pacientes que apresentam restrição de movimentos ou imobilidade total. Ainda, contribui na movimentação de pacientes obesos diminuindo a sobrecarga ergonômica para os profissionais de saúde e favorece uma movimentação com maior qualidade e segurança ao paciente.

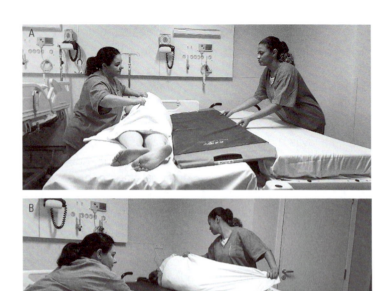

Figura 7.1. Transferência do leito para a maca, com auxílio de prancha. A. Colocação do equipamento sob o paciente. B. Transferência e remoção da prancha.
Fonte: Arquivo das autoras.

Esse equipamento possibilita deslocar a pessoa para cadeira de rodas, leito, maca, vaso sanitário, cadeira higiênica, banheira ou poltrona. Apesar de versátil, alguns profissionais não utilizam o equipamento mesmo quando disponível nos serviços de saúde, por desconhecerem o seu manuseio. É preciso treinar os comandos para conhecer o seu funcionamento.

O dispositivo é composto por um suporte (guincho), lonas e um controle de funções simples e de fácil manuseio. Para o uso, instale a lona com a técnica de troca de roupa para cama ocupada (ver Capítulo 4): lateralize o paciente para um dos lados (direito ou esquerdo); posicione a lona na altura correta; lateralize o paciente para o lado oposto; termine de ajustar a lona; encaixe a lona no guincho e nas travas de segurança (Figura 7.2). Controle as funções.

Existem diversos tipos de lonas, que permitem movimentar o paciente para a posição sentada, horizontal (Figura 7.3) ou ereta. Sua escolha dependerá das necessidades do paciente.[1,2,5]

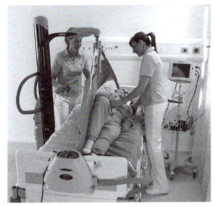 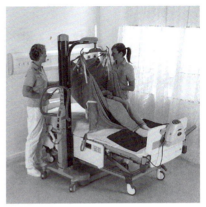

Figura 7.2. Elevador mecânico de transferência. Colocação da lona de transporte e fixação das alças e travas no guincho para elevação.
Fonte: ArjoHuntleigh® (com permissão).

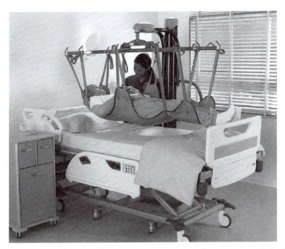

Figura 7.3. Elevador mecânico com lona para erguer o paciente em posição horizontal.
Fonte: ArjoHuntleigh® (com permissão).

Transporte em cadeira de rodas

O transporte de pacientes de uma unidade a outra e mesmo na alta hospitalar é realizado, na maioria das vezes, em cadeira de rodas. Por se tratar de um procedimento tão comum, é preciso desenvolver habilidade para movimentar o paciente com segurança e avaliar se essa é a melhor opção para transportá-lo.

• Material
- Cadeira de rodas;
- Compressa ou papel para limpeza e álcool a 70%;
- EPI de acordo com o tipo de precaução;
- Lençol;
- Escadinha.

• Procedimento
Inicialmente, verifique as condições do equipamento (rodas, trava, apoio para os pés). Não arrisque a segurança do paciente utilizando equipamentos com defeito ou em más condições; troque por uma maca. Se o paciente estiver com dispositivos como drenos e sondas, solicite a avaliação do enfermeiro para confirmar se ele deve ser transportado em maca. Limpe o assento e o encosto com compressa ou toalha descartável e álcool a 70%.

- Higienize as mãos e calce as luvas;
- Identifique o paciente, confirmando nome e data de nascimento na pulseira, no prontuário e verbalmente com o paciente ou familiar;
- Explique o procedimento ao paciente e acompanhante;
- Feche a porta do quarto ou coloque um biombo;
- Forre a cadeira colocando um lençol em diagonal;
- Posicione a cadeira de rodas paralelamente ao leito;
- Trave o rodízio da cadeira e levante os descansos dos pés;
- Posicione o paciente em decúbito dorsal;
- Eleve a cabeceira da cama até 90°;
- Abaixe a altura da cama ou posicione a escadinha na altura dos pés da cama do paciente;
- Observe queixas e sinais de hipotensão ortostática;
- Abaixe a grade da cama do lado em que a cadeira de rodas esteja posicionada;
- Posicione-se ao lado da cama, estando a cadeira de rodas às suas costas. Abrace o paciente colocando seu braço sob os ombros e o outro atrás dos joelhos ligeiramente em flexão;
- Afaste suas pernas e, com um movimento único, gire o paciente para a posição sentada, com as pernas para fora do leito, apoiando os pés no chão ou na escadinha;
- Vista o paciente e calce os chinelos ou sapatos;

- Posicione-se de frente para o paciente segurando-o pela cintura; peça para que ele se apoie em seus ombros e ajude-o a descer da cama (Figura 7.4A);
- Ajude o paciente a levantar-se e a ficar de costas para a cadeira de rodas e a sentar-se, lentamente (Figura 7.4B);
- Apoie os pés do paciente no descanso;
- Cubra o paciente com outro lençol;
- Posicione dispositivos e soro, se for o caso;
- Peça para o paciente manter os braços sobre as coxas;
- Conduza o paciente ao local de destino;
- Retire as luvas e higienize as mãos;
- Faça os registros de Enfermagem no prontuário.

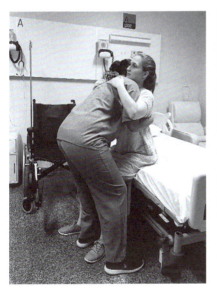 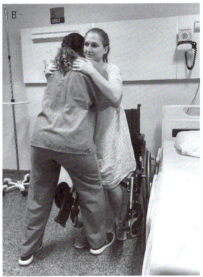

Figura 7.4. Transferência do leito para cadeira de rodas. A. Levantando a pessoa do leito. B. Sentando a pessoa na cadeira.
Fonte: Arquivo das autoras.

Transferência da cama para cadeira de banho e poltrona

As complicações da restrição no leito são inúmeras e podem ser evitadas, na maioria das vezes.[6,7] Uma das intervenções mais eficazes para diminuí-las é a **mobilização precoce**.

Dependendo da situação, algumas equipes relutam em retirar o paciente da cama, preferindo prestar cuidados como banho e alimentação no leito.

Entretanto, se as equipes de enfermagem, médica e de fisioterapia avaliarem, conjuntamente, a evolução clínica e o **risco-benefício** envolvido, muitos pacientes poderiam ser mobilizados, com segurança, mesmo aqueles em oxigenoterapia ou ventilação mecânica. Contribua com essa avaliação, informando suas percepções e sugerindo formas de movimentá-lo.

Para transferir o paciente para a cadeira de banho (ou cadeira higiênica), ou para a poltrona, e vice-versa, siga o mesmo procedimento descrito para a cadeira de rodas, fazendo as adaptações necessárias.

Se o paciente for mobilizado pela primeira vez, após um período de restrição, solicite a presença do enfermeiro e a ajuda de mais outro profissional da equipe de enfermagem.

No caso do banho de aspersão (ver Capítulo 4), disponha todo o material próximo ao chuveiro antes da mobilização.

Uso de dispositivos de apoio para caminhar

Enquanto o uso da cadeira de rodas é mais direcionado às pessoas com incapacidade da mobilidade dos membros inferiores, temporária ou permanente, os andadores, bengalas e muletas representam dispositivos complementares, que auxiliam a pessoa com dificuldade de mobilidade a caminhar.

Com o objetivo de garantir uma assistência de maior qualidade e segurança, a escolha desses dispositivos deve ser realizada por uma equipe multidisciplinar,[1,2,3,5] incluindo médico, enfermeiro, fisioterapeuta e terapeuta ocupacional, e a própria pessoa e cuidador, considerando as características físico-funcionais de cada pessoa.

No ambiente hospitalar, independentemente do equipamento de apoio que o paciente utilizará, a equipe de enfermagem deve:

- Checar as condições do equipamento;
- Checar se o dispositivo é adequado ao peso da pessoa, pois a maioria suporta de 100 a 130 kg;
- Observar a segurança do local, afastando móveis e utensílios capazes de oferecer risco;
- Explicar o procedimento;
- Demonstrar a utilização do equipamento;

- Definir a distância a ser percorrida;
- Posicionar o paciente corretamente, deixando-o sentado e com os pés apoiados no chão, por 1 minuto ou mais;
- Verificar se o paciente não apresentou nenhuma alteração em seu quadro clínico, como tontura ou outras queixas de mal-estar;
- Garantir a segurança durante a deambulação;
- Verificar a presença de dispositivos invasivos, como acesso venoso, drenos e sondas, e posicioná-los corretamente para não causar trações acidentais.

A seguir, serão descritos os dispositivos de assistência e como utilizá-los de maneira correta.

Andadores

O andador ortopédico é uma tecnologia assistiva desenvolvida para fornecer estabilidade e precisão nos deslocamentos de pessoas com mobilidade reduzida, sem o auxílio de outra pessoa, resolvendo questões importantes para o paciente de autonomia e independência.

São dispositivos de apoio à marcha, leves, de metal, com vários modelos disponíveis no mercado: fixo ou articulado, com ou sem rodas, com ou sem sistema de fechamento (dobrável), com três ou quatro apoios, escolhidos de acordo com o equilíbrio e a força muscular da pessoa e a sensação de segurança que o equipamento proporciona. Apresentam ponteiras nas extremidades distais, antiderrapantes. Não são adequados para os pacientes com grande limitação de movimento nos membros superiores, pois é necessário levantar o dispositivo a cada passo, nos modelos sem rodas. Sua altura deve ser ajustada de acordo com a estatura do usuário, próximo ao nível entre o quadril e a cintura, o suficiente para mantê-lo na posição a mais ereta possível.

Se necessário, ajude o paciente a se levantar do leito ou cadeira e oriente-o a como utilizá-lo. Para a deambulação:

- O paciente deve posicionar se no centro do aparelho;
- Manter as mãos apoiadas nas barras laterais superiores;
- Levantar o andador e posicioná-lo para frente, cerca de 15 a 20 cm;
- Dar um passo com um pé de cada vez;
- Repetir esses movimentos nessa mesma ordem: andador para cima, no modelo sem rodas – para a frente – dar o passo, deslocando-se, assim, pelo ambiente (Figura 7.5).

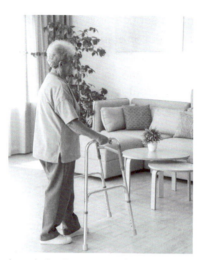

Figura 7.5. Utilização do andador de quatro apoios, sem rodas.
Fonte: https://st4.depositphotos.com/16122460/29429/i/1600/depositphotos_294294404-stock-photo-elderly-woman-using-walking-frame.jpg.

- Acompanhe se o andador atende à altura do usuário, se há alguma dificuldade no manuseio e observe se ele consegue aplicar força suficiente nos membros superiores e se tem pressão palmar para segurar a barra. Informe suas observações ao enfermeiro e fisioterapeuta.

Alerte o paciente e o acompanhante a não entrarem no banheiro se o piso estiver molhado.

Bengalas

São dispositivos ortopédicos leves, feitos de metal ou madeira e menos estáveis que os andadores, pois oferecem menos apoio por seu formato.

O tamanho do dispositivo deve ser igual ao comprimento entre o trocânter maior e o chão.

Existem dois tipos de bengala, com apoio único, tradicional, e com quatro apoios. A diferença maior entre elas é que a última oferece uma maior estabilidade, sendo indicada para pacientes com paralisia parcial ou total da perna.

A bengala tem como finalidade oferecer apoio e equilíbrio ao paciente durante a caminhada, sendo assim, deve ser **posicionada do lado do**

corpo com a maior força motora, pois ajuda a redistribuir o peso do membro inferior que apresenta fraqueza ou dor e aumenta a base de suporte para a deambulação.

Esse dispositivo pode reduzir em 60% a força aplicada ao quadril do lado afetado. Para realizar o movimento de andar, são necessárias três etapas (Figura 7.6).[1,3] Ensine o paciente a:

- Apoiar o peso nas duas pernas e avançar com a bengala de 15 a 25 cm à frente do seu corpo;
- Mover a perna mais fraca até a altura da bengala, dividindo o peso corporal entre a perna mais forte e a bengala;
- Apoiar o peso na bengala e na perna mais fraca e levar a perna com mais força até a altura da bengala;
- Repetir os movimentos.

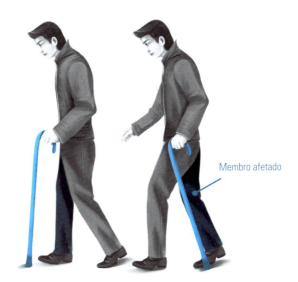

Figura 7.6. Deambulação com auxílio da bengala.

Muletas

Estão indicadas para os pacientes que podem usar seus braços para apoio e propulsão, aliviando a carga de ambos os membros inferiores ou de um deles. Entretanto, exigem força no braço e no ombro, motivo pelo qual seu uso é limitado.

Confeccionadas em metal ou madeira e mais longas que os andadores e as bengalas, são apresentadas em dois tipos: de antebraço ou canadense (Figura 7.7), ou axilar (Figura 7.8).

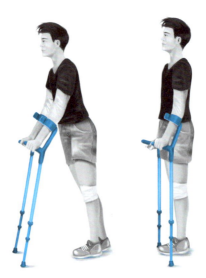

Figura 7.7. Deambulação com auxílio de muleta canadense dupla.

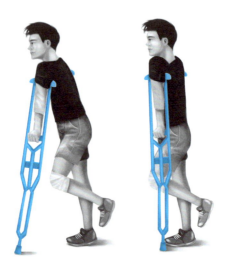

Figura 7.8. Deambulação com auxílio de muletas axilares e três apoios.

As **muletas do tipo canadense** são as mais utilizadas, pois são mais leves e se encaixam melhor ao corpo. O **apoio do antebraço** é ajustado logo abaixo do cotovelo e o **apoio da mão** é ajustado à altura do osso trocânter. Se o paciente conseguir exercer mais de 50% de carga no membro afetado, poderá usar uma única muleta canadense. Caso contrário, são indicadas duas muletas posicionadas à frente; assim, o membro não afetado é movimentado, preservando a perna doente.

É preciso ajustar corretamente o seu tamanho à altura do paciente, ao ângulo de flexão do cotovelo (entre 13 e 30°), e a distância entre a almofada da muleta e a axila.

O comprimento das muletas é medido de 4 a 6 cm abaixo da axila até a lateral do calcanhar, afastando-as 10 a 15 cm desse ponto.[1]

A melhor posição para andar com muletas e que favorece o equilíbrio é a **posição de tripé**: avançar 15 cm, afastar cada muleta, lateralmente, cerca de 15 cm do corpo, mantendo a cabeça e o pescoço eretos, coluna alinhada e joelhos estendidos, a qual deve ser assumida antes da marcha. A marcha com muleta pode ser com quatro, três ou dois pontos de apoio.[1,3,5]

Na **marcha com quatro pontos** de apoio, o paciente precisa conseguir apoiar seu peso nas duas pernas e cada perna é movida alternadamente com a muleta contralateral, deixando sempre três pontos de apoio no chão:

- Pés alinhados e muletas posicionadas de 10 a 15 cm à frente e ao lado de cada pé;
- Mover a muleta do lado direito para a frente de 10 a 15 cm;
- Mover o pé esquerdo para a frente até o mesmo nível da muleta esquerda;
- Mover a muleta do lado esquerdo para a frente de 10 a 15 cm;
- Mover o pé direito para a frente até alcançar a muleta direita;
- Repetir os movimentos, sempre alternando as pernas.

Na **marcha com três pontos de apoio**, apenas as duas muletas e a perna não afetada tocam o chão. Para isso, é preciso que o paciente apoie todo seu peso corporal na perna não afetada, avance as muletas e, em seguida, apoie o peso nelas para levar a perna não afetada, até as muletas. Repetir esses movimentos, **sem apoiar a perna afetada** no chão (ver Figura 7.8).

Na **marcha com dois pontos**, o paciente consegue apoiar parcialmente o peso em ambas às pernas, porém, no movimento de marcha, a muleta contralateral deve ser levada à frente concomitantemente ao movimento da perna que realizará o primeiro passo, dividindo o peso entre a perna e a muleta:[1]

- Pés e muletas apoiados no chão;
- Mover a muleta esquerda e o pé direito para a frente, conco-mitantemente;
- Mover a muleta direita e o pé esquerdo para a frente, conco-mitantemente;
- Repetir os movimentos.

Registre no prontuário o tipo de marcha, a distância percorrida, se o paciente foi auxiliado, e eventuais intercorrências. Caso o paciente apresente qualquer alteração durante a marcha, peça ajuda, coloque o paciente sentado ou no leito e comunique o enfermeiro ou o médico.

Mudança de decúbito

Dependendo das condições de saúde da pessoa, o repouso ou restri-ção no leito é indicado pela equipe de saúde e passa a ser o local em que permanece a maior parte do tempo, em domicílio ou durante o período de internação. Por isso, o leito deve ser organizado de maneira a favore-cer seu conforto, segurança e mudança de posição.

O posicionamento do paciente para procedimentos ou conforto é uma atividade bastante frequente no cuidado de Enfermagem, mas é preciso diferenciar decúbito de postura (ou atitude).

Decúbito é a posição adotada quando o paciente está deitado (p. ex., lateral direita, dorsal ou supina, ventral) e pode ser assumida por vontade própria ou pela ação de outra pessoa.

Postura (ou atitude) postural é aquela adotada por escolha do pacien-te ou não, sem, necessariamente estar deitada (p. ex., ereta ou ortostá-tica, sentado, ginecológica, de Fowler) (ver Capítulo 5).

Alterações nos sistemas nervoso e musculoesquelético e doenças debilitantes dificultam ao paciente adotar sozinho uma posição, passan-do a depender da equipe de enfermagem para realizar as trocas.

Independentemente do motivo da restrição, a **mudança de decú-bito** precisa ser estimulada no paciente ou realizada pelo cuidador no intervalo de até 2 horas, para favorecer a circulação e aliviar a pressão sobre a pele nos pontos de maior contato, especialmente sobre as proe-minências ósseas, entre outros benefícios (ver Capítulo 8).[3,6,7]

Nos pacientes conscientes e com relativa força muscular, a **movimen-tação ativa** no leito pode ser realizada com o auxílio da **barra tipo trapézio de leito**, um dispositivo de formato triangular ou semicírculo pendurado na parte superior da cama e próximo à região da cabeça do paciente (Figura 7.9).

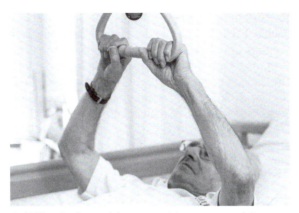

Figura 7.9. Utilização do trapézio para posicionamento no leito.
Fonte: https://st3.depositphotos.com/1046535/18859/i/1600/depositphotos_188598598-stock-photo-senior-man-grabbing-handle-get.jpg.

No caso de pacientes acamados, deve-se instalar o colchão piramidal (caixa de ovo) ou colchão de ar.

Observe a prescrição de enfermagem e o protocolo da instituição e aproveite toda oportunidade em que estiver com o paciente para auxiliá-lo a deambular e colocá-lo sentado na poltrona. A **alternância da posição e do decúbito** no próprio leito pode ser realizada como a seguir.

- Decúbito dorsal horizontal: a região dorsal está totalmente em contato com o leito, sem elevação da cabeceira (cama está em 0°). É importante verificar o alinhamento corporal e apoiar os membros superiores, de modo a evitar a rotação dos braços e ombros, bem como apoiar os pés, para prevenir o desenvolvimento de pé equino adquirido, condição em que o movimento de flexão da articulação do tornozelo é limitado. Nessa posição, os pontos de pressão são região occipital, escápulas, vértebras, cóccix, cotovelos e calcanhares. Assim, evite danos à pele apoiando os pacientes com pequenos travesseiros e coxins macios (Figura 7.10). A posição de Fowler é uma variação desse decúbito, com cabeceira elevada a 45 a 60° e os joelhos semifletidos (ver Capítulo 5).
- Decúbito ventral (ou prona): região anterior e abdome em contato com o colchão e cabeça lateralizada, utilizando um travesseiro fino sob a cintura, para manter o alinhamento lombar. Uma das pernas poderá ser fletida e apoiada em um travesseiro para promover o relaxamento do membro (semipronada). Os pontos de pressão des-

sa posição são orelha, queixo, ombros, cotovelos, região da crista ilíaca, joelhos e artelhos. Posicione travesseiros de apoio na cabeça, no quadril e nos pés (Figura 7.11).[1] Essa posição não é utilizada de rotina; entretanto, com o início da pandemia causada pelo novo coronavírus, declarada pela Organização Mundial da Saúde (OMS), em 11 de março de 2020, muitos pacientes infectados pela **COVID-19** (*Coronavirus Disease* 2019), que evoluíram para a **síndrome do desconforto respiratório agudo** (SDRA), foram colocados em posição prona (ver Capítulos 2 e 5), para melhorar a ventilação pulmonar pelo recrutamento de alvéolos pulmonares e melhora das trocas gasosas. Para esse fim específico, o paciente é mantido em prona associada à posição de Trendelenburg, em que a cabeça permanece em um nível mais baixo que os pés (ver Capítulo 5).

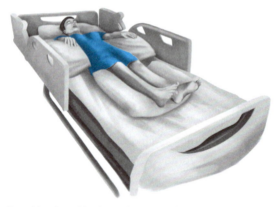

Figura 7.10. Decúbito dorsal horizontal, com apoios em pontos de pressão.

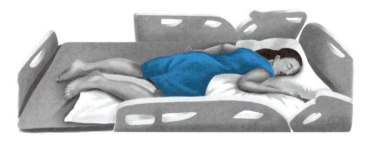

Figura 7.11. Decúbito ventral ou posição prona, cabeça lateralizada – posição do nadador, com apoios em pontos de pressão.

- Decúbito lateral: o peso corporal está apoiado sobre um dos lados. Para pacientes com risco de lesão por pressão e/ou broncoaspiração, a cabeceira é elevada a 30°. Manter o alinhamento corporal e as pernas ligeiramente fletidas. Os pontos de pressão dessa posição são orelha, ombro, trocânter, joelho e tornozelo. Apoie travesseiros pequenos ou coxins na cabeça, entre os joelhos e braços. Se necessário, coloque um rolo para dar suporte à região dorsal.

Além desses posicionamentos, existem variações da posição dorsal utilizadas no ambiente hospitalar, como a de Trendelenburg e Trendelenburg reverso, indicadas para favorecer o retorno venoso e o esvaziamento gástrico, respectivamente (ver Capítulo 5).

Registre a mudança de decúbito indicando o posicionamento no qual o paciente foi colocado (decúbito dorsal, lateral, posição Fowler ou outro), condições da pele, se há dor e participação do paciente no procedimento.

Atenção: mantenha as rodas do leito travadas e eleve as grades laterais de segurança. Deixe a campainha ao alcance do paciente.

Contenção mecânica

Restrição física, contenção física ou contenção mecânica são métodos utilizados pela equipe de saúde para restringir os movimentos do paciente, com o uso de ataduras, faixas de lona e algodão, compressas, entre outros.

Para a instalação de uma contenção, são necessárias **prescrição médica e indicação clínica** que justifiquem a conduta, como episódios de confusão, agressividade e agitação intensa que ofereçam riscos de saúde ao próprio paciente e a outras pessoas, como nos casos de tentativa de suicídio, lesão corporal, retirada de dispositivos invasivos ou de movimentar um membro que necessite de imobilização.

Assim, a principal indicação para a **contenção mecânica deve ser terapêutica** para garantir a segurança do paciente e da equipe, quando outras medidas menos restritivas não foram efetivas. Seu uso deve ser restrito e cauteloso, com suspensão assim que possível.[1,5,9]

A equipe deve tentar instituir alternativas à contenção:

- Confirme com o enfermeiro a possibilidade de transferir pacientes com agitação para leitos próximos ao posto de enfermagem;
- Comunique-se de forma clara, calma e pausada;
- Explique a rotina do setor, detalhadamente, ao paciente e aos familiares, esclarecendo-os sobre o uso da campainha, não se levantar do leito sem a ajuda da enfermagem etc.;

- Esclareça as etapas antes de cada procedimento;
- Estimule a participação da família no cuidado, para que o paciente se sinta mais seguro;
- Deixe a porta do quarto entreaberta, se não houver contraindicação;
- Entre no quarto mais vezes, mesmo se não houver a necessidade de procedimentos técnicos;
- Reforce a fixação dos dispositivos com adesivos e diminua a visualização do paciente cobrindo-os com uma atadura de crepe ou com suas roupas.

> Se o paciente estiver desorientado e em risco de retirar um dispositivo, tente restringir a dobra dos cotovelos com uma tala, impedindo, assim, que ele alcance sondas, cateteres e drenos. Essa restrição também é útil para uso em crianças.

De acordo com as recomendações do Conselho Federal de Enfermagem (Cofen), Resolução n. 427/2012, a equipe de enfermagem está autorizada a empregar uma contenção em **situações de urgência e emergência**, como as já citadas, ou de acordo com protocolos estabelecidos pelas instituições de saúde e realizados sob a supervisão do enfermeiro.[8]

Existem diversos tipos de contenção para restringir o paciente no leito que podem ser aplicados no tórax, no quadril, nos membros superiores, nos membros inferiores e nas mãos.

Se for realmente necessária, aplique a restrição prescrita de forma correta:

- Contenção com cinto: é utilizada para impedir que o paciente se levante ou que mude de decúbito. Coloque o paciente em posição dorsal e amarre o cinto na região do quadril por cima da roupa, o suficiente para dificultar que se movimente, sem apertar; certifique-se de que não há dobras na roupa ou no lençol;
- Contenção de extremidades: é indicada para evitar a retirada de sondas e outros dispositivos médicos, saída do leito, agressão a terceiros e automutilação. Aplique as contenções nos punhos e/ou nos tornozelos para imobilizar todo o membro contido, utilizando espuma sob o cinto ou a faixa. Amarre as contenções na estrutura do leito, sem tracionar o membro, mas garantindo que o paciente não consiga realizar movimentos de flexão e elevação (Figura 7.12);
- Contenção em luva: utilizada para restringir a movimentação dos dedos das mãos. Proteja as extremidades com espuma ou tecido macio e enfaixe, fixando as luvas no punho com tiras de velcro ou adesivo.

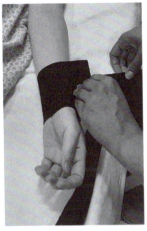 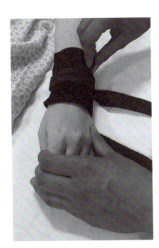

Figura 7.12. Contenção mecânica de punho e membros superiores.
Fonte: Arquivo das autoras.

Para prender as fitas de contenção, utilize um **nó de liberação rápida** e deixe-o fora do alcance do paciente.

Amarre as faixas na estrutura do leito (Figura 7.13) que se movimenta com a cabeceira e com os pés da cama, e não nas grades laterais de segurança.

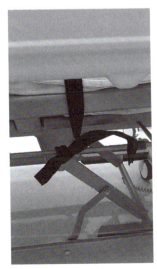

Figura 7.13. Fixação da restrição na estrutura do leito, por debaixo das grades de proteção.
Fonte: Arquivo das autoras.

É necessário retirar as contenções a cada 2 horas para realizar mudança de decúbito do paciente e avaliar os critérios citados, como a integridade da pele. Seja cuidadoso ao retirar as contenções para não permitir que o paciente tracione qualquer dispositivo, acidentalmente. Recoloque as contenções ao término do procedimento.

Durante o tempo de contenção mecânica, há o aumento do risco de desenvolver lesões de pele no local do dispositivo por diminuição no aporte sanguíneo, por garroteamento e pelo atrito.

A contenção terapêutica deve ser aplicada de modo respeitoso, esclarecendo ao paciente e familiar o motivo e por quanto tempo será aplicada.

Ao restringir um paciente:

- Confira a prescrição médica e de enfermagem;
- Separe as faixas para a contenção, de acordo com a região;
- Higienize as mãos e calce as luvas;
- Observe a pele;
- Execute a contenção, deixando uma folga de 2 a 3 cm;
- Observe, pelo menos a cada 2 horas, a integridade da pele, a perfusão e o pulso do membro contido, a coloração da pele e sensibilidade no local, a coloração da extremidade do membro ou da região sob contenção;
- Levante as grades do leito;
- Retire as luvas e higienize as mãos;
- Registre suas observações no prontuário, a cada avaliação, anotando: o comportamento do paciente antes da instalação das contenções e as alternativas de procedimentos realizados sem sucesso, descreva o nível de orientação do paciente, o motivo, o tipo de contenção utilizada, a hora da instalação e avaliação realizada (integridade da pele, perfusão periférica, pulso, sensibilidade).

Atenção: faça a mudança de decúbito a cada 2 horas, ou menos, pois os riscos de lesão por pressão estão aumentados nessas condições. Reposicione a contenção.

Considerações finais

Com o aumento das taxas de hospitalização de pessoas com doenças crônicas e degenerativas e a necessidade crescente de implementar tratamentos invasivos, a permanência prolongada dos pacientes em unidades de saúde exige cuidados da equipe de enfermagem em graus cada vez mais complexos e contínuos.

Entre as atividades desempenhadas pelos técnicos e pelos auxiliares em enfermagem, a mobilização do paciente no leito e o transporte para outros setores e instituições são procedimentos diários que demandam atenção, consumo de tempo e sobrecarga física constantes.

Para executar essas ações, o profissional é capacitado por seus gestores, com base em protocolos que garantam a segurança da pessoa e da própria equipe, desenvolvendo, ainda, habilidade para cuidar com humanidade, respeitar a privacidade do paciente, prever e prevenir complicações, especialmente aquelas relacionadas com quedas e danos à pele, sejam elas causadas pela imobilidade ou pela necessidade de contenção.

Apesar de frequentes, esses cuidados não podem ser negligenciados e devem ser foco constante de aprimoramento de cada profissional.

Referências bibliográficas

1. Pianucci A. Saber cuidar: procedimentos básicos em enfermagem. 17. ed. São Paulo: Senac; 2019.
2. Carmagnani MIS, Fakih FT, Canteras LMS, Tereran NP, Carneiro IA. Procedimentos de enfermagem: guia prático. 2. ed. Rio de Janeiro: Guanabara Koogan; 2019.
3. Potter PA. Fundamentos de Enfermagem. In: Potter PA, Perry AG, Stockert PA, Hall AM. Trad. Adilson Dias Salles, et al. 9. ed. Rio de Janeiro: Elsevier; 2018.
4. Cheever KH, Brunner LS. Brunner & Suddarth: Tratado de Enfermagem Médico-cirúrgica: guia prático. 13. ed. Rio de Janeiro: Guanabara Koogan; 2016.
5. Taylor CR, Lillis C, LeMone P, Lynn P. Fundamentos de Enfermagem: a arte e a ciência do cuidado de enfermagem. 7. ed. Porto Alegre: Artmed; 2014.
6. Mendonça PK, Loureiro MDR, Frota OP, Souza AS. Prevenção de lesão por pressão: Ações prescritas por Enfermeiros de Centros de Terapia Intensiva. Texto Contexto-Enferm; 2018;27(4) [acesso 10 jan 2019]. Disponível em: http://dx.doi.org/10.1590/0104-07072018004610017.
7. National Pressure Ulcer Advisory Panel, European Pressure Ulcer Advisory Panel, Pan Pacific Pressure Injure Alliance. Prevention and treatment of pressure ulcers: quick reference guide. 2. ed. Osborne Park (AUS). 2014/2016 [acesso 10 jan 2019]. Disponível em: http://www.npuap.org/resources/educational-and-clinical-resources/prevention--and-treatment-of-pressure-ulcers-clinical-practice-guideline/.
8. Conselho Federal de Enfermagem (Cofen). Resolução n. 427/2012. Normatiza os procedimentos da enfermagem no emprego de contenção mecânica de pacientes [acesso 20 jan. 2020]. Disponível em: http://www.cofen.gov.br/resoluo-cofen--n-4272012_9146.html.

Testes

1. Assinale verdadeiro (V) ou falso (F) para as afirmações a seguir, referentes ao uso de dispositivos de apoio para a caminhada:

( ) O andador está indicado para pacientes com restrição em um dos membros inferiores e que não podem tocá-lo no chão.

( ) Bengala é um dispositivo de apoio instável por seu tamanho, por isso não é indicada para pacientes idosos.

( ) A marcha de três pontos é indicada para pacientes que não podem tocar um dos pés no chão.

( ) Todas as pessoas com alteração de força nos membros inferiores podem usar muletas canadenses.

2. Realizar mudança de decúbito no paciente é um cuidado de enfermagem muito importante para prevenir complicações na evolução clínica do paciente. Assinale a alternativa incorreta quanto à indicação, à finalidade e à rotina da mudança de decúbito:

A) É indicada para prevenção de lesão por pressão.

B) Pacientes acamados apresentam maior risco de desenvolver lesão por pressão.

C) Deve ser realizada com intervalo máximo de 3 horas.

D) É necessário o uso de coxins para proteção das proeminências ósseas.

E) Proporciona conforto ao paciente, além de prevenir complicações relacionadas à lesão de pele.

3. Assinale a alternativa incorreta referente à utilização de contenção mecânica:

A) A indicação de contenção mecânica visa a garantir a segurança do paciente, quando outras medidas menos restritivas não foram efetivas.

B) Para a instalação das contenções, são necessárias prescrição médica e indicação clínica, como: confusão, desorientação, agitação intensa do paciente que ofereça riscos de saúde a si mesmo e a terceiros.

C) São cuidados de enfermagem observar regularmente os locais contidos e realizar anotação em prontuário dessa avaliação.

D) A utilização de contenção mecânica é um impeditivo para a mudança de decúbito, pois a segurança do paciente deve ser priorizada.

E) A avaliação da necessidade de uso de contenção é realizada pela equipe médica e, quando prescrita, o enfermeiro comunica o procedimento ao paciente e familiar, explicando suas indicações.

4. Associe os tipos de posicionamento com as definições corretas:

A) Decúbito dorsal horizontal.

B) Posição de Fowler.

C) Decúbito ventral.

D) Posição de Trendelenburg.

(   ) Dorso encostado na cama, cabeceira elevada acima de 45°, e joelhos levemente fletidos.

(   ) Face, tórax e abdome em contato com o colchão.

(   ) Dorso encostado na cama sem nenhuma elevação do decúbito (0°).

(   ) Dorso encostado na cama, porém há uma inclinação da cama, deixando a cabeça mais baixa em relação aos pés.

Respostas

1. F, F, V, F.
2. C.
3. D.
4. B, C, A, D.

Cuidados com Feridas

Capítulo 8

Elaine Emi Ito
Letícia Faria Serpa
Saskia Iasana Pontes Fleury

Introdução

Feridas são lesões teciduais, deformidades ou **soluções de continuidade** (falha na integridade) capazes de comprometer desde as camadas mais superficiais da pele – **lesão superficial** – até outras estruturas, como fáscias, músculos, aponeuroses, articulações, cartilagens, tendões, ossos, órgãos – **lesão profunda**.

As feridas podem ser **agudas**, causadas por **fatores extrínsecos** (externos, ambientais), como as de origem traumática, provocadas por agentes físicos, químicos, térmicos ou biológicos, que determinam agressão ao tecido; ou **crônicas**, provocadas por **fatores intrínsecos**, como aquelas produzidas por alterações metabólicas, doenças vasculares, neoplasias, distúrbios clínicos ou fisiológicos do próprio paciente.[1-5]

As lesões de pele representam impactos significativos, principalmente em pessoas com problemas de saúde, que podem desenvolver desequilíbrio em sua integridade biopsicossocial, levando-as a incapacidades e restrições na vida diária. Além disso, lesões mais graves refletem na assistência de saúde, pois necessitam de cuidados que envolvem toda a equipe multiprofissional.

O aumento de interesse pelo estudo e pela pesquisa relacionados com as lesões de pele possibilitou avanços importantes no cuidado, tratamento e compreensao dos processos de cicatrização.

Para entender melhor as lesões em sua estrutura, e do sistema tegumentar como um todo, é importante recordar alguns conceitos.

A pele é o maior órgão do corpo humano, correspondendo a 16% de sua composição e a 15% de seu peso. Entre as inúmeras funções desse sistema, destacam-se: proteção contra o meio ambiente, atritos, patógenos e perda de líquido; termorregulação; e percepção de dor, tato, temperatura e pressão, por receptores nervosos especializados.[1-3,6]

A pele é composta de três camadas distintas: epiderme, mais superficial, em contato com o ambiente, formada por epitélio estratificado e queratinizado, sem vascularização; derme, intermediária, formada por tecido conjuntivo, com presença de colágeno e elastina, e na qual se encontram vasos linfáticos, nervos, terminações nervosas, folículos pilosos, glândulas sudoríparas e sebáceas; hipoderme ou tecido subcutâneo, mais profunda, constituída por células adiposas, fibras colágenas e vasos sanguíneos.[1,3,6]

Neste capítulo, serão abordados os cuidados para uma atuação segura e eficiente do técnico e do auxiliar de enfermagem no cuidado às lesões de pele de modo geral, e, em especial, à lesão por pressão (LP).

Tipos de feridas

As feridas podem ser classificadas de acordo com sua etiologia – a determinação da causa da lesão –, como tempo de cicatrização, nível de carga microbiológica, complexidade, tipo de tecido afetado, entre outros fatores (Quadro 8.1).[4-8]

Entre os tipos de feridas, a **lesão por pressão** ganha importância no cuidado de enfermagem, pelo alto risco de sua ocorrência. O termo "úlcera por pressão" foi abolido pela National Pressure Ulcer Advsory Panel (NPUAP), pois nem toda lesão é uma ulceração, mas a European Pressure Ulcer Advisory Panel (EPUAP) admite o seu emprego.[4-6]

A LP é conceituada como um dano na pele e/ou em tecidos subjacentes, geralmente sobre uma proeminência óssea ou relacionada ao uso de dispositivo médico ou a outro artefato, resultante de pressão isolada ou combinada com forças de cisalhamento e/ou fricção, somados a fatores predisponentes.[4-7,9-12] A origem dessas lesões é diversificada, e a maioria delas pode ser prevenida.

Essas lesões são classificadas em:[4,5,12]

- Estágio 1: pele íntegra com eritema não branqueável;
- Estágio 2: exposição da derme, podendo apresentar-se como bolha ou abrasão;
- Estágio 3: acometimento do tecido gorduroso;
- Estágio 4: acometimento de fáscia muscular, músculo, ossos;
- Não classificável: extensão do dano não pode ser confirmada porque está encoberta por tecido desvitalizado;

- Lesão tissular profunda: pele intacta ou não, com área localizada e persistente de descoloração vermelho-escura, marrom ou púrpura;
- Lesão por pressão relacionada com dispositivo médico;
- Lesão por pressão em membranas mucosas.

Quadro 8.1. Classificação, definição e características das feridas

Classificação		Definição
Tempo	Aguda	Cicatrização em até 4 semanas
	Crônica	Cicatrização após 4 semanas
Etiologia	Cirúrgica	Lesão causada por uma ruptura intencional na integridade da pele e de estruturas subjacentes
	Lesão por pressão	Dano em pele e/ou tecidos moles subjacentes, geralmente sobre uma proeminência óssea ou relacionada ao uso de dispositivo médico ou a outro artefato. Classifica-se em: estágio 1, estágio 2, estágio 3, estágio 4, não classificável, lesão tissular profunda, lesão por pressão relacionada com dispositivo médico e lesão por pressão em membranas mucosas
	Dermatite associada à umidade	Inflamação e erosão cutânea decorrentes da exposição contínua à umidade (urina, fezes, suor, exsudato de feridas, muco, saliva). Podem ser divididas em: dermatite associada a incontinência; dermatite intertriginosa; dermatite periestomal; dermatite periférica
	Queimaduras	Dano em pele ou outras partes do corpo causado por calor extremo, chama ou contato com objetos ou produtos químicos
	Oncológica	Feridas formadas pela infiltração das células malignas do tumor nas estruturas da pele
Carga microbiológica	Contaminação	A presença de microrganismos patógenos não interfere na cicatrização da ferida
	Colonização	Equilíbrio estável de microrganismos patógenos na ferida, sem sinais de infecção na ferida
	Colonização crítica	Proliferação de microrganismos, que resulta no atraso da cicatrização, embora não haja sinais clássicos de infecção
	Infecção local	Observam-se sinais de infecção, como: vermelhidão, calor local, dor e aumento do exsudato
	Infecção sistêmica	Presença de sinais de infecção na ferida e de sinais sistêmicos de infecção, como febre e alterações de exames laboratoriais

Fonte: *National Pressure Ulcer Advisory Panel, European Pressure Ulcer Advisory Panel, Pan Pacific Pressure Injure Alliance, 2016; Ministério da Educação, 2018; Associação Brasileira de Estomaterapia e Associação Brasileira de Enfermagem em Dermatologia, 2016.*[4,5,12]

Medidas de prevenção e cuidados das lesões por pressão

A prevenção de lesão por pressão é uma das Metas Internacionais da **Aliança Mundial para a Segurança do Paciente**, proposta pela Organização Mundial da Saúde (OMS), em 2004, da qual o Brasil é integrante, cujo principal propósito é instituir medidas que aumentem a segurança e a qualidade dos serviços de saúde.[9]

O Ministério da Saúde brasileiro também estabeleceu práticas com o mesmo propósito, por meio da Portaria n. 529,[10] que instituiu o Programa Nacional de Segurança do Paciente (PNSP), e da Resolução do Colegiado (RDC) n. 36,[11] com o Plano de Segurança do Paciente em Serviços de Saúde, que estabelece estratégias e ações de gestão de risco[10] para a sua prevenção. Diferentes associações nacionais e internacionais desenvolvem protocolos específicos com essa finalidade.

Para dar visibilidade à importância do tema, foi criado o "Dia Mundial de Prevenção de Lesão por Pressão", estabelecido no dia 21 de novembro. No Brasil, a Associação Brasileira de Estomaterapia (SOBEST) criou a campanha anual "Mude de Lado e Evite a Pressão", com o mesmo objetivo.[12]

Para fins didáticos, serão apresentadas as estratégias de prevenção segundo o *Quick Reference Guide*, de 2014,[4] que estabelece três grandes pilares de atuação dos profissionais para uma efetiva prevenção: identificação dos pacientes em risco, identificação da presença de ferida e os cuidados propriamente estabelecidos.[4,5]

Identificação dos pacientes em risco

O exame físico é realizado pelo enfermeiro, para levantar dados pertinentes e planejar os cuidados, por meio da **Sistematização da Assistência de Enfermagem** (SAE), ato privativo daquele profissional. Ao analisar o histórico do paciente, o enfermeiro gerencia os riscos potenciais, seguindo os protocolos institucionais.

Para executar o cuidado de enfermagem, o técnico e o auxiliar precisam conhecer a história atual do paciente, assim como sua condição clínica, riscos potenciais e se já apresenta alguma alteração na pele, pequenas ou importantes. Atenção aos seguintes cuidados:[4-6,12-17]

- Confirme com o enfermeiro se há uma **avaliação de risco** para o desenvolvimento de lesão por pressão. Essa análise é feita utilizando instrumentos como a **escala de Braden** para adolescentes e adultos e a **escala de Braden Q** para crianças,[5,13,14] que possibilitam identificá-lo para estabelecer um plano de ação. Peça orientação ao enfermeiro e observe essa escala para identificar quais fatores apresentam maior risco ao paciente e otimize as ações de prevenção daquele quesito;

- Observe a pele do paciente, identificando danos atuais, crônicos e cicatrizes; condição de hidratação e firmeza da pele; presença de umidade relacionada a drenos, feridas, transpiração, urina etc. Atenção às dobras de pele e à superfície sob seu corpo, como lençol mal esticado, materiais deixados equivocadamente sobre o lençol e colchão, que possam causar lesão ou desconforto;
- Observe a pele, minuciosamente, no momento do banho, especialmente na região dorsal;
- Repita a observação durante o seu plantão, de acordo com a necessidade, no mínimo diariamente, especialmente naqueles pacientes que apresentaram fragilidade ou alterações;
- Registre todos os detalhes observados e outras informações que poderiam expor o paciente a riscos;
- Comunique ao enfermeiro responsável as alterações que necessitem de uma intervenção.

Identificação da presença de feridas

É importante identificar a ocorrência de qualquer alteração cutânea desde o momento da admissão.

Em lesões novas, identifique e registre a sua localização, seu aspecto e a presença de exsudato e sua característica, hiperemia, tecido desvitalizado e necrose (crosta).

No caso de lesões anteriores, observe, cuidadosamente, nos dias subsequentes, sua evolução ou involução, se houve redução da hiperemia, da quantidade de exsudato e se as bordas da ferida estão se aproximando.

Confirme se há um enfermeiro especialista – **estomaterapeuta** – acompanhando o caso, se há prescrição de cuidados específicos para a prevenção e a abordagem terapêutica, além do tipo de curativo e da cobertura a serem utilizados.[13]

Inspecione a pele da região perineal o glútea dos pacientes com **incontinência urinária e fecal**, registrando se a pele se encontra úmida, macerada, hiperemiada e se o paciente relata desconforto.

Observe os dispositivos médicos inseridos na pele e em cavidades, com atenção, em busca de lesões causadas por fixação, pressão local ou cuidados inadequados.

> Deve-se evitar ensaboar a pele dos pacientes várias vezes ao dia, utilizando sabonetes apropriados, pois é importante manter o pH da pele entre 5,5 e 6,5 (levemente ácido).

Cuidados gerais com a pele

Após identificar os riscos e a presença de feridas, a assistência será adaptada de acordo com a condição e a integridade cutânea, seu aspecto e o material disponível. De modo geral, siga esses cuidados:[4-6,12-17]

- Limpe a pele, regularmente, evitando esfregá-la;
- Hidrate a pele seca e íntegra com emolientes, para redução de danos. Esse cuidado é recomendado por diretrizes internacionais e a maioria dos enfermeiros prescreve essa ação;
- Troque as fraldas ou absorventes regularmente, para proteger a pele da umidade excessiva. A rotina de troca de fralda e da roupa de cama úmida deve ser uma prática prioritária, pois evita as lesões e o desconforto;
- Mantenha os lençóis esticados;
- Confirme com o enfermeiro a necessidade de instalar colchão de espuma viscoelástico ou pneumático;
- Aplique creme ou *spray* para formar uma barreira de proteção e manter o pH ideal;
- Não massageie as áreas de risco nem as proeminências ósseas;
- Estimule e monitore a ingesta hídrica, se não houver restrição médica, melhorando a hidratação geral;
- No caso de o paciente estar em uso de dispositivos terapêuticos e auxiliares, como monitores, sondas, cateteres e drenos, avalie a região a cada plantão, movendo-os para observar a condição da pele; se necessário, discuta com o enfermeiro a possibilidade de aplicar uma proteção sobre a pele. Ao acomodar a pessoa no leito, atenção para reposicionar esses equipamentos de modo a evitar lesões dessa natureza;
- Confirme com o enfermeiro a possibilidade de utilizar coberturas profiláticas em pacientes com risco de desenvolver uma lesão, que controlem a fricção e o cisalhamento, para manter um microclima ideal da pele, como as placas de hidrocoloide, que podem ser aplicadas em várias regiões, por serem de fácil aplicação e remoção, assim como as películas transparentes, que mostraram ser efetivas na prevenção de lesão por pressão em calcâneo, quando associada a outras medidas;

- Atente-se para o reposicionamento e a mobilização do paciente com **mudança de decúbito**, frequente e voluntária ou realizado pelo profissional a cada 2 horas, no máximo, para promover a redistribuição da pressão, especialmente sobre as proeminências ósseas, exceto naqueles pacientes com grande instabilidade hemodinâmica. Esse importante cuidado é estabelecido na maioria das prescrições de Enfermagem e pode ser operacionalizado com a adoção de estratégias como a de sinalizar a alternância do decúbito com um relógio, que orienta o horário e em qual posição o paciente deverá permanecer;
- Identifique os **pontos de pressão** (Figura 8.1), para estabelecer a mudança de posição e proteção das áreas de maior risco para desenvolver a lesão, com atenção especial quanto à pressão exercida sobre a região isquiática, naqueles pacientes sentados em cadeira de rodas; nesse caso, o decúbito deve ser alterado em até 1 hora;
- Utilize superfícies de suporte e redistribuição da pressão sobre as proeminências, como travesseiros e coxins de conforto (Figura 8.2), entre os joelhos sob as panturrilhas, cotovelos e calcâneos, por exemplo. Atenção especial ao posicionamento do paciente e à utilização de superfícies de suporte no período intraoperatório;
- Atenção ao estado nutricional: auxilie na alimentação via oral e garanta a administração efetiva da nutrição enteral e parenteral. Registre e comunique recusas e intercorrências ao enfermeiro;
- Pese o paciente, semanalmente, ou a critério do médico e nutricionista.

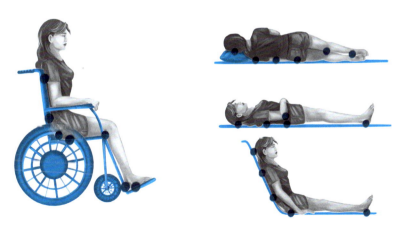

Figura 8.1. Pontos de pressão sobre a pele em diferentes posições.

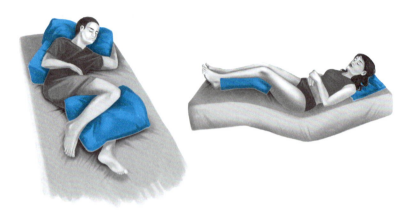

Figura 8.2. Suportes para redistribuição da pressão sobre proeminências ósseas.

Caracterização das feridas

É importante conhecer as características de uma ferida, uma vez que o tratamento e o uso de coberturas tópicas serão prescritos pelo médico ou enfermeiro de acordo com o seu aspecto, com o objetivo de evitar complicações e auxiliar no processo de cicatrização. As características que devem ser observadas são margem ou borda da ferida e da pele ao redor (perilesional), o tecido do leito da ferida (lesão delimitada pelas bordas), a presença e o aspecto do exsudato, odor e sinais de infecção.[4,5,11,12,16,17]

A borda da ferida pode ser:
- Regular, como nas feridas circulares;
- Irregular, quando o formato é indefinido;
- Aderida, se as estruturas teciduais estiverem unidas;
- Descolada, se as estruturas não estão aderidas, levando a formação de túneis;
- Edemaciada;
- Macerada.

Já o aspecto da **pele perilesional** pode ser classificado como:
- Íntegra: tecido ao redor da lesão sem alteração;
- Macerada: tecido esbranquiçado pelo excesso de umidade na pele;
- Hiperemiada: vermelhidão, que pode ser um sinal de infecção/inflamação ou decorrente de lesões causada por adesivo.

O **leito da ferida** pode apresentar **tecidos viáveis ou tecidos desvitalizados**, inviáveis.[5] Conforme a gravidade ou o processo de cicatrização, o leito apresenta mais de um tipo, que devem ser descritos, detalhadamente, na troca de curativo.

Os tecidos viáveis são dos tipos:

- Epitelial: rosado, recém-cicatrizado, formado pela epiderme; quando presente, significa que a ferida está no processo final da cicatrização;
- Granulação: avermelhado, brilhante e de aspecto granuloso.

Os tecidos desvitalizados ou inviáveis são dos tipos:

- Esfacelo: consistência fina, coloração amarelada, branca ou acinzentada, que pode ou não estar aderido ao leito da ferida;
- Necrose de coagulação: consistência dura e seca, coloração escura, acinzentada, amarronzada ou preta, aderido ao leito ou às bordas da ferida.

Em presença de tecidos desvitalizados, é realizado o desbridamento por estomaterapeuta, enfermeiro capacitado ou médico.[5,7] A Figura 8.3 exemplifica uma ferida com pouca quantidade de tecido de granulação, grande quantidade de tecido desvitalizado (70% esfacelo e 20% de necrose de coagulação), pele perilesional hiperemiada e com margens aderidas.

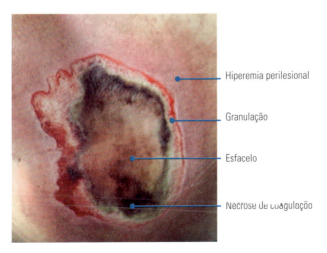

Figura 8.3. Aspecto de uma lesão por pressão.
Fonte: Arquivo das autoras.

O **exsudato ou fluido** é um líquido extravascular resultante do processo inflamatório que ocorre na cicatrização das feridas. Sua quantidade e suas características podem trazer informações acerca do estágio e dos possíveis problemas no processo de cicatrização (Quadro 8.2).[5-7]

Quadro 8.2. Características dos exsudatos encontrados em feridas		
Tipo	Características	Observações
Seroso	Claro; cor de palha; fino e aguado	Normal no processo de cicatrização, mas o aumento pode ser um sinal de infecção
Serossanguinolento	Claro; rosado ou vermelho claro; um pouco mais espesso	Normal no processo de cicatrização. Pode ser encontrado em feridas cirúrgicas
Sanguinolento	Vermelho; líquido fino e aguado	Normal em feridas com tecidos de granulação e pode indicar proliferação desse tipo de tecido
Purulento	Opaco; leitoso; amarelo, castanho ou marrom, às vezes verde; frequentemente espesso	Indica infecção e pode estar associado a odor
Hemático	Vermelho; opaco e grosso	Presente em trauma ou aumento da friabilidade no tecido da ferida; pode indicar infecção

Fonte: Ministério da Educação, 2018; World Union of Wound Healing Societies, 2018.[5,7]

Quanto à quantidade, o exsudato pode ser caracterizado como ausente, pouca, moderada ou de grande quantidade. Procure ser mais específico ao comunicar e registrar sua observação. Assim, por exemplo, pouca quantidade pode ser determinada quando há apenas a presença do fluido na lesão; moderada quantidade quando uma lesão está recoberta pelo fluido; e grande quantidade, quando há vazamento pelo curativo.

Algumas feridas exsudativas podem ser inodoras. Entretanto, alguns fatores podem provocar o surgimento de odores, como o uso de curativos hidrocoloides, presença de tecidos necróticos, fístulas entéricas ou urinárias, presença de patógenos.[5-7]

Outro ponto importante consiste em saber identificar os **sinais de infecção** precocemente, além dos processos inflamatórios em evolução:

- Hiperemia no tecido perilesional;
- Calor local: aumento da temperatura nas estruturas próximas à ferida;
- Dor: atenção para sinais indiretos, nos pacientes sonolentos, que não se comunicam ou com alteração cognitiva, como na doença de Alzheimer;
- Edema.

Cuidados com feridas

O tratamento das feridas é instituído por uma **equipe multiprofissional**, para que o paciente seja assistido de forma holística, considerando-se os fatores sistêmicos que podem interferir na assistência, como doenças preexistentes (diabetes, hipertensão), estado nutricional e idade do paciente, e os fatores locais da própria lesão, por exemplo, presença de infecção, corpo estranho, tipo de tecido e exsudato, que podem influenciar no processo de cicatrização.

Os **princípios** que norteiam os cuidados com uma ferida são:[5]

- Limpeza;
- Desbridamento, que consiste na retirada de tecido morto ou contaminado por método cirúrgico, mecânico, autolítico ou enzimático químico;
- Redução da dor e do desconforto;
- Combate à infecção ou redução da colonização;
- Controle do exsudato;
- Proteção da pele perilesional;
- Oclusão com uma cobertura.

A prescrição das **coberturas**, pelo médico ou enfermeiro, tem como objetivo **favorecer os mecanismos de cicatrização**. Para isso, a cobertura deve ser impermeável a líquidos, de fácil remoção, proporcionar um meio úmido e o alívio da dor, fornecer proteção contra agentes agressores externos, combater infecção local e absorver o excesso de exsudato.[5,6,13,17]

Os curativos podem ser agrupados em passivos ou inertes, como no caso do uso de filme, placa hidrocoloide e hidrogel, e aqueles com princípios ativos, como coberturas com prata.[13,16,18]

As tecnologias disponíveis, como os curativos antimicrobianos e por pressão negativa (Figura 8.4), e suas indicações, de acordo com a etiologia da ferida ou a característica da lesão, são apresentadas no Quadro 8.3.[5-8,13-16]

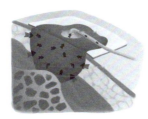

Figura 8.4. Curativo com pressão negativa.
Fonte: Adaptada de CONITEC (<http://conitec.gov.br/images/Artigos_Publicacoes/VAC_FINAL.pdf>).

Quadro 8.3. Tecnologias disponíveis e indicações de acordo com a lesão

Tipo	Características	Indicações
Filme transparente	Película composta por membranas de polímero de várias espessuras e tamanhos, com adesivo em um dos lados Apresentação estéril e não estéril Impermeáveis a líquidos e bactérias e permeáveis ao vapor de umidade e O_2 Permite visualização da ferida ou curativo primário	Cobertura primária ou secundária Exsudato: pouco ou nenhum Feridas superficiais Cobertura para inserção de cateter venoso, área doadora, lacerações, escoriações e queimaduras de $2°$ grau
Hidrocoloide em placa	Curativo estéril recortável composto internamente por carboximetilcelulose, poliuretano ou outra substância. Camada externa composta por espuma ou filme de poliuretano, impermeável Autoadesivo e em vários tamanhos e recortável	Cobertura primária e secundária Exsudato: pouco ou moderado Feridas superficiais não infectadas, queimaduras de $1°$ e $2°$ grau Prevenção de lesão por pressão Troca: 7 dias (ou se o curativo estiver saturado); tecido inviável (necrose), a cada 3 dias
Curativo não aderente	Curativos saturados com uma solução, uma emulsão, óleo ou outro composto, como silicone que garante o efeito de não aderir no leito da ferida	Cobertura primária Exsudato: pouco Feridas superficiais, queimaduras, lesão por fricção Troca: 24 horas
Hidrogel	Gel ou placa estéril composto de 60 a 90% de água e outras substâncias que auxiliam no processo do desbridamento autolítico e na cicatrização	Cobertura primária Exsudato: nenhum ou pouco Feridas com tecidos inviáveis, queimaduras de $1°$ e $2°$ graus, feridas com tecidos de granulação (superficiais ou profundas), áreas doadoras ou presença de crostas Troca: até 3 dias
Papaína	Enzimas proteolíticas do látex do mamão papaia Desbridamento enzimático Anti-inflamatório, bactericida e bacteriostático A concentração pode variar entre 2 e 10%. Apresentação em gel, creme ou pó Conservar em geladeira	Cobertura primária, ocluída por outra secundária Exsudato: com ou sem exsudato Feridas com necrose de coagulação ou esfacelo para concentrações de 10% e tecidos de granulação para concentrações de 2% Troca: até 24 horas

(Continua)

Quadro 8.3. Tecnologias disponíveis e indicações de acordo com a lesão *(Continuação)*

Tipo	Características	Indicações
Alginato de cálcio	São não tecidos, almofadas não adesivas e fitas compostas de fibras naturais derivadas de algas marinhas, compostas de íons de cálcio ou sódio	Cobertura primária Exsudato: moderado e grande quantidade Feridas não infectadas, com sangramentos Troca: 7 dias (ou se o curativo estiver saturado)
Carvão ativado com prata	Carvão vegetal ativado (absorção e neutralização de odores) e íons de prata (bactericida), envoltos por uma camada de não tecido Não recortar	Cobertura primária, ocluída por outra secundária Exsudato: moderado a intenso Feridas colonizadas ou infectadas, neoplásicas, pé diabético Troca: 3 a 7 dias (ou se o curativo estiver saturado)
Curativos antimicrobianos	Coberturas que possuem na composição prata iônica, prata nanocristalina, iodo ou biguanidas	Cobertura primária Exsudato: pouca, moderada e grande quantidade Feridas criticamente colonizadas e infectadas Troca: até 7 dias
Terapia por pressão negativa	Espuma estéril aplicada a uma ferida complexa. Promove pressão subatmosférica controlada, promovendo: redução do processo inflamatório, crescimento do tecido de granulação e proliferação celular, contração da ferida, aumento do fluxo sanguíneo no local, redução do edema, controle do exsudato e diminuição da carga bacteriana	Cobertura primária e secundária Exsudato: qualquer quantidade Feridas complexas, infectadas ou não, lesão por pressão estágio 3 ou 4, queimaduras de 3° grau, deiscências de ferida operatória e enxertos Troca: até 5 dias

Fonte: Ministério da Educação, 2018.[5]

A equipe avalia, também, o contexto socioeconômico do paciente, conhecimento e suporte familiar para a troca dos curativos, grau de desconforto e dor, aparência do curativo, número de trocas necessárias e localização anatômica da ferida.

Coberturas

O curativo ou cobertura pode ser primário e secundário: o **curativo primário** é aquele que entra em contato com a lesão e o **curativo**

secundário compreende aquele usado para ocluir ou fixar um curativo primário que, em geral, não adere à pele.[4-8,17]

O tipo de curativo varia de acordo com as características, a localização e o tamanho da ferida. Assim, pode ser um procedimento de porte pequeno, médio, grande ou extenso (extragrande) e necessitar desde uma simples irrigação com solução fisiológica e secagem com gaze estéril até a proteção da pele ao redor da lesão, para evitar dermatite pelo contato com os fluidos drenados. De acordo com o tipo de proteção, os curativos podem ser classificados como:

- Semioclusivo: comumente utilizado em drenos, feridas cirúrgicas limpas ou com pouco exsudato;
- Oclusivo: isola a ferida do ambiente, atuando como barreira mecânica;
- Compressivo: usado para reduzir o fluxo sanguíneo e o sangramento, além de auxiliar a aproximação das bordas;
- Abertos: limpeza local com água e sabão ou soro fisiológico a 0,9%, não sendo obrigatório o uso de uma cobertura, como no caso de escoriações e de ferida operatória limpa e seca.

Como visto, o procedimento varia de acordo com a ferida. Entretanto, os passos iniciais no cuidado com uma lesão de pele seguem os mesmos princípios. Na dúvida, confirme com o enfermeiro ou equipe de curativos como executá-lo.[4-7,13,15,17]

> Para realizar um curativo, o técnico e o auxiliar de enfermagem são capacitados pelo enfermeiro de acordo com o protocolo institucional, para fazer a troca daqueles de menor complexidade.[13]

Lembre-se de que o procedimento é **asséptico**. Portanto, despreze o material caso toque em qualquer região ou material não estéril e siga os processos recomendados.

Faça primeiro o curativo menos contaminado (incisão ou punção limpa e fechada), como a troca de filme sobre cateteres, depois, o mais contaminado, como em uma lesão por pressão profunda, deiscência de ferida operatória, e, por último, as feridas com fístulas e presença de fezes.

Material

- Bandeja ou carrinho limpos;
- Equipamento de proteção individual (EPI): luvas de procedimento, máscara, óculos, avental, de acordo com a precaução adotada e nos casos de infecções extensas;
- Um par de luvas estéreis, se necessário;
- Saco de lixo pequeno ou cuba rim para depositar material sujo;

- Pacotes de gazes estéreis;
- Pacote de curativo com pinças (anatômica, Kelly);
- Solução fisiológica a 0,9% (50 a 200 mL), em frasco ou seringa, levemente morno, se indicado;
- Seringa de 10 ou 20 mL e agulha 40 × 1,2 mm para aspirar a solução fisiológica, se necessário;
- Campo impermeável ou compressa para proteção da roupa de cama, se necessário;
- Cobertura apropriada, conforme prescrição;
- Adesivo hipoalergênico, se necessário.

Procedimento

- Higienize as mãos e separe o material em bandeja ou carrinho limpos;
- Confirme a validade do material estéril;
- Evite realizar o procedimento no horário das refeições;

Atenção: proteja o curativo com plástico, antes do banho, se houver indicação, e troque o curativo depois.

- Explique as etapas do curativo para o paciente e/ou acompanhante;
- Confira a identificação do paciente com os dados do bracelete ou da prescrição;
- Faça a limpeza da mesa de apoio, se não usar o carrinho, e coloque a bandeja na mesa, de modo a não cruzar o material sujo sobre ela;
- Aproxime o material da região a ser manipulada;
- Higienize as mãos com álcool em gel a 70%;
- Acomode o recipiente ou fixe o saco de lixo na mesa ou no carrinho;
- Posicione o paciente; coloque biombos, se necessário;
- Higienize as mãos com álcool em gel a 70%;
- Coloque o avental (se indicado), a máscara e os óculos;
- Abra o material estéril, sem contaminá-lo (veja o passo a passo no Capítulo 2): coloque o pacote de curativo ou campo estéril abertos sobre a mesa ou o carrinho; disponha as pinças de forma que suas pontas e cerca de metade de seu comprimento permaneçam dentro do campo e os cabos para fora do campo ou em sua borda; abra um pacote de gazes e acomode-as sobre o campo (Figura 8.5), tomando o cuidado para não encostar a embalagem no campo e nas pinças. Não toque nos materiais abertos;
- Higienize as mãos e calce as luvas;

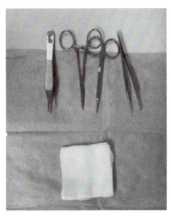

Figura 8.5. Posicionamento das pinças sobre o campo estéril.
Fonte: Arquivo das autoras.

- Retire a cobertura do curativo, umedecendo-a com soro, se necessário;
- Despreze o curativo sujo no recipiente ou no canto da bandeja (considere essa área contaminada);
- Retire as luvas que tocaram no curativo e higienize as mãos;
- Troque as luvas de procedimento, para manipular as pinças;
- Faça a limpeza irrigando o centro do leito da ferida com um jato de soro utilizando o próprio frasco ou uma seringa; não encoste na ferida; proteja a região abaixo, para não molhar a roupa de cama;
- Utilize as pinças para dobrar uma gaze, trazendo as pontas para o centro, apoiando cada aba com uma pinça anatômica, de modo a formar um pequeno chumaço (Figura 8.6); pegue o frasco ou a seringa com soro, com a mão não dominante, e umedeça a gaze ou irrigue a ferida;
- Mantenha a gaze voltada para baixo, evitando que o soro escorra para a pinça (cotovelo mais alto que a mão);
- Use cada face da gaze dobrada para limpar as bordas da ferida, em movimento único, sem retornar à área limpa; use a outra face da gaze para limpar a outra metade da ferida;
- Em lesão contaminada: limpe da área mais limpa para a mais suja, ou de cima para baixo;
- Despreze a gaze; repita a operação, até a limpeza da lesão;
- Conforme a indicação, utilize antisséptico, pomada ou outro produto prescrito e a cobertura adequada, considerando o tamanho do ferimento e a presença de fluidos. Se a cavidade da ferida for

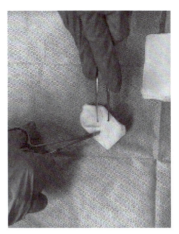

Figura 8.6. Manipulação de gazes com pinças.
Fonte: Arquivo das autoras.

profunda, pode ser necessário manipular o material com luvas estéreis. Nesse caso, troque a luva e continue o procedimento;
- Se usar uma atadura para fixação da cobertura, enfaixe o local de baixo para cima, seguindo o fluxo venoso, sem comprimir;
- Despreze o material em recipientes apropriados;
- Retire as luvas, higienize as mãos e organize o local;
- Higienize as mãos, calce uma luva descartável e encaminhe o material para o expurgo;
- Retire as luvas, higienize as mãos, lave e desinfete a bandeja;
- Higienize as mãos e anote o procedimento.

Registros de Enfermagem

É responsabilidade da equipe de enfermagem garantir a qualidade e a continuidade dos cuidados prestados aos pacientes, por meio dos registros de enfermagem realizados nas 24 horas de assistência.

A descrição da ferida e das condutas adotadas qualifica a assistência, permitindo um acompanhamento preciso da evolução da ferida, pela equipe multiprofissional de saúde. Os registros devem traduzir as condições de saúde do paciente, incluindo informações referentes aos procedimentos realizados, as necessidades e queixas relatadas, feitos de maneira sistemática,[19] descrevendo todas as informações pertinentes para avaliação e condutas efetivas no tratamento da lesão.

Os registros devem ter uma linguagem objetiva, clara e mensurável, incluindo:[5,13,17,19]

- Tipo de lesão: ferida operatória, lesão por pressão, lesão traumática;
- Localização anatômica da lesão;
- Tamanho da lesão: meça a lesão, em centímetros, registrando sua maior extensão (comprimento e largura) e a profundidade (utilize uma régua descartável). Caso não seja possível mensurar o tamanho da lesão, especifique em grande, média ou pequena, considerando, por exemplo, sua dimensão em relação à região daquele segmento corporal;
- Caracterização da lesão: descreva o aspecto do leito da lesão, se há tecido de granulação, esfacelo, necrose, sangramento ativo, pouca umidade;
- Presença e caracterização de exsudato: aspecto (coloração, odor), quantidade;
- Caracterização das bordas da lesão: hiperemiadas, regulares ou irregulares, maceradas, aderidas, não aderidas, edemaciadas;
- Descrição do procedimento realizado: limpeza, produto utilizado, proteção de bordas e tipo de curativo (oclusivo, compressivo);
- Descrição da dor ou do desconforto do paciente em relação à lesão e durante a realização do procedimento. Quantifique a dor utilizando **escalas da intensidade da dor**, como a escala numérica de 0 a 10, em que 10 corresponde à pior dor que o indivíduo experimentou.

Veja os exemplos:

10h30 – Apresenta lesão por pressão em região sacra, medindo 10 × 7 cm e profundidade de 2 cm, com tecido de granulação no centro e tecido desvitalizado (esfacelo) em cerca de 20% do leito. Apresenta bordas irregulares, aderidas, hiperemiadas, com pontos de necrose; exsudato apenas na lesão de aspecto amarelado e fluido. Realizou-se a limpeza irrigando a ferida com cerca de 150 mL de soro fisiológico a 0,9%, com aplicação de curativo com hidrogel para desbridamento autolítico em pontos de necrose e oclusão com curativo não aderente e filme transparente. Paciente refere desconforto durante a realização do curativo – escala numérica = 4. Assinatura e carimbo (ver Capítulo 3).

9h15 – Cateter venoso central em região de veia jugular direita com curativo transparente. Foi retirada a proteção, sem intercorrências. Inserção do cateter limpa e seca, sem sinais flogísticos. Foi feita a limpeza com gaze estéril e soro fisiológico a 0,9%; aplicada clorexidina alcoólica a 2% ao redor da inserção e na extensão do cateter e ocluído com filme transparente estéril. Assinatura e carimbo.

Considerações finais

O técnico e o auxiliar em enfermagem participam das várias etapas do cuidado com a pele. No planejamento dos cuidados, por exemplo, subsidiam o trabalho do enfermeiro e de outros profissionais informando as condições da pele do paciente e a evolução das lesões, ao observarem a ferida na troca do curativo. Participam, também, de grupos de estudos para aprimorar os processos, objetivando a prevenção.

O profissional deve implementar e checar o plano de intervenções para evitar e tratar as lesões conforme prescrito pelo enfermeiro, comunicando qualquer alteração e não conformidades observadas.

Com relação à prevenção, o técnico é responsável, junto ao enfermeiro, pela higienização e avaliação diária da pele, pela mudança frequente da posição para redistribuição da pressão, pela colocação de superfícies de suporte para proteção das proeminências ósseas e áreas de maior risco e auxilia a equipe multiprofissional a identificar pacientes em risco nutricional ou já desnutridos, além de cumprir a prescrição nutricional, estimulando a aceitação da dieta, assegurando a ingesta de suplementos e a administrando a nutrição enteral de maneira segura, quando em uso de terapia especializada, garantindo, ainda, a hidratação do paciente, conforme o volume prescrito. Todos esses aspectos contribuem para uma cicatrização efetiva.

Na presença de lesão por pressão, o técnico realiza os curativos, conforme a prescrição do enfermeiro especialista e registra o procedimento realizado e as características da ferida no prontuário e em formulário específico da instituição.

Referências bibliográficas

1. Geovanini T. Tratado de feridas e curativos: enfoque multiprofissional. São Paulo: Rideel; 2014.
2. Junqueira LCU. Biologia estrutural dos tecidos: histologia. Rio de Janeiro: Guanabara Koogan; 2005.
3. Malagutti W. Feridas: conceitos e atualidades. São Paulo: Martinari; 2014.
4. National Pressure Ulcer Advisory Panel, European Pressure Ulcer Advisory Panel, Pan Pacific Pressure Injure Alliance. Prevention and treatment of pressure ulcers: quick reference guide. 2. ed. Osborne Park (AUS); 2014/2016 [acesso 10 dez. 2020]. Disponível em: http://www.npuap.org/resources/educational-and-clinical-resources/prevention-and-treatment-of-pressure-ulcers-clinical-practice-guideline/.
5. Brasil. Ministério da Educação. Protocolo Assistencial Multiprofissional: prevenção e tratamento de lesão por pressão. Hospital de Clínicas da Universidade Federal do Triângulo Mineiro (HC-UFTM), administrado pela Empresa Brasileira de Serviços Hospitalares (EBSERH). Serviço de Educação em Enfermagem. Uberaba-MG: HC-UFTM/Ebserh; 2018 [acesso 23 dez. 2020]. Disponível em: http://www2.ebserh.gov.

br/documents/147715/0/Protocolo+Preven%2B%C2%BA%2B%C3%BAo+e+tratam
ento+de+LPP+7.pdf/33eeb7da-aa00-464c-add3-2ff627d6d6f6.

6. Domansky RC, Borges EL Manual para prevenção de lesões de pele: recomendações baseadas em evidências. 2. ed. Rio de Janeiro: Rubio; 2014.

7. World Union of Wound Healing Societies. Consensus Document. Wound exudate affective assessment and management. London: Wounds International; 2019.

8. Borges EL, Saar SRC, Magalhães MBB, Gomes L, Lima VLAN. Feridas: como tratar. 2. ed. Belo Horizonte: Coopmed; 2010.

9. World Health Organization. Organização Pan-Americana de Saúde. Aliança Mundial para Segurança do Paciente; 2017 [acesso 23 dez. 2020]. Disponível em: http://www.paho.org/bra/index.php?option=com_content&view=article&id=931&Itemid=1.

10. Brasil. Ministério da Saúde. Portaria n. 529, de 1 de abril de 2013. Institui o Programa Nacional de Segurança do Paciente (PNSP). Brasília: MS; 2013 [acesso 10 dez. 2020]. Disponível em: http://bvsms.saude.gov.br/bvs/saudelegis/gm/2013/prt0529_01_04_2013.html.

11. Brasil. Ministério da Saúde. Resolução de Diretoria Colegiada – RDC N. 36, de 25 de julho de 2013. Institui ações para a segurança do paciente em serviços de saúde e dá outras providências [acesso 10 dez. 2020]. Disponível em: http://bvsms.saude.gov.br/bvs/saudelegis/anvisa/2013/rdc0036_25_07_2013.html.

12. Associação Brasileira de Estomaterapia (SOBEST) e Associação Brasileira de Enfermagem em Dermatologia (SOBENDE). Classificação das Lesões por Pressão – Consenso NPUAP 2016 - Adaptada Culturalmente para o Brasil. 2016 [acesso 23 dez. 2020]. Disponível em: http://www.sobest.org.br/textod/35.

13. Conselho Federal de Enfermagem (COFEN). Resolução n. 0567/2018. Anexo: Regulamento da atuação da equipe de enfermagem no cuidado aos pacientes com feridas [acesso 23 dez. 2020]. Disponível em: http://www.cofen.gov.br/wp-content/uploads/2018/02/ANEXO-RESOLU%C3%87%C3%83O-567-2018.pdf.

14. Mendonça PK, Loureiro MDR, Frota OP, Souza AS. Prevenção de Lesão por Pressão: ações prescritas por Enfermeiros de Centros de Terapia Intensiva. Texto Contexto-enferm; 2018;27(4) [acesso 9 dez. 2020]. Disponível em: http://dx.doi.org/10.1590/0104-07072018004610017.

15. Agency for Healthcare Research and Quality. Evidence-based geriatric nursing protocols for best practice. Preventing pressure ulcers and skin tears. Rockville: National Guideline Clearinghouse; 2012 [acesso 9 dez. 2020]. Disponível em: https://www.guideline.gov/summaries/summary/43935.

16. Smanioto PHS, Ferreira MC, Isaac C, Galli R. Sistematização de curativos para o tratamento clínico das feridas. Rev Bras Cir Plást. 2012 [acesso 10 dez 2020]; 27(4):623-36. Disponível em: http://www.scielo.br/scielo.php?script=sci_arttext&pid=S1983-51752012000400026&lng=en&nrm=iso&tlng=pt.

17. Secretaria Municipal da Saúde. Manual de curativos. Campinas: SMS; 2016 [acesso 20 dez. 2020]. Disponível em: http://www.saude.campinas.sp.gov.br/enfermagem/2016/Manual_de_Curativos_2016.pdf.

18. Fan K, Tang J, Escandon J, Kirsner RS. State of the art in topical wound-healing products. Plast Reconstr Surg. 2011;127(Suppl. 1):44S-59S.

19. Ito EE. Anotações de enfermagem: reflexo do cuidado. São Paulo: Martinari; 2011.

Testes

1. Para prevenir uma lesão por pressão, podemos utilizar dispositivos que protegem as proeminências ósseas, como:
   A) Carvão ativado.
   B) Superfícies de suporte e redistribuição da pressão.
   C) Hidrogel.
   D) Espuma com prata.
   E) Alginato de cálcio.

2. São cuidados de enfermagem para a prevenção de lesão por pressão, exceto:
   A) Estimular movimentação no leito.
   B) Hidratar a pele íntegra com creme.
   C) Mudar o decúbito a intervalos de 2 horas, ou conforme prescrito pelo enfermeiro.
   D) Manter o paciente sentado em poltrona por no máximo 6 horas.
   E) Manter os calcâneos livres de atrito.

3. Sobre a classificação de lesões por pressão, assinale a alternativa correta:
   A) A lesão por pressão estágio 1 caracteriza-se por hiperemia e pele íntegra.
   B) A lesão por pressão estágio 2 pode acometer o tecido ósseo.
   C) A lesão por pressão estágio 3 pode apresentar bolhas.
   D) A lesão por pressão não classificável apresenta somente tecido de granulação.
   E) A lesão por pressão estágio 4 é uma ferida superficial.

4. Os aspectos que devem ser observados, durante as trocas de um curativo são:

5. Assinale a alternativa incorreta:

A) Os princípios que norteiam os cuidados com feridas são: limpeza, desbridamento de tecidos inviáveis, controle de infecção, controle do exsudato, cuidados com a pele perilesional.

B) Os tecidos que podemos encontrar em uma ferida são: epitelial, granulação, esfacelo e necrose de coagulação.

C) As margens de uma ferida podem ser: regular, irregular, aderida ou descolada.

D) A prescrição de coberturas tem como objetivo favorecer a cicatrização da ferida.

E) O técnico de enfermagem não realiza anotações sobre as características da lesão.

Respostas

1. B.
2. D.
3. A.
4. Tamanho da ferida, característica do leito da ferida, presença de odor, quantidade e característica do exsudato, sinais de infecção, margens da ferida, pele perilesional e dor.
5. E.

Cálculo de Dose e Administração de Medicamentos

Capítulo 9

Josiane Ramos Garcia Rodrigues
Vanessa Aparecida Sanches Campassi de Oliveira

Introdução

O preparo e a administração de medicamentos são alguns dos **procedimentos críticos** relacionados com a assistência à saúde e estão entre as ações mais frequentemente realizadas pela equipe de enfermagem, que atua no cuidado direto ao paciente, e apresentam-se como um processo complexo que requer conhecimentos científicos, em todas as suas fases.[1]

A equipe de enfermagem tem um papel fundamental na detecção de falhas, na prevenção de erros e na identificação dos **fatores de risco** presentes na administração de fármacos para evitar a ocorrência de eventos adversos (EA),[1] atuando como uma verdadeira barreira na prevenção de **incidentes relacionados a medicamentos** (IRM), que ainda são comuns nos serviços de saúde. Evento adverso é a ocorrência de uma lesão acidental, causada ou agravada pelo mau gerenciamento da assistência, e não pela própria doença.

O processo de medicalização ocupa um espaço importante no sistema de saúde e no tratamento de doenças e envolve várias etapas: seleção e obtenção do medicamento, prescrição, preparo e dispensação, administração e monitoramento. Em vista disso, é importante que gestores e profissionais se atentem para os fatores que contribuem para a ocorrência de incidentes, planejando ações estratégicas de segurança.[2,3]

Em 2013, a Agência Nacional de Vigilância Sanitária (Anvisa) publicou uma série de manuais relacionados com a segurança do paciente, como o protocolo "Segurança na Prescrição, Uso e Administração de Medicamentos", que descreve os nove certos, descritos adiante, para realizar o procedimento, que deverão ser observados em todas as instituições de saúde, independentemente do grau de complexidade, do tipo de tratamento e dos medicamentos utilizados.[2-4]

Os fatores prioritários para evitar efeitos adversos são: aprazamentos corretos; embalagens diferentes; prescrição legível ou uso de siglas e abreviaturas padronizadas; conhecimento sobre as medicações (via, dose, velocidade de infusão, diluição, aspecto); ambiente limpo e seguro para o preparo (frente de preparo); profissional capacitado e responsável.[5]

A implantação dos sistemas de **dispensação de medicamentos** nas unidades hospitalares, principalmente na modalidade de **dose unitária**, oferece maior segurança na assistência, pois reduz os riscos causados pelos fatores mencionados. Essa reconciliação medicamentosa é de responsabilidade do farmacêutico clínico, possibilitando a análise de todas as prescrições, antes de o medicamento ser encaminhado à unidade.

Encontrar medidas para tornar os seus processos mais seguros representa um desafio para as instituições de saúde, pois ainda são observados inúmeros casos de **iatrogenia** (erros provocados pela prática dos profissionais da saúde).

Incidentes com medicamentos estão entre os mais comuns encontrados na prática do cuidado, não somente nas instituições hospitalares, mas também nas unidades básicas de saúde e em domicílio.

É importante destacar que os erros também incluem a não observância das **interações medicamentosas** com alimentos, líquidos e outros fármacos, principalmente nos pacientes com doenças crônicas, cuja terapêutica é mais extensa.

Além desses aspectos, **é preciso se certificar,** no histórico médico e de enfermagem, de que o paciente não é alérgico aos princípios ativos antes de medicá-lo.

Neste capítulo, serão apresentados os cuidados para administrar medicamentos pelas diferentes vias de absorção e exemplos práticos para o cálculo de doses.

> Atenção: O paciente ou responsável tem o direito de recusar a medicação. Nesse caso, é preciso comunicar o enfermeiro e o prescritor e anotar em prontuário.

Os nove certos

O uso de um medicamento deve ser encarado como um sistema, composto por várias etapas que se iniciam antes de o paciente receber o fármaco – já quando ele é adquirido, estocado, prescrito e dispensado ou preparado.

É importante criar o maior número de barreiras a serem checadas, em diferentes momentos desse processo, para detectar e interceptar possíveis erros.

Os princípios da medicação segura são formados por nove etapas, que devem ser checadas pelo profissional no preparo e/ou na administração do fármaco, nas instituições em que não há rastreabilidade eletrônica. Ainda se pode considerar nesses cuidados a inclusão das etapas: vazão certa (velocidade de infusão), validade certa e acondicionamento, totalizando os 11 certos, já incorporados por diversas instituições. Outras, ainda, acrescentam compatibilidade medicamentosa e direito de recusar como "acertos a serem checados". Os nove passos são descritos a seguir.[2-4]

Apresente-se ao paciente e acompanhante e sempre use crachá.

Paciente certo

Para certificar-se de que a medicação será administrada ao paciente certo:

- Identifique o paciente usando dois identificadores confiáveis, como: nome; data de nascimento; registro hospitalar; nome da mãe, no caso de crianças;
- Pergunte ao paciente seus dados e confirme com a pulseira de identificação;
- Verifique se o nome corresponde ao da identificação do leito, do prontuário e da prescrição médica;
- Avise o enfermeiro se dois pacientes com nomes semelhantes foram internados no mesmo quarto;
- Redobre a atenção se você for o responsável pela assistência de enfermagem a dois pacientes com nomes semelhantes, e avise o enfermeiro da equipe.

Medicamento certo

Essa é uma etapa crítica ao preparar e/ou administrar um medicamento, em especial nas situações de urgência, emergência e no intraoperatório.

Confirme com o paciente a presença de alergia medicamentosa, coloque a identificação de risco em pulseira e anote esse antecedente no prontuário e, se possível, no leito. Os cuidados para administrar o medicamento certo consistem em:

- Separe o medicamento em uma bandeja limpa;
- Confira o nome do medicamento com a prescrição médica em mãos;
- Leia atentamente a identificação conferindo os dados em três momentos: ao separar, ao preparar e ao administrar a medicação.

É preciso ter muita atenção com os **medicamentos de alta vigilância** ou **medicamentos potencialmente perigosos**, aqueles com risco aumentado de provocar danos permanentes e morte, em decorrência de uma falha no processo de utilização. Fazem parte desse grupo, basicamente, os medicamentos intravenosos que devem ser monitorados rigorosamente, para que não ocorram erros no processo.[6] Atenção redobrada às drogas com pronúncia e escrita semelhantes, como: aciclovir e ganciclovir; ácido fólico e ácido folínico; alopurinol e halopuridol; betametasona e dexametadosa; dipirona e dipiridamol; dobutamina e dopamina; norepinefrina e epinefrina; prednisona e prednisolona; rifampicina e rifamicina.[2,3,6]

Na dúvida, NÃO medique.

Dose certa

Se o medicamento for por dispensação diretamente da farmácia, compare a prescrição médica com os dados contidos na etiqueta de identificação. São cuidados para administrar a dose correta:

- Confira a dose prescrita e o medicamento. Doses escritas com "zero", "vírgula" e "ponto" devem receber atenção redobrada;
- Não administre nenhum fármaco se tiver dúvida quanto à dose prescrita. Use sua experiência para duvidar de doses incomuns e daquelas com as quais não estiver familiarizado;
- Confira suas dúvidas sobre a dosagem com o prescritor;
- Verifique a unidade de medida prescrita. Em caso de medidas imprecisas, como colher de chá, colher de sopa, uma ampola, consulte o prescritor e solicite a transcrição para uma unidade de medida do sistema métrico, como gramas (g) e mililitros (mL);
- Nos casos necessários, calcular uma dose ou programar em bomba de infusão para administrar medicamentos potencialmente perigosos ou de alta vigilância, realize a dupla checagem com o enfermeiro ou técnico de enfermagem;
- Confira a velocidade de gotejamento ou velocidade de infusão.

Atenção: use dosadores confiáveis, como seringas milimetradas para injeções e seringas dosadoras para via oral, tipo seringa azul.

Lembre-se de que a **reconstituição** de um medicamento refere-se à adição de um diluente apropriado a um medicamento em pó (ou pó liofilizado), originando, assim, uma solução; já a **diluição** de um medicamento é a adição de um diluente, como água para injeção ou soro a um medicamento reconstituído ou medicamento injetável pronto.

Via certa

É preciso ter toda atenção e cautela à via prescrita, especialmente naqueles pacientes com medicação intravenosa e por sonda gastroenteral, pois fármacos e alimentos prescritos por essa via podem ser administrados, inadvertidamente, no cateter intravenoso. Adote medidas adicionais de segurança simples e eficazes, como **separar a via venosa da via enteral** em suportes diferentes, em cada lado, ao acomodar o paciente no leito ou na poltrona, ou colocar um adesivo colorido no equipo venoso. Outros cuidados:

- Leia com atenção a via de administração prescrita e confira com o rótulo;
- Analise se a via prescrita é a via tecnicamente recomendada para o medicamento (exemplo de erro: 3 mL de xarope via intravenosa);
- Verifique o tipo de diluente e o volume prescritos;
- Avalie a compatibilidade do medicamento com os produtos utilizados para sua administração (seringas, cateteres, sondas, equipos e outros);
- Esclareça todas as dúvidas com o enfermeiro, prescritor ou farmacêutico, antes da administração.

Hora certa e intervalo certo

O aprazamento de um medicamento pode ser em: horário-padrão; quando e se necessário (S/N); uso único e imediato ("agora"); uso de urgência/emergência (SOS); ou a critério médico (ACM). Nos casos de emergência, a equipe de enfermagem pode acatar **prescrições verbais**, que, nesse caso, devem ser reconfirmadas, repetindo-se a solicitação, para evitar erros de dosagem, e **transcritas pelo médico**, assim que possível.[2,3]

O medicamento deverá ser administrado sempre no horário prescrito, evitando atrasos ou adiantamentos. Para isso:

- Leia todos os itens da prescrição com atenção, checando se houve algum erro ou esquecimento no aprazamento;
- Prepare o medicamento, incluindo os soros, no momento próximo ao horário;

- No caso de a instituição adotar o sistema de dose unitária ou outro tipo de dispensação, providencie a retirada do medicamento na farmácia, antes do horário programado;
- Em caso de preparo antecipado de medicações, fique atento para o período de estabilidade e para a forma de armazenamento;
- Alterações nos horários das medicações prescritas, como antecipações ou atrasos, somente poderão ser realizadas com a autorização do enfermeiro e do prescritor. É tolerável uma margem de até 30 minutos para os medicamentos de ação imediata e 60 minutos para os de ação prolongada.

Registro correto da administração do medicamento

O registro da administração das medicações é um instrumento importante para garantir a segurança do paciente e a continuidade do tratamento. Lembre-se de registrar:

- Na prescrição: o aprazamento, certificando-se de que está de acordo com o horário estabelecido; cheque de forma legível tomando o cuidado para que o horário fique exposto, podendo ser utilizada caneta de outra cor, se for o caso;
- Na anotação de enfermagem: registre o medicamento administrado, horário e via; justifique os casos de adiamentos, cancelamentos, desabastecimento, recusa do paciente e eventos adversos.

Orientação correta

Tanto o profissional quanto o paciente (e o acompanhante) são responsáveis pela orientação correta, pois o paciente também é uma barreira para prevenir erros. Por isso, deve ser envolvido na segurança de sua assistência e estimulado a fazer questionamentos e esclarecer possíveis dúvidas. Informe ao paciente e ao acompanhante sobre qual medicamento está sendo administrado (nome), para que "serve" (indicação), os efeitos colaterais, a dose e a frequência de administração.

Forma ou apresentação certa

A forma farmacêutica do medicamento também deve ser conferida. Observe a via prescrita para aquela medicação e avalie se está apropriada à condição clínica do paciente, por exemplo, se o nível de consciência alterado ou a presença de vômitos permitem que uma medicação seja ministrada via oral, ou se há outra apresentação do fármaco para medicar pacientes com acesso vascular prejudicado.

Atenção aos comprimidos, cápsulas e drágeas, pois eles nem sempre podem ser partidos, triturados ou diluídos.

Resposta certa/monitoramento certo

Na última etapa, é preciso observar cuidadosamente o paciente. Verifique sua reação no início do procedimento e se o medicamento teve o efeito desejado algum tempo depois. Registre em prontuário e informe ao prescritor e ao enfermeiro os efeitos indesejados quanto à intensidade e forma: presença de *rush* cutâneo, dor, diarreia, náuseas, dispneia e taquicardia. Nunca desconsidere relatos do paciente ou da família.

Erros na administração de medicamentos

Inúmeros fatores contribuem para a ocorrência de erros na administração de medicamentos, sejam eles originados pelas condições clínicas do paciente, desatenção do profissional ou incompetência na gestão dos recursos. Entre eles, estão:[2,3,5,6]

- Paciente com várias doenças, incluindo problemas de memória;
- Pouco envolvimento do paciente e da família na assistência;
- Pacientes com dificuldades de comunicação;
- Prescrições extensas;
- Inexperiência e falha na capacitação dos profissionais da equipe de enfermagem;
- Falta de organização do processo de trabalho;
- Desconhecimento do profissional sobre a farmacodinâmica (ação e efeitos de uma medicação);
- Prescrição com letra ilegível e uso de abreviações pelo prescritor;
- Sobrecarga de trabalho e multitarefas da equipe de enfermagem;
- Ausência da cultura de segurança e falta de protocolos;
- Interrupções constantes do profissional durante o preparo e a administração dos medicamentos;
- Ruídos excessivos no ambiente hospitalar;
- Comunicação não efetiva entre os profissionais.

A desatenção constitui o principal fator que favorece o erro na administração de medicamentos. Mantenha o foco e a concentração. Reconfirme os dados da prescrição e do paciente.

Como mencionado, um dos fatores que contribuem para erros é o **dimensionamento da equipe** de enfermagem nas instituições de saúde, pois o seu quantitativo, em grande parte, não tem suprido as reais necessidades dos cenários da área, o que leva os profissionais a assumirem o cuidado de inúmeros pacientes e atividades que colocam em risco a segurança do procedimento, que requer atenção e tempo para a sua execução, podendo induzir o profissional a erro e caracterizar **imprudência** (ver Capítulo 1).

Outra dificuldade diz respeito ao desconhecimento do profissional sobre **fórmulas e cálculos matemáticos**, abordados no final do capítulo, muitas vezes utilizados no preparo das medicações, que também favorecem iatrogenias.[2,3,7]

As questões referentes à conduta do profissional e de suas responsabilidades ao medicar uma pessoa estão descritas na Resolução Cofen n. 564/2017, que aprova o Código de Ética da Enfermagem,[8] entre os quais se pode destacar:

> Art. 16. Assegurar ao cliente uma assistência de enfermagem livre de danos decorrentes de imperícia, negligência ou imprudência.
>
> Art. 30. Administrar medicamentos sem conhecer a ação da droga e sem certificar-se da possibilidade de riscos. [...]
>
> Art. 32. Executar prescrições de qualquer natureza, que comprometam a segurança da pessoa.
>
> Art. 38. Responsabilizar-se por falta cometida em suas atividades profissionais, independentemente de ter sido praticada individualmente ou em equipe.

A Resolução Cofen n. 487, de 25 de agosto de 2015, "veda aos profissionais de Enfermagem o cumprimento da prescrição médica a distância e a execução da prescrição médica fora da validade".[9]

Atenção: não repetir uma prescrição eletrônica anterior, sem revisão.

Vias de administração e tipos de medicamentos

As vias de administração de um medicamento compreendem a forma como ele entrará no organismo, para exercer sua atividade farmacológica.

A **escolha da via** é realizada de acordo com o objetivo terapêutico, as propriedades do medicamento e as condições clínicas do paciente. Todas elas apresentam vantagens e desvantagens.

As vias de administração de um medicamento podem ser classificadas, basicamente, em dois grandes grupos – **via enteral** (acesso pelo sistema digestório) e **via parenteral** (acesso fora do sistema digestório) –, embora haja outros grupos, menos usados.

Entre as vias de administração, encontram-se: cutânea; transdérmica; mucosa oral, vaginal, retal, respiratória (ver Capítulo 10), ocular, intranasal, otológica; gástrica/enteral; e parenteral.[2,3]

O técnico de enfermagem poderá administrar os medicamentos prescritos por várias vias e de diferentes formas, para os quais seja capacitado. Contudo, não está autorizado a administrar medicação via intratecal, puncionar cateteres implantados, manipular cateteres venosos centrais ou arteriais e puncionar veias jugulares ou artérias periféricas.

Os medicamentos são apresentados sob diferentes formas farmacêuticas: **suspensões** (mistura de partículas sólidas a um solvente, geralmente água), **xaropes** (solução à base de água com alta concentrada de açúcar), **soluções parenterais estéreis**, **soluções não estéreis** (gotas), **comprimidos** (pó com o princípio ativo misturado a amido ou goma e compactados), **drágeas** (princípio ativo revestido por uma camada espessa de açúcar ou outra substância), e **cápsulas** (princípio ativo envolvido por material gelatinoso).

Cuidados gerais no preparo e na administração de medicamentos

Para administrar um fármaco, alguns procedimentos são comuns para a maioria deles e devem ser observados pelo técnico de enfermagem, como:[2,3,6,10,11]

- Higienize as mãos com água e sabão ou álcool em gel a 70% antes e após o preparo dos medicamentos, ao tocar no paciente, nos dispositivos médicos, no leito e em objetos próximos (ver Capítulo 2);
- Limpe a bancada na qual será preparada a medicação, caso não seja realizada nas farmácias hospitalares;
- Separe os equipamentos de proteção individual (EPI) de acordo com a precaução adotada (ver Capítulo 2);
- Separe os medicamentos e os materiais com a prescrição em mãos, identificando o medicamento com etiqueta: nome e leito do paciente, medicamento, dose, via e horário;
- Realize a assepsia das ampolas/frascos, bisnagas e outros invólucros, com gaze e álcool a 70% ou solução adotada pela instituição, antes de utilizá-los, aplicando três ou mais fricções;

- Realize a tripla conferência lendo o rótulo ao separar, preparar e desprezar o fármaco;
- Atenção a datas de validade e alterações na coloração de medicamentos orais e parenterais;
- Promova a segurança do paciente seguindo os "nove certos" e os protocolos institucionais;
- Oriente pacientes e familiares quanto à terapia medicamentosa: nome do fármaco, ação, via, indicação, efeitos esperados e possíveis efeitos indesejáveis;
- Confira os dados do paciente com a pulseira individual e a placa de identificação antes de administrar um medicamento ou instalar uma infusão por via venosa ou enteral;
- Confirme com o paciente e o acompanhante episódios anteriores de alergias e outras reações. Destaque a informação em colorido e anote no prontuário;
- Conheça os efeitos colaterais dos fármacos de alta vigilância;
- No caso de medicamento dispensado pela farmácia hospitalar: leia as informações do rótulo, conferindo os dados com a prescrição e verificando a integridade do medicamento;
- Cheque a medicação na prescrição médica, de forma legível;
- Registre o procedimento no prontuário: hora, item da prescrição médica e via de administração, reações do paciente ou intercorrências. Após a conferência dos dados de identificação com a prescrição médica, assine e carimbe. Um exemplo: *10h* – Administrada medicação conforme o item 3 da prescrição médica, sem intercorrência. Assinatura e carimbo.

Via cutânea

Nessa via, os medicamentos são administrados sobre a pele, para ação local. Sua absorção dependerá das condições da pele e do modo como foi utilizado. O fármaco deverá ser espalhado ou pincelado sobre a área afetada, na quantidade prescrita ou segundo a recomendação contida na bula.

Para isso, calce as luvas de procedimento e demais EPI necessários e exponha somente o local da aplicação. Coloque o medicamento na pele utilizando gaze e/ou espátula e espalhe em toda a área, realizando fricções, se necessário.

A forma farmacêutica **transdérmica** é elaborada de modo que, quando aplicadas sobre a pele íntegra, atravessem a barreira epidérmica liberando substâncias ativas até a circulação sistêmica. Geralmente, é apresentada sob a forma de adesivo.

Via mucosa

Proporciona uma **rápida absorção por via hematogênica**. Observe reações alérgicas como hiperemia, prurido e ardor, especialmente na região vaginal. Em geral, são aplicados na mucosa nasal e retal.

O profissional deverá ter atenção redobrada com fármacos que requeiram cuidados específicos, como os aerossóis, que são absorvidos na mucosa nasal e na traqueia ou nos brônquios. As bombinhas inalatórias deverão ser agitadas antes de usá-las. No momento da aplicação, o paciente é instruído a inspirar profundamente e manter apneia por alguns segundos. Se necessário, coloque o paciente sentado ou eleve a cabeceira da cama.

Para administração de **soluções nasais**, solicite que o paciente higienize as narinas com lenço de papel. Em pacientes dependentes, calce um par de luvas e demais EPI recomendados e faça a higiene com hastes de algodão e solução fisiológica a 0,9%. Posicione a cabeça ligeiramente estendida e aplique a medicação.

Na administração de medicamentos por **via auricular**, o paciente deverá deitar-se lateralizado, com a orelha a ser tratada voltada para cima. Calce um par de luvas e seque o pavilhão auricular com uma gaze ou algodão; tracione o lóbulo da orelha para cima e para trás, em pacientes adultos, e para baixo, nas crianças, e administre a medicação.[11,12]

Os fármacos administrados por **via ocular** poderão dilatar as pupilas, anestesiar a região ou tratar infecções. Para aplicação de **colírios e/ou pomadas**, remova o conta-gotas ou a tampa, oriente a pessoa para estender a cabeça para trás, calce uma luva de procedimento e administre somente a quantidade prescrita. Atenção para não encostar a ponta do frasco na conjuntiva evitando, assim, contaminar a solução. Retire o excesso do medicamento com uma gaze estéril. Oriente o paciente a permanecer com os olhos fechados, por alguns segundos. Não comprima os olhos.

Para administração de medicamentos **via vaginal**, a posição ginecológica é a mais adequada (ver Capítulo 5). Lembre-se de confirmar se a paciente já teve relação sexual vaginal, pois, no caso de hímen integro, deve-se utilizar um aplicador apropriado.[10] O tratamento é realizado sem interrupção, por vários dias seguidos. Alguns princípios ativos podem ser usados mesmo no período menstrual e a paciente não pode ter relações sexuais durante o tratamento. Para o procedimento:

190 Capítulo 9

- Siga as orientações sobre como preparar o material e a paciente;
- Higienize as mãos;
- Confira a identificação e oriente a paciente a esvaziar a bexiga;
- Desinfete a tampa da bisnaga com gaze ou algodão embebido em álcool a 70%;
- Retire a tampa e com o verso rompa o lacre da bisnaga, girando-a. Lembre-se de sempre desinfetar a tampa antes de abri-la;
- Acople o aplicador na bisnaga do creme ou apertando a embalagem do fundo para o bico até preenchê-lo;
- Oriente a paciente para adotar a posição ginecológica;
- Higienize as mãos e calce as luvas. Recomenda-se o uso de máscara e óculos de proteção;
- Se necessário, higienize a região com água e sabão ou antisséptico não alcoólico;
- Solicite à paciente que faça força na parte inferior do abdome e do períneo (como para urinar), aumentando a abertura do canal vaginal;
- Insira, delicadamente, o aplicador na vagina, o mais fundo possível;
- Injete o creme ou pomada, suavemente. Se a apresentação do fármaco for em formato de óvulo, segure-o com uma gaze e introduza com a ponta do dedo indicador. No caso de infecção na vulva, é necessário aplicar uma fina camada nos pequenos e grandes lábios vaginais;
- Retire o aplicador e despreze-o no lixo de infectantes;
- Se possível, faça a aplicação à noite para que o creme faça ação local;
- Oriente a paciente a permanecer deitada pelo maior tempo possível, no mínimo por 2 horas, e a manter o quadril elevado com o uso de um travesseiro, se não houver contraindicação;
- Recomende o uso de um protetor absorvente higiênico externo, caso seja necessário;
- Retire as luvas, higienize as mãos e organize a unidade;
- Higienize as mãos, novamente, e registre o procedimento.

Os medicamentos administrados por **via retal** são apresentados sob a forma de supositórios, ou soluções para clister ou enteroclisma (ver Capítulo 13), e utilizados como via alternativa para analgesia, tratamento de constipação, flatulência e doenças intestinais. A posição de Sims (ver Capítulo 5) é recomendada para a aplicação. Use os EPI, afaste a prega interglútea, para melhor visualização do ânus, e introduza o supositório ou sonda para lavagem intestinal, delicadamente. Pode-se umedecer o supositório com água, para lubrificação. Solicite ao paciente que retenha o supositório ou solução por 15 a 30 minutos e que comprima a nádega, se necessário.

No caso de autoaplicação, oriente o paciente quanto à importância da deambulação para promover o peristaltismo, após o período de repouso. Essa via é contraindicada em pacientes com diarreia, doença hemorroidária com sangramento, cirurgia retal recente e infecção anal.

Via gástrica/enteral

Via de administração mais comum, segura, conveniente e econômica. Para essa via, os medicamentos são apresentados nas formas de xarope, emulsão, suspensão, gotas, drágeas, comprimidos, cápsulas, pastilhas, pérolas e pó.

A absorção medicamentosa **via oral** acontece nas primeiras porções do intestino delgado, resiste à acidez estomacal e é metabolizada no fígado. Esse trajeto faz com que sua ação seja mais demorada.[11-13]

Na administração por **via sublingual**, a absorção acontece mais rápido do que na via oral pelo contato quase direto com os capilares sanguíneos da região, embora possa apresentar riscos consideráveis em virtude da **rápida absorção**, como ocorre com anti-hipertensivos.[11-13]

É importante conhecer se há alguma **interação entre o medicamento e os alimentos** como leite e sucos, bem como se há recomendação de administrá-lo em jejum, como no caso de substâncias hormonais (p. ex., T4, para hipotireoidismo), ou após as refeições (p. ex., ácido acetilsalicílico). Para medicar o paciente pela via oral/bucal:

- Reúna o material em bandeja limpa: lenço de papel ou papel-toalha; copo descartável; **seringa dosadora** ("**azul**"), de preferência, sem agulha, e diluente, se necessário; água ou suco (se não houver contraindicação); etiqueta de identificação;
- Confira os dados do rótulo com a prescrição, com atenção, no caso das instituições que utilizam a dispensação de medicamentos pela farmácia hospitalar;
- Realize os cálculos de dose, se necessário;
- Releia o rótulo e prepare o medicamento;
- Se for necessário, dilua os comprimidos adicionando uma pequena quantidade de água, como 5 ou 10 mL, e misture; coloque a solu-

ção no copinho (se criança) ou na seringa (se lactente ou paciente com dificuldade para deglutir), protegendo a ponta com a embalagem da seringa ou oclusor;

- Identifique o copo/seringa com etiqueta e acomode em bandeja;
- Leve o medicamento até o paciente, junto com a prescrição médica e confira a identificação na pulseira;
- Eleve a cabeceira da cama;
- Em lactentes e pacientes com dificuldade motora, administre a medicação na boca em pequenas doses (1 a 3 mL), preferencialmente com seringa dosadora;
- Atentar-se para riscos de aspiração durante a administração. Deposite o líquido no canto lateral, e nunca no centro da boca, para evitar engasgos e náuseas. Também é possível encostar o bico da seringa e deixar o paciente sugar o remédio;
- Em crianças com mais de 1 ano ou pacientes sem déficit motor, ofereça um copo com água ou suco (se não houver contraindicação), atentando-se para os casos em que há restrições hídricas;
- Verifique se o paciente ingeriu o medicamento. Caso o paciente apresente vômito até 30 minutos após a administração, o médico deverá ser comunicado, para confirmar se a prescrição será repetida;
- Oriente os acompanhantes das crianças sobre a importância da adesão ao tratamento.

No caso de pacientes impossibilitados de deglutir, em uso de sonda oro ou nasogástrica, dilua a medicação, quando necessário, e administre um por vez, lentamente, lavando a sonda após cada infusão com 10 a 20 mL de água filtrada em *push* (injetar com pressão moderada e lenta), a fim de evitar a sua obstrução (ver Capítulo 11). Se a sonda gástrica estiver em sistema aberto para drenagem e o paciente precisar ser medicado, mantenha a sonda fechada por, no mínimo, 30 minutos após administrar o medicamento, ou de acordo com a prescrição médica.

Via parenteral

Essa via é utilizada para administrar medicamentos por seringas, agulhas e cateteres. Suas subvias são: intramuscular (IM), endovenosa (EV) ou intravenosa (IV), subcutânea (SC) e intradérmica (ID).[2,3,9-13]

Cada uma dessas camadas é acessada com a introdução de uma agulha e em determinado ângulo, como mostrado na Figura 9.1.

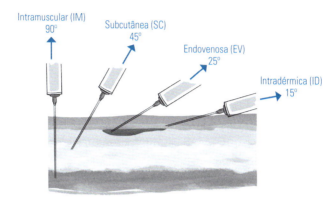

Figura 9.1. Ângulo da agulha para administração de medicamentos por via parenteral.
Fonte: Ilustrada por Loiane Garcia Daniel – Ministério da Saúde, 2013; Potter, 2017.[3,11]

O **reencape e a desconexão manual de agulhas são proibidos** pela Norma Regulamentadora n. 32 (item 32.2.4.15), para prevenir lesões e contaminação por acidentes perfurocortantes. Pra mais informações acesse: <http://trabalho.gov.br/images/Documentos/SST/NR/NR32.pdf>. Entretanto, grande parte das instituições públicas e privadas **não fornece agulhas com protetor de segurança** para injeções parenterais. Nesse caso, redobre a atenção e despreze as agulhas conectadas à seringa logo após o uso e, ao preparar uma injeção com agulha comum e em que seja necessário trocá-la para administrar a solução, utilize o **reencape passivo**, com a técnica de "pescar" a capa, com apenas uma mão.

Treine no **laboratório de simulação** as habilidades necessárias para aspirar medicamentos de frasco-ampola, aplicar injeção intramuscular, puncionar veias, instalar acesso venoso periférico, controlar gotejamento de soro com equipo simples e manusear a bomba infusora.

Para preparar e administrar medicamentos injetáveis, é preciso se familiarizar com o tamanho das seringas, que são graduadas em mililitros e os calibres das agulhas, cujo comprimento e calibre são dados em milímetros (ou Gauges – G), para escolher o melhor dispositivo, de acordo com cada técnica.

Memorize o volume e a graduação das seringas usadas com maior frequência:

- 1 mL: intervalo de graduação de 0,02 mL ou 2 Unidades Internacionais (UI). Ideal para aplicação por via intradérmica e subcutânea ou, em casos especiais, via intramuscular em recém-nascidos prematuros;
- 3 mL: intervalo de graduação de 0,1 mL;

- 5 mL: intervalo de graduação de 0,1 mL;
- 10 mL: intervalo de graduação de 0,2 mL;
- 20 mL: intervalo de graduação de 1 mL;
- Quanto às agulhas, cada calibre é diferenciado pela cor do canhão (parte plástica que sustenta a agulha), sendo as mais usadas:
  - 13 mm × 0,40 ou 0,45 mm: canhão marrom, usada apenas para injeções intradérmicas e subcutâneas. Entretanto, pode ser usada para injeção intramuscular em recém-nascidos com peso abaixo de 1.500 g;
  - 20 mm × 0,55 mm: canhão lilás ou azul; para injeção intramuscular ou intravenosa em crianças e pacientes magros;
  - 25 ou 30 mm × 0,7 mm: canhão preto;
  - 25 ou 30 mm × 0,8 mm: canhão verde;
  - 40 mm × 1,2 mm: canhão rosa; usada apenas para aspiração de medicações.

• Injeção intramuscular

Para a administração de medicamentos IM, o profissional considera os aspectos anatômicos da região, em relação a vasos e nervos. O músculo escolhido deverá ser grande o suficiente para absorver a dose do fármaco, sem causar danos às fibras musculares.

Um dos cuidados mais importantes antes de administrar uma injeção IM consiste em **avaliar a massa muscular** do paciente, uma vez que ela é bastante variável.

Outros fatores também deverão ser considerados, como a idade e a preferência do paciente, a espessura do tecido adiposo, **o pH e a viscosidade da solução** e o grau de irritabilidade da medicação.

O fracionamento da injeção deve ser realizado em locais diferentes, quando o volume administrado for superior a 4 a 5 mL, em adultos.

Um ponto que chama a atenção ao administrar uma injeção IM diz respeito ao uso de luvas. O Parecer n. 042/2015 do Conselho Regional de Enfermagem (COREN) de São Paulo orienta a não utilização de luvas de procedimentos para realização de vacinas, a menos que exista a possibilidade de entrar em contato com fluidos potencialmente infecciosos ou caso o profissional de enfermagem tenha lesão aberta nas mãos. Se houver o uso de luvas, realizar a troca entre os pacientes. As instituições hospitalares poderão desenvolver protocolos condizentes com seus cenários.[14]

As regiões indicadas (Figura 9.2) para aplicação de medicamentos IM são:

- Região do músculo deltoide: a injeção é realizada no centro do músculo. Para isso, trace uma linha horizontal imaginária de 4 a 5 cm abaixo do processo acromial e, a partir de então, duas linhas para baixo, em direção à inserção do músculo, formando um triângulo invertido; localize o ponto central. É utilizada somente para administração de vacinas no adulto e adolescentes com peso ≥ 40 a 50 kg, e contraindicada em crianças pequenas, devido à pouca massa muscular;
- Região ventroglútea (VG) ou Hochstetter: esse deve ser o músculo de escolha para qualquer IM, por ser considerada mais segura e podendo ser utilizada em qualquer faixa etária. Localize o músculo glúteo médio para a aplicação, traçando uma linha imaginária passando pela espinha ilíaca anterossuperior, a margem posterior do tubérculo ilíaco e o trocânter maior do fêmur. A injeção é administrada no centro desse triângulo;
- Região da face anterolateral da coxa: localize o músculo vasto lateral da coxa, em seu terço médio para proceder à aplicação. Esse local proporciona maior segurança, pois não apresenta nervos e vasos sanguíneos importantes e possibilita um maior controle da posição em pacientes agitados e crianças;
- Região dorsoglútea (DG): a aplicação deverá ser realizada no músculo grande glúteo. Contraindicada para crianças menores de 2 anos.

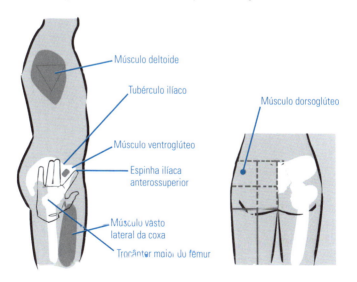

Figura 9.2. Músculos para aplicação de injeção parenteral.
Fonte: Ilustrada por Loiane Garcia Daniel – Ministério da Saúde, 2013; Potter, 2017.[3,11]

Cada grupo muscular pode receber determinado volume, de acordo com a faixa etária e, sobretudo, a massa corporal e as características físico-químicas do fármaco. Assim, a escolha do músculo e do calibre da agulha, também, devem obedecer a esses critérios, como mostra o Quadros 9.1 e 9.2.

Quadro 9.1. Volume máximo para injeção intramuscular e calibre da agulha, segundo a faixa etária e o grupo muscular

Região Faixa etária	Deltoide	Ventroglúteo	Dorsoglúteo	Vasto lateral da coxa
Recém-nascido prematuro (< 1.000 g)	—	—	—	0,25 mL
Neonato	—	0,5 mL	—	0,5 mL
Lactente	—	1,0 mL	—	1,0 mL
Crianças de 2 a 6 anos	0,5 mL	1,5 mL	1 mL	1,5 mL
Crianças de 6 a 11 anos	0,5 mL	1,5 a 2 mL	1,5 a 2 mL	1,5 mL
Adolescentes ≥ 40 kg	1 mL	2 a 2,5 mL	2 a 2,5 mL	1,5 a 2 mL
Adultos ≥ 50 kg	1 mL	4 mL	4 mL	4 mL

Fonte: Ministério da Saúde, 2013; Potter, 2017; Oliveira, Carvalho et al., 2019.[3,11,15]

Quadro 9.2. Dimensões de agulhas de acordo com a compleição física e o tipo de solução

Tecido adiposo e massa muscular	Solução oleosa	Solução aquosa
Adulto magro, massa muscular pouco desenvolvida	25 × 0,8 ou 0,9 mm	25 × 0,6 ou 0,7 mm
Adulto eutrófico	25 × 0,8 ou 0,9 mm	30 × 0,6 ou 0,7 mm
Adulto obeso	40 × 0,8 ou 0,9 mm	40 × 0,6 ou 0,7 mm
Criança magra, massa muscular pouco desenvolvida	20 × 0,8 mm	20 × 0,6 ou 0,7 mm
Criança eutrófica	25 × 0,8 mm	25 × 0,6 ou 0,7 mm
Criança obesa	30 × 0,8 mm	30 × 0,6 ou 0,7 mm

Fonte: Ministério da Saúde, 2013; Potter, 2017; Oliveira, Carvalho et al., 2019.[3,11,15]

Para o procedimento, siga as etapas gerais descritas para administrar medicamentos: higienização das mãos, conferência da prescrição e identificação do paciente. Em seguida:

- Separe o material: seringa de 1 a 5 mL; uma ampola de 10 mL de solução fisiológica a 0,9%; agulhas nos calibres apropriados, sendo uma para aspirar a solução e outra para a injeção; gaze estéril embebida em álcool a 70% ou almofada para antissepsia; luva de procedimento e máscara (recomendado) e demais EPI, de acordo com a precaução adotada;
- Atenção: sempre que disponível, utilize agulha com proteção de segurança, que deve ser pressionada na direção da agulha para alojá-la, após o uso, sem contato com as mãos;
- Prepare a injeção: desinfete frascos-ampolas, flaconetes, com bolas de algodão ou gaze e álcool; abra o invólucro da agulha e da seringa, com cuidado, e monte o conjunto sem contaminar as partes expostas (Figura 9.3);

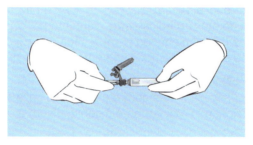

Figura 9.3. Montagem da seringa e agulha.
Fonte: Ilustrada por Loiane Garcia Daniel.

- Insira a agulha no recipiente e aspire a dose prescrita de forma asséptica, com uma agulha de grosso calibre, como 40 mm × 1,2 mm ou 30 mm × 0,8 ou 0,9 mm.

Retire o ar residual da seringa, trave a agulha (se o modelo for de segurança), despreze no recipiente apropriado e troque a agulha.

Atenção: no caso de não usar uma agulha com protetor automático, utilize o reencape passivo.

- Leve a prescrição e a bandeja até o leito e oriente o paciente ou o responsável;
- Escolha o músculo e exponha o local para a aplicação, palpando a região. Na dúvida, solicite orientação ao enfermeiro;
- Posicione o paciente;
- Higienize a mãos e calce as luvas;

- Realize a antissepsia com gaze estéril embebida em álcool a 70% ou almofada para antissepsia, de cima para baixo, trocando a face da gaze, ou em espiral, do centro para a periferia;
- Segure a seringa com a mão dominante;
- Fixe o músculo com a outra mão, segurando firmemente e esticando a pele (Figura 9.4);
- Introduza a agulha em ângulo de 90° de maneira rápida e firme (ver Figura 9.1), com o bisel voltado para a lateral, o que minimiza a agressão às fibras musculares quando o medicamento for injetado. Se o paciente for muito magro, diminua o ângulo para 60°;
- Solte o músculo, segure a seringa e aspire o êmbolo para verificar se há retorno de sangue na seringa. Se positivo, não administre o medicamento, pois houve a punção de um vaso sanguíneo. Retire a agulha e realize compressão no local. Troque todo o material e escolha outro local para realização da IM. Se não houve o retorno de sangue, injete o medicamento, lentamente, a uma velocidade em torno de 0,2 mL/segundo (1 mL a cada 5 segundos), para que a solução não seja administrada sob pressão e danifique o músculo;
- Aguarde 10 segundos;
- Ao término, segure a pele com o algodão ou gaze estéril e retire a agulha, tracionando rapidamente a seringa, com a outra mão;
- Comprima o local com algodão ou gaze secos, por alguns segundos, e aplique um curativo adesivo;
- Descarte a seringa em recipiente padronizado para resíduo infectante, próprio para acondicionamento de perfurocortantes;
- Retire as luvas, higienize as mãos e registre o procedimento, checando a prescrição e anotando em prontuário.

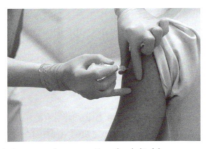

Figura 9.4. Injeção intramuscular em músculo deltoide.
Fonte: https://st3.depositphotos.com/26167146/36675/i/1600/depositphotos_366752452-stock-photo-nurses-vaccinate-public-prevent-influenza.jpg.

A aplicação de injeção com a **técnica em Z** (*Z-track*) pode ser utilizada de rotina, mas é especialmente recomendada para administrar fármacos irritativos e viscosos para proteção da pele e de tecidos, como ferro e haloperidol, pois sela a medicação profundamente e não permite seu refluxo ao tecido subcutâneo e à pele. Ainda, é útil na administração de vacinas e outras medicações de pequeno volume.

Para isso, aplique uma **tração lateral ou para baixo** das camadas da pele, deslocando os tecidos por 3 a 4 cm, com a mão não dominante, antes da inserção da agulha (Figura 9.5). Introduza a agulha, aspire, injete a medicação, pause por 10 segundos, **retire a agulha** e libere a pele imediatamente depois, para que a rota da injeção seja deslocada da rota traçada pela agulha dentro do músculo, criando um caminho em "zigue-zague" nas fibras musculares evitando, assim, o retorno do líquido.

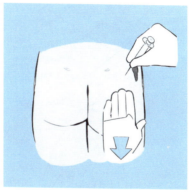

Figura 9.5. Aplicação de injeção intramuscular utilizando a técnica em Z.
Fonte: Ilustrada por Loiane Garcia Daniel – Ministério da Saúde, 2013; Potter, 2017.[3,11]

- Injeção endovenosa/intravenosa

Em 2017, a Anvisa divulgou uma série de publicações sobre cuidados com cateteres periféricos, como as "Medidas de Prevenção de Infecção Relacionada à Assistência à Saúde", que envolvem: higiene das mãos; seleção do cateter e do sítio de inserção; preparo da pele; estabilização do acesso; coberturas; *flushing* (lavagem e salinização da via), e manutenção do cateter periférico; cuidados com o sítio de inserção; remoção do cateter (acessar <https://www.segurancadopaciente.com.br/proto-colo-diretrizes/cateteres-peritericos-novas-recomendacoes-da-anvisa-garantem-seguranca-na-assistencia/>).

Para medicar por essa via, é necessário um acesso venoso. O técnico de enfermagem capacitado, o **flebotomista**, pode puncionar veias dos membros superiores (Figura 9.6), preferencialmente, e inferiores.

Sempre que possível, utilize o **transiluminador cutâneo**, pois esse instrumento destaca as veias disponíveis, que aparecem como linhas escuras. Ultrassonografia com sistema Doppler, aplicada por enfermeiro capacitado, também pode auxiliar na localização da veia, embora seja uma tecnologia pouco acessível na maioria das instituições de saúde.

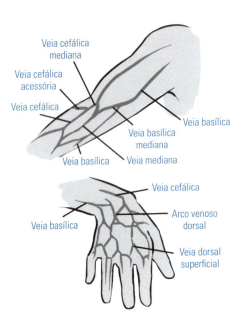

Figura 9.6. Veias periféricas para punção, em membros superiores.
Fonte: Ilustrada por Loiane Garcia Daniel.

Sempre que possível, use **dispositivo agulhado de curta duração**, tipo escalpe, calibres 19 (mais grosso), 21, 23, e 25 ou 27 G para recém-nascidos e lactentes, para uma injeção IV única ou por um período inferior a 24 horas. Para isso, abra a embalagem, rosqueie a seringa na extensão, segure as asas do dispositivo pela face mais porosa e siga as etapas descritas para injeção com agulha (ver adiante). Recomenda-se fixar o escalpe com uma tira de adesivo hipoalergênico, para maior estabilidade.

O flebotomista não deve fazer mais do que duas tentativas de punção.

Etapas para administrar medicações IV:

- Aspire o medicamento com agulha 40 mm × 1,2 mm;
- Separe o dispositivo para a punção venosa de acordo com o lúmen do vaso sanguíneo e necessidade de infusão (ver Capítulo 12);
- Troque a agulha e retire o ar do sistema;
- Não puncione membros com cateterismo, insuficiência venosa e no membro superior do lado da mastectomia, em virtude da diminuição do retorno venoso e do maior risco de embolias;
- Posicione o braço em extensão e levemente abaixo da linha do coração. Evite a punção de veias localizadas nos membros inferiores e lembre-se de que a punção das veias jugulares é um ato restrito a médicos e enfermeiros;
- Escolha o local de aplicação; palpe e selecione a veia periférica, preferencialmente aquelas da parte distal do membro;
- Higienize as mãos, coloque os óculos de proteção e calce as luvas;
- Proteja a pele do braço ou antebraço com um papel-toalha ou roupa do paciente, e posicione a tira de compressão (garrote), de preferência no modelo com trava, aproximadamente 7 a 10 cm acima do local escolhido para a punção (paciente adulto); ajuste o garrote para comprimir o membro e promover a estase sanguínea, por até 1 minuto. Oriente o paciente a abrir e a fechar as mãos várias vezes e, depois, a mantê-la fechada;
- Faça a antissepsia da pele com gaze estéril e álcool a 70% ou almofada alcóolica, tipo *swab*, em movimentos circulares, de dentro para fora, uma única vez, abrangendo a área circunvizinha; aguardar a secagem para evitar ardor na punção. Não volte a palpar a veia após a antissepsia;
- Caso a injeção seja realizada com a própria agulha ou escalpe, posicione o bisel voltado para cima;
- Estique a pele com o polegar e o indicador da mão não dominante, mantendo a veia fixa;
- Retire o protetor e puncione a pele com a agulha posicionada antes e lateralmente à veia, segurando a seringa em um ângulo entre 25 e 45°, de acordo com a profundidade do vaso; introduza e progrida a agulha em um ângulo menor, quase paralelamente à pele, entre 10 e 25° (Figura 9.7);

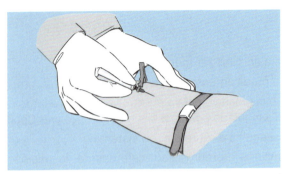

Figura 9.7. Punção de veia periférica com seringa e agulha com trava de segurança.
Fonte: Ilustrada por Loiane Garcia Daniel.

- Mantenha a agulha estabilizada, apoiando o canhão e a seringa com a ponta dos dedos da mão não dominante;
- Aspire, suavemente, o êmbolo da seringa com a mão dominante e observe o retorno de sangue;
- Solicite ao paciente que abra a mão e solte o garrote com a mão não dominante; após isso, apoie a seringa com essa mão;
- Injete a solução, lentamente, a uma velocidade em torno de 0,2 mL/segundo, evitando sobrecargas circulatórias e reações adversas no paciente;
- Em casos de emergência, as medicações são administradas em *bolus*, ou seja, em **menos de 1 minuto**;
- Teste o refluxo para evitar extravasamentos e observe as reações manifestadas pelo paciente;
- Retire a agulha em movimento único e suave, após injetar todo o líquido, e comprima o local, imediatamente, com gaze ou algodão secos e estéreis, e peça para o paciente manter a compressão por 2 minutos;
- Aplique um adesivo estéril;
- Organize a unidade e posicione o paciente de forma confortável;
- Despreze o perfurocortante em recipiente rígido e os demais materiais em local adequado;
- Retire as luvas; higienize as mãos; retire os óculos de proteção;
- Cheque o procedimento na prescrição médica e faça as anotações no prontuário.

Em diferentes situações, como desidratação aguda, antibioticoterapia por tempo prolongado, procedimento anestésico-cirúrgico, a instalação de um **acesso venoso periférico (AVP)** para **venóclise** (infusão de soluções em grandes quantidades) faz-se necessária.

Para isso, a equipe de enfermagem introduz e mantém um dispositivo venoso tipo **cateter flexível sobre agulha** ou **jelco**, o mais utilizado, e apresentado nos calibres 14 (o mais grosso), 16, 18, 20, 22 e 24 G (mais fino com duas apresentações referentes ao comprimento: 24 G × 0,75 polegadas ou 19 mm × 0,70 mm e o 24 G × 0,56 polegadas ou 14 mm × 0,70 mm, para recém-nascidos), ou **cateter flexível com asas** tipo borboleta com mandril, utilizando a mesma técnica básica de punção descrita anteriormente, com cuidados adicionais para a progressão do cateter e fixação, com curativo estéril, de preferência transparente.

Pratique a instalação de AVP em simuladores.

Esses cateteres são retirados e uma nova punção é realizada, em outro vaso, a cada 72 horas ou conforme o protocolo, pois sua permanência poderá ter relação com surgimento de flebite, tromboflebite e colonização bacteriana.[10] Com exceção para paciente com más condições da rede venosa, neonatos e crianças.

Ao manipular um **acesso venoso em sistema fechado**, use sempre luvas e **desinfete as conexões** com gaze estéril e álcool a 70% ou almofada alcoólica, com fricção vigorosa e rotatória no local três ou mais vezes, antes de realizar a desconexão.

Todo o sistema infusional – **dânulas** (torneirinhas), **equipo** e **extensões** – é **trocado a cada 72 a 96 horas**, no máximo. As dânulas são mantidas cobertas com tampas estéreis e descartadas a cada uso.[2,3,11]

No preparo de soroterapia, conecte o equipo ao frasco da solução estéril, de forma asséptica, abra o rolete e retire todo o ar de sua extensão (Figura 9.8). Controle o gotejamento de acordo com o tempo de infusão prescrito ou instale uma **bomba infusora**, que deve ser desinfetada com álcool a 70% a cada 24 horas.

Verifique sempre a permeabilidade do acesso venoso, antes e após administrar uma solução intravenosa. Lembre-se de salinizar a via a cada uso.

Na **hemoterapia, competem ao enfermeiro** conferir e instalar a infusão de sangue e seus componentes. São de responsabilidade do técnico de enfermagem: aferir os sinais vitais antes, durante e após o procedimento transfusional; observar e comunicar ao enfermeiro qualquer intercorrência; monitorar rigorosamente o gotejamento do sangue ou hemoderivado; registrar os dados vitais e suas observações no prontuário de maneira clara, precisa e pontual.

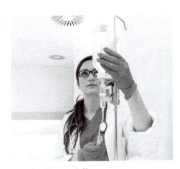

Figura 9.8. Equipo de soro e solução estéril.
Fonte: https://st2.depositphotos.com/4554625/9100/i/950/depositphotos_91008670-stock-photo-young-woman-doctor-anesthesiologist-dressed.jpg.

Atenção: é **contraindicada** a infusão de soro glicosado a 5% com hemoderivados, pois poderá provocar hemólise.[10]

Caso o paciente apresente pelos em excesso, orientar sobre a necessidade de realizar a tricotomia do local a ser puncionado.

Nunca administre por via EV medicamentos em suspensão, soluções oleosas e/ou ar.[12]

Se o paciente precisar manter o acesso venoso periférico, realizar a administração de 5 mL soro fisiológico a 0,9% após medicar o paciente, para que a salinização preserve a permeabilidade do acesso.[10]

Para administrar medicações em *bolus* ou *push*, pode-se utilizar o injetor lateral do equipo ou uma extensão apropriada, ou, ainda, manipular a dânula, sempre após a desinfecção com álcool a 70%. Nesses casos, a medicação é injetada em direção à própria veia ou, também, em direção ao frasco de soro fisiológico para que seja infundido mais lentamente, ao seguir o fluxo do gotejamento do soro.[10] Esse tipo de administração é conhecido como técnica retrógrada (de trás para a frente).

A **heparinização de cateter venoso central** compete exclusivamente ao enfermeiro; o técnico poderá preparar o material.

A **incompatibilidade medicamentosa** poderá ocorrer pela administração de multimedicamentos na mesma via e horário. Para evitar isso, o aprazamento das medicações deve ser diferente, com intervalos de 30 minutos, por exemplo. Caso contrário, injete 5 a 10 mL de solução salina a 0,9% no acesso venoso, entre uma medicação e outra, e, se possível, aguarde 10 minutos ou mais para administrar o próximo fármaco.[10]

Para o aprazamento do horário da administração dos medicamentos prescritos, o enfermeiro precisa conciliar a necessidade terapêutica do paciente, atentar-se para as possíveis interações medicamentosas, esclarecendo as dúvidas com o farmacêutico, e prever o tempo necessário para toda a demanda assistencial.[16]

• Via subcutânea

Essa via é bastante utilizada para administrar medicamentos com absorção lenta, como os anticoagulantes (enoxaparina, heparina sódica), e hipoglicemiantes (insulina, liraglutida). Muitas dessas soluções já são comercializadas em seringa pré-preenchidas com a dose necessária e agulhas com sistema de proteção. Para preparar e administrar uma subcutânea:[12,15]

- Confira os dados com a prescrição; se a seringa for pré-preenchida, confirme a dose;
- Calce luvas de procedimento, conforme protocolo da instituição;
- Aspire o medicamento com agulha de grosso calibre: 40 mm × 1,2 mm ou 30 mm × 0,8 mm. Logo depois, troque a agulha por uma 13 mm × 0,45 mm e identifique a seringa;
- Não elimine as microbolhas de ar da seringa, para não correr o risco de alterar a dosagem a ser administrada;
- Escolha o local de aplicação (Figura 9.9) – a absorção mais rápida é na região do abdome, seguida de braços, coxas e glúteos;
- Realize a antissepsia com álcool a 70% no local escolhido, sem friccionar para não aquecer o local e provocar vasodilatação;
- Faça uma prega cutânea com os dedos indicador e polegar;
- Segure o tecido subcutâneo puncione a pele em ângulo de 90° e introduza toda a agulha;
- Não há necessidade de aspirar, antes de administrar o medicamento. O tecido subcutâneo apresenta pouca vascularização e dificilmente a agulha perfurará um vaso sanguíneo;
- Solte a pele antes de administrar a medicação;
- Injete e aguarde 10 segundos antes de retirar a agulha; comprima com algodão seco, sem massagear;
- Rodizie o local de aplicação, prevenindo a **lipodistrofia** causada pela repetição do local da injeção, percebida com a presença de nódulos nos locais de aplicação;
- Não ultrapasse o volume de 1 mL na aplicação.

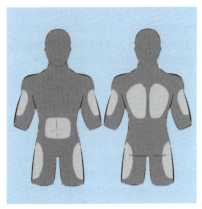

Figura 9.9. Regiões para aplicação de medicamentos via subcutânea.
Fonte: Ilustrada por Loiane Garcia Daniel – Ministério da Saúde, 2013; Giovani, 2017; Potter, 2017.[3,10,11]

- **Via intradérmica**

A injeção intradérmica é usada quase exclusivamente para administração da vacina contra tuberculose e para testes cutâneos. O profissional recebe capacitação específica para utilizar essa via. A antissepsia com álcool a 70% não é praticada, pois poderá reduzir a atividade de vacinas administradas.

A agulha deverá ser introduzida paralelamente à pele, em ângulo de 10 a 15° com o bisel para cima. Ao injetar a solução, observe a formação de uma pápula. Retire a agulha com um movimento rápido e único. Não massageie o local. Caso ocorra sangramento, comprima suavemente com algodão seco.[12]

As regiões utilizadas para administração de fármacos via intradérmica são face ventral do antebraço, região do deltoide e escapular das costas.

Atentar-se para possíveis reações adversas: intolerância à solução administrada, ulcerações com necrose tecidual local, lesão da derme pela rápida introdução do medicamento, sangramento, dor e prurido.

Cálculo de dose

Para cálculo das doses de medicamentos que necessitam ser fracionados, utiliza-se a **regra de três simples**. Esse método requer uma constante (na primeira linha), uma pergunta (na segunda linha) e o cruzamento das informações (o "X", que deve ficar sozinho),[2,3,7,10] ou seja, na regra de três é necessário que três valores sejam apresentados para descobrir o quarto valor, que é a incógnita, denominado "X".

Para esses cálculos, considere as equivalências em grama e miligrama, litros e mililitros:

- 1 grama (g)= 10 decigramas (dg) = 100 centigramas (cg) = 1.000 miligramas (mg). Então: 1 g = 1.000 mg;
- 1 litro (L) = 10 decilitros (dL) = 100 centilitros (cL)= 1.000 mililitros (mL). Então: 1 L = 1.000 mL.

Para a regra de três, é necessário realizar duas operações de multiplicação e uma de divisão e **agrupar as grandezas** da mesma espécie em duas colunas, organizando-as de forma que uma unidade fique embaixo de outra unidade, como no esquema:

$$mg \underline{\quad} g \qquad mg \underline{\quad} mL$$
$$mg \underline{\quad} g \qquad mg \underline{\quad} mL$$

Depois disso, os valores serão multiplicados de cima para baixo no sentido contrário (cruzado), e, depois, o X é isolado e o valor que o acompanha passa a ser o denominador da divisão. Veja um exemplo:

Prescrição médica: 85 mg de ceftriaxone IV de 12/12 horas. A apresentação do frasco/ampola é de 1 g, em pó, e seu diluente é de 10 mL. Após diluir o medicamento, qual volume dessa solução você deve administrar?

Primeira etapa: agrupar as mesmas grandezas em duas colunas, lembrando que 1 g corresponde a 1.000 mg:

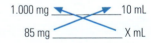

Fazendo a multiplicação cruzada, tem-se que:

$$1.000 \text{ mg } X = 10 \times 85 \text{ mg}$$
$$1.000 \text{ mg } X = 850$$

Na terceira etapa, o X é isolado e calcula-se a divisão:

$$X = 850/1.000$$

Resultado: aspirar 0,85 mL do frasco com seringa de 1 ou 3 mL. Note que, como o valor a ser descoberto era em mililitros, a resposta também é em mililitros.

No caso de medicamentos que se apresentam em determinada dosagem e já estão diluídos, o cálculo somente é necessário se a dose prescrita for diferente da quantidade total do frasco-ampola, como o que ocorre, por exemplo, com o medicamento dexametasona, apresentado em 10 mg/2,5 mL – lê-se 10 mg em 2,5 mL. Se a prescrição for de 10 mg, todo o volume de 2,5 mL deve ser aspirado e administrado. Mas, se a prescrição for diferente dessa, a regra de três deve ser aplicada.

Outro exemplo que deve ser praticado refere-se ao cálculo de medicamentos com características especiais, como a penicilina cristalina, pó para suspensão injetável, cuja dosagem apresenta-se em 5 ou 10 milhões de UI.

O pó que compõe o fármaco tem baixa solubilidade, o que **aumenta o seu volume final**, ao entrar em contato com o solvente. Assim, ao injetar o diluente no frasco de penicilina cristalina com 5.000.000 de UI, observa-se que o volume total sempre aumentará em 2 mL. Por isso, ao utilizar 8 mL de diluente, o volume total resultante será de 10 mL, valor usado para o cálculo.

Após obter a dose correta, a penicilina cristalina é diluída em determinado volume de solução glicosada (SG) a 5% ou soro fisiológico a 0,9%, prescrito pelo médico e administrado lentamente, em frasco de soro ou equipo tipo bureta por, no mínimo, 30 minutos.

Medicamentos por via oral também poderão ser diluídos em água destilada e homogeneizados para administração na dosagem exata em miligramas.

O cálculo de medicações em Pediatria e Neonatologia varia de acordo com a idade, o peso, a área de superfície corporal, a capacidade de absorção, a biotransformação e a excreção de medicamentos. Neonatos e lactentes são mais vulneráveis aos efeitos colaterais dos medicamentos, já que as doses prescritas não foram testadas nessa população e seus efeitos não foram catalogados. Redobre a atenção e observe possíveis reações adversas.[14]

A **bureta** é comumente utilizada na administração contínua de soros, medicação em crianças e em infusões intermitentes de medicações, como os antibióticos em adultos.

A **bomba de infusão** compreende um equipamento que permite um controle exato do gotejamento do volume a ser infundido. Se não estiver disponível, calcule e controle o gotejamento das soluções a serem administradas usando o rolete do equipo.[10]

As fórmulas para cálculos de gotejamento de soro e cálculo em mL/hora são:

- Para cálculo de volume em mililitro e **tempo em horas** com **equipo de gotas**, utilize: número de gotas por minuto = volume prescrito dividido pelo tempo prescrito e multiplicado por 3:

$$\frac{V}{T} \times 3$$

- Para cálculo de volume em mililitro e **tempo em horas** com **equipo de microgotas** ou bureta, utilize: número de microgotas por minuto = volume prescrito dividido pelo tempo prescrito:

$$\frac{V}{T}$$

As fórmulas para cálculos de gotejamento de soro e cálculo em mL/minutos são:

- Para cálculo de volume em mililitro e **tempo em minutos** (menos de 60 minutos), com **equipo de gotas**, utilize: número de gotas por minutos = volume prescrito multiplicado por 20 dividido pelos minutos prescritos:

$$\frac{V \times 20}{\text{minutos}}$$

- Para cálculo de volume em mililitros **e tempo em minutos**, com **equipo de microgotas** utilize: número de microgotas = volume prescrito multiplicado por 60 dividido pelos minutos prescritos:

$$\frac{V \times 60}{\text{minutos}}$$

A fórmula V/T também pode ser usada para equipo de microgotas e tempo em minutos, se você transformar minutos prescritos em frações de 1 hora (60 minutos).

• Exemplos

Prescrição médica: 500 mL SF a 0,9%, EV, em 6 horas. Observe que, como o tempo é superior a 60 minutos, a fórmula para o cálculo é:

$$\text{Número de gotas} = \frac{V}{T \times 3} \Rightarrow \frac{500}{6 \times 3} \Rightarrow \frac{500}{18} = 27,7$$

Resultado: 28 gotas/minuto.

Prescrição médica: 100 mL de bicarbonato de sódio a 10%, EV, em 30 minutos. Observe que o tempo de infusão é menor que 60 minutos, então a fórmula para o cálculo é:

$$\text{Número de gotas} = \frac{V \times 20}{\text{Minutos}} \Rightarrow \frac{100 \times 20}{30} \Rightarrow \frac{2.000}{30} = 66,6$$

Resultado: 67 gotas/minuto.

Transformações de soros

As transformações deverão ser realizadas sempre que a concentração da solução prescrita for diferente da solução disponível. Atualmente, esse procedimento é menos frequente, pois as unidades de saúde disponibilizam diversas concentrações de soros, para **evitar a manipulação de soluções estéreis**. Para esse processo, considere:

- Quantidade de soluto e de solvente prescritos;
- Opções disponíveis do soluto necessário;
- A necessidade de **dupla checagem** para conferência dos cálculos, utilizando medidas de equivalência e regra de três;
- Solução glicosada a 5% (SG 5%), que contém 5 g de glicose em cada 100 mL (por cento), de água estéril;
- Solução glicosada a 10% (SG 10%), que contém 10 g de glicose em cada 100 mL (por cento), de água estéril;
- Solução fisiológica a 0,9% (SF 0,9%), que contém 0,9 g de cloreto de sódio (NaCl), em cada 100 mL (por cento), de água estéril.

• Exemplos

Prescrição médica: SG 10% 500 mL. Na instituição, somente estão disponíveis frascos de SG 5% de 500 mL e ampolas de glicose hipertônica a 50% de 20 mL. Será necessário realizar a transformação.

Na primeira etapa para a resolução desse problema, é necessário calcular quantos gramas de glicose há no frasco de soro disponível na unidade usando a regra três:

$$100 \text{ mL} \underline{\qquad} 5 \text{ g}$$
$$500 \text{ mL} \underline{\qquad} X \text{ g}$$
$$100 \times X = 500 \times 5$$
$$100 \times X = 2.500$$
$$X = 2.500/100$$
$$X = 25 \text{ g}$$

Resultado: 25 g de glicose em 500 mL de SG 5%.

Na segunda etapa, é necessário calcular quantos gramas de glicose estão prescritos usando a regra três:

$$100 \text{ mL} \_\_\_\_\_ 10 \text{ g}$$
$$500 \text{ mL} \_\_\_\_\_ X \text{ g}$$
$$100 \times X = 500 \times 10$$
$$100 \times X = 5.000$$
$$X = 5.000/100$$
$$X = 50 \text{ g}$$

Resultado: 50 g de glicose em 500 mL de SG 10%.

Então, a **diferença** entre a quantidade de **glicose disponível** no SG 5% e a quantidade de **glicose prescrita** no SG 10% é de 25 g.

Essa quantidade será obtida nas ampolas de glicose hipertônica disponíveis: 50% em 20 mL. Para isso, calcule a dose de glicose por ampola:

$$100 \text{ mL} \_\_\_\_\_ 50 \text{ mg}$$
$$20 \text{ mL} \_\_\_\_\_ X \text{ mg}$$
$$100 \times X = 50 \times 20$$
$$100 \times X = 1.000$$
$$X = 1.000/100$$
$$X = 10 \text{ g}$$

Resultado: cada ampola contém 10 g de glicose.

A diferença a ser acrescentada no SG 5%, 500 mL, é de 25 g. Logo, como cada ampola de 20 mL a 50% contém 10 g de glicose, você deve aspirar 50 mL que corresponde a duas ampolas e meia e acrescentar no SG 10%.

Prescrição médica: solução glicofisiológica (SGF), 500 mL, IV. Esse soro é composto por 5 g de glicose e 0,9 g de NACl para cada 100 mL. Na instituição, estão disponíveis SG 5% e ampolas de 10 mL de NaCl 10%. Como visto no exemplo anterior, SG 5% tem 25 g de glicose em 500 mL. Para calcular a quantidade de NaCl que deverá estar contido em 500 mL do soro, usar a regra de três:

$$100 \text{ mL} \_\_\_\_\_ 0,9 \text{ g}$$
$$500 \text{ mL} \_\_\_\_\_ X \text{ g}$$
$$100 \times X = 500 \times 0,9$$
$$100 \times X = 450$$
$$X = 450/100$$
$$X = 4,5 \text{ g}$$

Para obter 4,5 g de NaCl, é preciso saber qual a quantidade em cada ampola de 10 mL de NaCl 10% logo:

$$100 \text{ mL} \_\_\_\_\_ 10 \text{ g}$$
$$X \text{ mL} _____ 4,5 \text{ g}$$
$$10 \times X = 100 \times 4,5$$
$$10 \times X = 450$$
$$X = 450/10$$
$$X = 45 \text{ mL}$$

A quantidade de NaCl a ser acrescentada ao SG 5%, 500 mL, é de 45 mL. Logo, como cada ampola de 10 mL a 10% contém 4,5 g de NaCl, você deve aspirar 45 mL, que correspondem a quatro ampolas e meia, e acrescentar no SG 5%.

Considerações finais

A terapia medicamentosa é um dos procedimentos mais executados e importantes da equipe de enfermagem. A comunicação eficaz faz-se necessária para minimizar possíveis erros relacionados com o preparo e a administração de medicamentos. Os técnicos de enfermagem precisam ter uma visão ampla sobre a ação e a interação dos medicamentos para realizar uma assistência segura e para que se tornem mais uma barreira na prevenção de incidentes relacionados a medicação.

O monitoramento de todas as etapas, o foco e concentração são essenciais para o ato de medicar e mostram o comprometimento do profissional com a saúde do paciente. A busca contínua de conhecimento sobre o assunto e o treinamento desenvolvem as competências determinantes para prática profissional.

Referências bibliográficas

1. Nascimento LC, Lemos LF, Silva AEBC, Oliveira MDS, Bezerra ALQ. Percepção dos acadêmicos de enfermagem em relação à segurança no processo de administração parenteral de medicamentos. Rev Cien Escola Estadual Saúde Pública Cândido Santiago-RESAP; 2016;2(2):59-69.
2. Conselho Regional de Enfermagem de São Paulo (COREN-SP). Uso seguro de medicamentos: guia para preparo, administração e monitoramento. São Paulo [internet] 2017, p. 11-65 [acesso 16 dez. 2020]. Disponível em: https://portal.coren-sp.gov.br/sites/default/files/uso-seguro-medicamentos.pdf.
3. Brasil. Ministério da Saúde. Portaria n. 2.095 de 24 de setembro de 2013. Aprova os Protocolos Básicos de Segurança do Paciente. Anexo 03: Protocolo de segurança na prescrição, uso e administração de medicamentos. Diário Oficial da União. 2013 dez 25; Seção 1. p. 113. [acesso 10 dez. 2020]. Disponível em: https://www20.anvisa.gov.br/segurancadopaciente/index.php/publicacoes/item/seguranca-na-prescricao-uso-e-administracao-de-medicamentos.

4. Malcolm E, Yisi L. The nine rights of medication administration: an overview. Br J Nurs. 2010;19:(5):300-05.
5. Costa DG, Pasin SS, Magalhães AMM, Moura GMSS, Rosso CB, Saurin TA. Análise do preparo e administração de medicamentos no contexto hospitalar com base no pensamento Lean. Anna Nery [internet]. 2018;22(4):e20170402 [acesso 12 dez. 2020]. Disponível em: http://www.scielo.br/pdf/ean/v22n4/pt_1414-8145-ean-22-04-e20170402.pdf.
6. Institute for Safe Medication Practices. High-Alert Medication Survey Results Lead to Several Changes for 2018 [internet] 2018 [acesso 10 dez. 2020]. Disponível em: https://www.ismp.org/resources/high-alert-medication-survey-results-lead-several--changes-2018.
7. Assis MA, Assis MG, Silva JT, Rodrigues EC, Rodrigues LCDC, Thais FM. Dificuldades encontradas por auxiliares e técnicos de enfermagem para realização de cálculos de medicamentos. Rev Enfermagem Brasil [internet]; 2018;17(6):561-7 [acesso 10 dez. 2020]. Disponível em: http://portalatlanticaeditora.com.br/index.php/enfermagembrasil/article/view/708.
8. Conselho Federal de Enfermagem (COFEN). Resolução n. 564/2017 de 05 de abril de 2018. Aprova o novo Código de Ética dos Profissionais de Enfermagem. [internet]. Brasília: COFEN; 2017 [acesso 12 dez. 2020]. Disponível em: https://portal.coren-sp.gov.br/codigo-de-etica-dos-profissionais-de-enfermagem/.
9. Conselho Federal de Enfermagem (COFEN). Resolução N. 487/2015 de 01 de setembro de 2015. Dispõe sobre o cumprimento da prescrição medicamentosa/terapêutica à distância e a Resolução COFEN N. 281/2003 que dispõe sobre repetição/cumprimento da prescrição medicamentosa por profissional da saúde [internet]. Brasília: COFEN; 2015 [acesso 12 dez. 2020]. Disponível em: http://www.cofen.gov.br/resolucao-cofen-no-4872015_33939.html.
10. Giovani AMM. Enfermagem, cálculo e administração de medicamentos. 14. ed. São Paulo: Rideel; 2017. p. 19-210.
11. Potter PA, Perru AG. Fundamentos de enfermagem. Tradução Adilson Dias Salles et al. 9. ed. Rio de Janeiro: Elsevier; 2017.
12. Passos VCS. Fundamentos de enfermagem e suas aplicações. In: Bitencourt JJG, Conceição SMP. Didático de enfermagem: Teoria e prática. São Paulo: Eureca; 2017. p. 106-129. Vol. 1.
13. Lorencini F, Volpato ACB. Coleta de exames laboratoriais. In: Volpato ACB, Passos VCS, organizadores. Técnicas básicas de enfermagem. 4. ed. São Paulo: Martinari; 2015. p. 381-417.
14. Conselho Regional de Enfermagem (COREN). Parecer Coren-SP 042/2014-CT de 21 de janeiro de 2015. Ementa: Utilização de luvas de procedimentos para aplicação de vacina [internet]. São Paulo: COREN-SP; 2015 [acesso 12 dez. 2020]. Disponível em: https://portal.coren-sp.gov.br/sites/default/files/Parecer%20042%20luvas.pdf.
15. Oliveira TCSS, Carvalho JVB, Anjos MK, Paes GO. Preparo e administração de medicamentos por via subcutânea: os saberes da equipe de enfermagem. Rev Enfermagem Atual in Derme [internet]. 2019;87:25 [acesso 12 dez. 2020]. Disponível em: http://www.revistaenfermagematual.com/index.php/revista/article/view/203.
16. Lanza VE, Alves APP, Camargo AMS, Cacciari P, Montandon DS, Godoy S. Medidas preventivas de infecção relacionada ao cateter venoso periférico: adesão em terapia intensiva. Rev Rene [internet]; 2019;20:e40715 [acesso 5 dez. 2020]. Disponível em: http://repositorio.ufc.br/bitstream/riufc/41813/1/2019_art_velanza.pdf.

Testes

1. Prescritos 150 mg de cefalotina, EV, de 6/6 horas. Na unidade, há frasco-ampola do medicamento com 1 g e diluente de 10 mL de água destilada. Quantos mililitros dessa solução se deve administrar após a preparar a solução?

   A) 1,5 mL.

   B) 1 mL.

   C) 2,5 mL.

   D) 1,8 mL.

   E) 2 mL.

2. Prescritos 35 mg de amicacina, IM, de 12/12 horas. Na unidade, há ampola de 100 mg/2 mL. Quantos mililitros dessa solução se deve aspirar?

   A) 0,5 mL.

   B) 1 mL.

   C) 0,7 mL.

   D) 0,6 mL.

   E) 0,4 mL.

3. Assinale a alternativa correta:

   A) A região do deltoide é utilizada para administrar injeções intramusculares em adultos e crianças.

   B) Crianças menores de 2 anos poderão receber injeções intramusculares, na região do dorsoglúteo.

   C) A região do deltoide é utilizada somente para administração de vacinas, no adulto, e contraindicada em crianças, em virtude de sua pouca massa muscular.

   D) Pode-se utilizar agulhas do mesmo calibre para administrar injeções intramusculares em crianças e adultos.

   E) Todas as afirmações estão corretas.

4. Assinale V se a afirmativa for verdadeira ou F se a afirmativa for falsa:

(   ) O músculo ventroglúteo é o de primeira escolha para injeções intramusculares.

(   ) O venoscópio e a ultrassonografia com sistema Doppler são ferramentas utilizadas apenas pela equipe médica para localizar uma veia periférica.

(   ) O calibre da agulha para injeção intramuscular adequada para uso em adultos e adolescentes não obesos é de 25 mm × 0,7 mm.

(   ) Medicamentos orais, à base de hormônios, devem ser ingeridos em jejum de 4 horas.

(   ) Na dúvida se um medicamento apresenta interação com leite ou suco, administre o medicamento oral com água.

(   ) Ao administrar um medicamento pelo acesso venoso periférico, deve-se fazer antissepsia com gaze estéril e álcool, antes de acoplar a seringa.

(   ) Evitar abrir o sistema para infusão venosa, dando preferência para o uso de extensões valvuladas.

Respostas

1. A.
2. C.
3. C.
4. V, F, V, V, V, V, V.

Oxigenoterapia

Capítulo 10

Fernanda Paula Cerântola Siqueira
Eleny Rosa Guimarães Gonçalves
Viviane Canhizares Evangelista de Araujo
Maria das Neves Firmino da Silva

Introdução

O sistema respiratório humano divide-se em **via aérea superior** (ou via respiratória superior), que se estende das fossas nasais até a laringe, e **via aérea inferior**, da traqueia aos pulmões, compostos por brônquios, bronquíolos e alvéolos, além de responsável pela **hematose**, que consiste na troca de gás carbônico (CO_2), presente nos capilares venosos alveolares, pelo oxigênio (O_2) atmosférico, essencial para a manutenção da vida. Essa troca ocorre durante os movimentos respiratórios formados pela inspiração e pela expiração, realizados pela ação conjunta dos músculos respiratórios e do sistema nervoso central, comandando a expansão e a retração da cavidade torácica.[1]

Entretanto, há situações diversas que contribuem para a ocorrência de hipoxemia, que corresponde à diminuição da concentração de O_2 arterial, o que leva a pessoa a necessitar de **oxigenoterapia**.

A utilização de O_2 é feita mediante indicações definidas com doses específicas prescritas pelo médico, exigindo da equipe de enfermagem conhecimentos sobre as formas de administração, a duração e o monitoramento da terapia, visto que o O_2 é um fármaco que pode acarretar efeitos maléficos.[2,3]

Neste capítulo, serão apresentados esses cuidados, com destaque para as atribuições do técnico e do auxiliar de enfermagem nos procedimentos de baixa e média complexidade.

Oxigenoterapia

Denomina-se oxigenoterapia a oferta de **oxigênio suplementar**, acima dos níveis atmosféricos (aproximadamente 21%), com o objetivo de elevar ou manter uma **saturação sanguínea acima de 90%** para corrigir os danos causados pela hipoxemia, cujos parâmetros são delimitados pelo valor da **pressão parcial de oxigênio** (PaO_2), obtido pela gasometria arterial, e pela **saturação periférica de oxigênio** (SpO_2), obtida pela oximetria de pulso.[4,5]

Entre as indicações da oxigenoterapia, destacam-se:[6]

- Situações de hipoxemia: PaO_2 < 60 mmHg e SpO_2 < 90%, em ar ambiente e repouso ou SpO_2 < 88%, durante exercícios ou sono, em pessoas com cardiopatia ou pneumopatia;
- Parada cardiorrespiratória;
- Infarto agudo do miocárdio (IAM);
- Intoxicação por gases (monóxido de carbono);
- Envenenamento por cianeto;
- Traumatismos graves;
- Angina instável;
- Recuperação pós-anestésica (procedimentos cirúrgicos);
- Insuficiência respiratória aguda ou crônica;
- Insuficiência cardíaca congestiva (ICC);
- Apneia obstrutiva do sono;
- Pacientes com saturação de oxigênio inferior a 94%, por causas diversas;
- Alterações no padrão ou na frequência respiratória;
- Combater a anoxia e a hipóxia.

São finalidades da oxigenoterapia: aumento da sobrevida do paciente; diminuição da dispneia, da pressão da artéria pulmonar e da resistência vascular pulmonar; diminuição do tempo de hospitalização; melhora do desempenho psicomotor; aumento da tolerância ao exercício; e melhora da qualidade de vida.[7]

Sistemas de oxigenoterapia

Os sistemas de fornecimento de oxigênio são classificados de acordo com a concentração a ser liberada em:[4,5]

- Sistema de baixo fluxo: o paciente respira o ar ambiente e o oxigênio pelo cateter nasal, tipo óculos ou tipo nasofaríngeo, máscara facial simples e com reservatório de reinalação parcial ou não reinalação. Fornecem oxigênio às vias aéreas com fluxo até 8 litros por minuto (L/min);

- Sistema de alto fluxo: indicado para pacientes que requerem quantidade constante de oxigênio, o que pode ser obtido por meio da máscara com sistema de Venturi, tenda facial (capacete) e cateter nasal de alto fluxo. Fornecem oxigênio às vias aéreas com fluxo acima de 8 L/min, podendo alcançar 60 L/min, nas cânulas de alto fluxo.

De acordo com o tempo de terapia, a oxigenoterapia é classificada em de uso agudo ou uso prolongado.

Certifique-se de que não há vazamentos de oxigênio, pois ele é um gás inflamável. Avise pacientes e acompanhantes sobre os riscos e prevenção: não fumar, evitar o uso de eletrônicos que produzem centelha (bateria, por fricção) e roupas com tecido sintético, pois acumulam eletricidade estática; proibir o uso de soluções oleosas e derivados de petróleo.

A escolha da maneira pela qual o oxigênio será administrado dependerá de algumas condições, avaliadas pela equipe de saúde: se o paciente respira por via oral ou nasal; qual a profundidade de suas inspirações; as condições da cavidade oral e nasal; qual a quantidade de fluxo de oxigênio a ser ofertado; o grau de desconforto respiratório; a gravidade da hipoxemia; se será necessário usar umidificação; e tolerância do paciente.[7] Independentemente da indicação e da forma de administração, todos os pacientes devem ter a SpO_2 monitorada, por meio do oxímetro de pulso, e avaliados por uma equipe de saúde capacitada para oferecer o gás de forma adequada e segura.[2-4]

Oximetria de pulso

O monitoramento por oximetria de pulso é um procedimento não invasivo, indolor, de fácil manuseio e com leitura imediata do resultado, que tem como finalidade avaliar se o nível de oxigênio no sangue arterial é adequado para as necessidades teciduais, tanto em adultos quanto em crianças. Essa avaliação é útil para verificar mudanças do estado clínico do paciente e fazer ajustes do fluxo de oxigênio, de acordo com o valor recomendado.[6,8,9]

Para isso, é necessário usar o **oxímetro** de pulso, aparelho que contém um par de pequenos sensores emissores de luzes vermelhas e infravermelhas, que atravessam a pele e são captadas por um fotodetector, o qual determina, indiretamente, o **nível de saturação arterial**

de oxigênio, identificando alterações a partir dos sinais luminosos produzidos e refletidos pela pulsação.

Os locais indicados para a colocação dos sensores são, preferencialmente, as **extremidades digitais** das mãos e dos pés, lóbulo da orelha, testa e nariz[6,8,9] (Figura 10.1), podendo ser do tipo *clip* (pregador) ou em Y, cujas pontas são fixadas com o auxílio de um adesivo ou uma faixa.

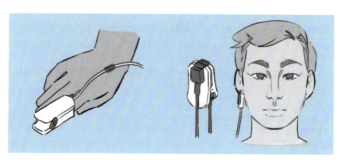

Figura 10.1. Oxímetro de pulso.
Fonte: Ilustrada por Loiane Garcia Daniel.

Valores entre 95 e 100% são considerados normais, mas esse padrão se modifica de acordo com o tempo de vida e a presença de doença respiratória crônica. Assim, oscilações entre 70 e 80% são esperadas em neonatos nos primeiros 5 minutos de vida e entre 88 e 92% em pessoas com doença pulmonar obstrutiva crônica (DPOC) ou fibrose pulmonar. Exceto nessas situações, valores inferiores a 90% indicam que os tecidos não estão recebendo oxigênio suficiente, e o paciente precisa de avaliação criteriosa e adequação da oxigenoterapia, de maneira cuidadosa.[8-11]

De acordo com o modelo, o oxímetro pode ser portátil, de pequeno porte, ou fixo, com o uso de um monitor. Suas desvantagens consistem em restringir o paciente ao leito, no caso do monitor fixo, e na necessidade de rodiziar o local de fixação, para evitar lesão de pele.

Utilize os equipamentos de proteção individual (EPI) antes de entrar em contato com o paciente, de acordo com o tipo de precaução adotada (ver Capítulo 2).

Material

- Bandeja limpa e desinfetada com álcool a 70% para reunir o material;
- Monitor, cabo, sensor no tamanho adequado (neonatal, pediátrico, adulto ou universal), ou oxímetro de pulso portátil;

- Luvas de procedimento e demais EPI, de acordo com o tipo de precaução adotada (ver Capítulo 2);
- Frasco de álcool a 70%;
- Gaze; bolas de algodão; removedor para esmalte.

Procedimento

- Higienize as mãos (ver Capítulo 2);
- Separe o material em uma bandeja limpa e desinfetada com álcool a 70%;
- Leve a bandeja com o material, junto com a prescrição médica, até o quarto do paciente e coloque-a na mesa de cabeceira previamente limpa com álcool a 70%;
- Calce as luvas e demais EPI recomendados;
- Confirme o nome do paciente, verificando a pulseira de identificação e a prescrição médica;
- Explique o procedimento utilizando linguagem acessível, evitando termos técnicos, e esclareça que o sensor do tipo "prendedor" não causa dor; certifique-se de que o paciente e o acompanhante compreenderam as orientações. Para crianças, demonstre o procedimento, utilizando o brinquedo terapêutico;[12]
- Use algodão embebido em removedor de esmalte se o paciente estiver com as unhas pintadas;
- Eleve a cabeceira a 30 a 45°, se não houver contraindicação; se necessário, troque as luvas e higienize as mãos com álcool em gel a 70% (ver Capítulo 2 – "Higienização das mãos");
- Escolha o local para a instalação do oxímetro, dando preferência para as polpas digitais das mãos ou dos pés e o lóbulo das orelhas;
- Avalie o local: verifique a integridade da pele, a presença de edema, se a extremidade está fria e se há umidade;
- Desinfete o sensor com gaze e álcool a 70%;
- Oxímetro fixo (monitor): primeiro acople o sensor, tipo pregador, ou fixe o sensor tipo flexível, no local escolhido, e, depois, conecte o cabo ao monitor; ligue o aparelho e observe a forma da onda de pulso. Utilize os sensores pediátricos conforme indicado pelo fabricante. Ajuste e confira os limites dos alarmes (88 a 92% se o paciente for portador de pneumopatia grave e crônica e 94 a 99% para os demais);

- Oxímetro portátil: conecte o sensor no dedo com o leito ungueal voltado para cima, na direção da luz; ligue o oxímetro; observe a forma da onda do pulso (ou da oscilação em barra). Verifique o valor obtido;
- Não use fitas adesivas diretamente na pele, para evitar lesão;
- Não use adesivo no sensor;
- Rodizie o sensor a cada 2 a 3 horas se o paciente permanecer com monitoramento contínuo;
- Verifique a porcentagem da saturação obtida;
- Compare a frequência do pulso obtida pelo oxímetro com o pulso radial (em adultos) ou apical (em crianças); se houver diferença, reavalie e identifique fatores que possam estar interferindo;
- Deixe o paciente em uma posição confortável;
- Retire as luvas e higienize as mãos;
- Cheque o procedimento na prescrição médica e de enfermagem;
- Anote no prontuário: horário, local de verificação, valor da SpO_2, frequência do pulso, tipo de oxigenoterapia utilizado ou se a respiração é em ar ambiente. Assine e carimbe suas anotações;
- Comunique ao enfermeiro e ao médico, imediatamente, sempre que o valor obtido for ≤ 90%;
- Higienize o cabo e o sensor do oxímetro sempre que necessário e após o uso, conforme recomendação do fabricante ou protocolo institucional e guarde-os em local apropriado.

Atente-se aos fatores que podem interferir no funcionamento efetivo do oxímetro:[6,8,9,13]

- Sensor com tamanho inadequado;
- Fixação e posicionamento do sensor;
- Desconexão do sistema;
- Movimentação excessiva do paciente, causando oscilação na captação do pulso e na onda oscilatória;
- Extremidades frias e perfusão diminuída, com cianose local;
- Mau contato entre o cabo e monitor ou sensor;
- Fratura no cabo;
- Falta de manutenção preventiva do equipamento, tempo de vida do aparelho acima daquele indicado pelo fabricante (monitor) e qualidade das pilhas (oxímetro portátil).

Métodos para administrar a oxigenoterapia

Para fornecer a quantidade de O_2 planejada, é necessário que o fluxo em L/minuto esteja correto e o dispositivo, perfeitamente instalado no paciente.

Nebulização ou aerossolterapia com O_2

A nebulização ou aerossolterapia, conhecida como **inalação**, possibilita a administração do oxigênio associada ou não a um medicamento, por meio de um equipamento conjunto, composto por uma máscara, um frasco/reservatório do nebulizador, uma extensão e um fluxômetro de oxigênio (Figura 10.2).

Os nebulizadores são aparelhos que transformam as soluções e/ou suspensões aquosas em micropartículas, sob a forma de **aerossol**, permitindo, assim, que a substância seja inalada e absorvida no trato respiratório, com a inspiração.[4-6,9,14]

A nebulização ou aerossolterapia tem como finalidades: umidificar a mucosa do trato respiratório; **fluidificar as secreções** presentes nas vias respiratórias; favorecer a eliminação das secreções acumuladas; e auxiliar no tratamento medicamentoso,[4-6] com o uso, por exemplo, de **broncodilatadores** como o brometo de **ipratrópio** e o bromidrato de **fenoterol**, apresentados em solução gotas e frequentemente prescritos. Existem três tipos básicos de nebulizadores: pneumáticos, os mais usados; ultrassônicos (ou de nova geração); e os eletrônicos (com membrana oscilatória).[4]

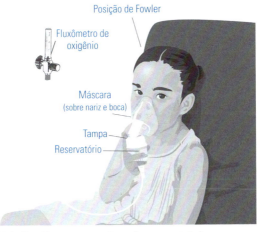

Figura 10.2. Nebulização ou aerossolterapia com oxigênio.
Fonte: Ilustrada por Pedro Félix.

• Material

Alguns acessórios utilizados na inalação podem variar de acordo com a marca e o modelo dos equipamentos e o tamanho do paciente. Faça as adaptações necessárias e providencie:[4,11,14-16]

- Bandeja limpa e desinfetada com álcool a 70% para reunir o material;
- Luvas de procedimento e outros EPI, de acordo com a precaução adotada;
- Conjunto de nebulizador estéril completo com máscara infantil ou adulto, frasco/reservatório, extensão flexível;
- Fluxômetro para oxigênio ou ar comprimido, conforme prescrição, limpo com álcool a 70% e testado;
- Solução fisiológica (SF) a 0,9% ou água destilada, conforme prescrição;
- Seringa de 5 ou 10 mL e agulha estéreis para aspiração, se necessário;
- Medicamentos, se for o caso;
- Etiqueta ou fita adesiva, para identificação;
- Frasco de álcool a 70%; compressa para desinfecção de superfícies;
- Papel-toalha.

• Procedimento

- Confirme o procedimento na prescrição médica;
- Higienize as mãos;
- Separe o material em uma bandeja limpa e desinfetada com álcool a 70%;
- Preencha a etiqueta com os dados da prescrição: nome completo e leito do paciente, data e horário, fluxo do O_2 em L/min, medicamento e dose prescrita, se for o caso, e identifique o reservatório do nebulizador;
- Leve a bandeja com o material, junto com a prescrição médica, até o quarto do paciente e coloque-a na mesa de cabeceira previamente limpa com álcool a 70%;
- Confirme o nome do paciente e o procedimento, verificando a pulseira de identificação, a prescrição médica e a etiqueta de identificação do nebulizador/inalador;

- Explique o procedimento utilizando linguagem acessível, evitando termos técnicos, e certifique-se de que o paciente (ou acompanhante) compreendeu as orientações. Para crianças, demonstre o procedimento, utilizando o brinquedo terapêutico,[5,12] e mantenha os menores ao colo do acompanhante;
- Higienize as mãos e posicione o paciente na posição de Fowler ou sentado (ver Capítulo 5);
- Conecte o fluxômetro à fonte de oxigênio ou ar comprimido ou cheque se está bem ajustado e se não há vazamentos. Use sempre o fluxômetro;
- Higienize as mãos;
- Calce as luvas e demais EPI recomendados;
- Abra o reservatório do nebulizador, adicione exatamente o volume prescrito da solução fisiológica (ou água destilada), em geral de 4 a 5 mL,[4] e do medicamento, se houver (ver Capítulo 9). Feche-o e acople a máscara;
- Conecte uma ponta da extensão correspondente ao reservatório do nebulizador e a outra ao fluxômetro de oxigênio;
- Abra o controlador de fluxo até alcançar 5 a 8 L de O_2/min,[4] certifique-se da saída de névoa pela máscara do nebulizador e se não há vazamento de oxigênio nas conexões. Se tiver dúvida, confirme com o enfermeiro ou médico se o paciente requer um fluxo maior ou menor;
- Solicite ao paciente que segure o nebulizador ou peça a colaboração do acompanhante;
- Mantendo a máscara junto à face recobrindo o nariz e a boca (ver Figura 10.2); se necessário, proteja o tórax com o papel-toalha, para evitar a umidade;
- Oriente o paciente a respirar de forma lenta e tranquila, pela boca, e para não conversar durante o procedimento, a fim de potencializar os efeitos da inalação.[4] Oriente os pais para não oferecerem chupeta e mamadeira para as crianças;
- Higienize as mãos e aguarde o término da inalação, que deve ocorror om 10 a 15 minutos;[4]
- Higienize as mãos e calce as luvas;
- Feche o fluxômetro, retire o nebulizador e coloque-o na bandeja;
- Ofereça papel-toalha para secar a face e deixe o paciente elevado (45°) em uma posição confortável;

- Proteja o nebulizador com uma embalagem plástica se for reutilizá-lo no paciente, identificado com nome, leito, data e horário e troque a cada 24 horas, ou em caso de contaminação.[17] Caso contrário, encaminhe o material ao local apropriado para desinfecção, ou conforme o protocolo institucional;
- Retire as luvas e descarte-as na lixeira para lixo infectante e proceda à desinfecção da bandeja com álcool a 70%;
- Higienize as mãos e registre o procedimento: cheque o procedimento na prescrição médica;
- Anote no prontuário: horário, tipo de procedimento, volume da solução, medicamento e dose administrados, e o fluxo de O_2 utilizado. Descreva as reações do paciente durante e ao término da nebulização, especialmente a frequência respiratória, o valor da SpO_2, sinais como desconforto ou cansaço para respirar, a cor da pele e dos lábios (palidez ou cianose/arroxeado), tosse e eliminação de secreções (aspecto e quantidade). Se ocorreram recusa, efeitos colaterais ou intercorrências durante o procedimento descreva-os também. Assine e carimbe suas anotações.

Oxigenoterapia por cateter nasal

A oferta de oxigênio por cateter nasal pode ser realizada por meio de três modelos (Figura 10.3) – cateter tipo sonda (nasofaríngeo), cânula nasal tipo óculos e cateter nasal de alto fluxo –, cujos tubos são feitos de silicone.

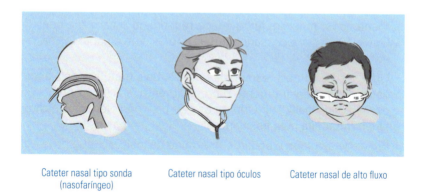

Cateter nasal tipo sonda (nasofaríngeo)　　Cateter nasal tipo óculos　　Cateter nasal de alto fluxo

Figura 10.3. Oxigenoterapia por cateter faríngeo, cânula nasal e cateter de alto fluxo.
Fonte: Ilustrada por Loiane Garcia Daniel.

Se colocados da maneira recomendada, o **cateter nasofaríngeo** e a cânula nasal garantem uma fração inspirada de oxigênio (FiO$_2$), ou seja, uma concentração inalada entre 24 e 44% com fluxo de O$_2$ de 1 a 6 L/min;[6] já o **cateter nasal de alto fluxo** poderá alcançar 100% de FiO$_2$ e de umidade.[5]

O cateter nasofaríngeo tem sua extremidade vazada por vários orifícios pelos quais o oxigênio é liberado, diretamente na traqueia. A cânula tipo óculos apresenta duas pequenas "prongas" (prolongamentos) nasais flexíveis e extensão regulável. Esses dispositivos apresentam como vantagens: segurança; eficácia; baixo custo; descartáveis; de fácil aplicação; bem tolerado por pessoas claustrofóbicas e por crianças; comodidade para comer e falar sem interromper a terapêutica. Suas desvantagens: não podem ser utilizados por pacientes com alterações nos condutos nasais; são facilmente deslocados de forma acidental; podem provocar o ressecamento das mucosas; necessidade de troca a cada 8 horas no caso do cateter nasofarígeo, pois esse tipo estimula a formação de secreção que pode obstruir os orifícios laterais.[6,8,9]

Já o **cateter nasal de alto fluxo** previne a oclusão total das narinas, mantém a perfusão e evita o ressecamento e o sangramento da mucosa nasal, por ser de menor diâmetro interno do que o cateter tipo óculo, além de facilitar a manutenção das atividades diárias do paciente.[5,6,9]

Avalie o funcionamento do sistema a cada vez que for prestar algum cuidado e atente-se para sinais e sintomas capazes de indicar deficiência de O$_2$, como: esforço para respirar; alteração da frequência respiratória, profundidade e ritmo; presença de cianose no leito ungueal, nos lábios, nas mucosas e na pele; agitação, irritabilidade, confusão e redução do nível de consciência. Comunique qualquer intercorrência ao enfermeiro.

• Material
- Bandeja limpa e desinfetada com álcool a 70% para reunir o material;
- Luvas de procedimento, máscara e outros EPI, de acordo com a precaução adotada;
- Fluxômetro para oxigênio, limpo com álcool a 70% e testado;
- Sistema umidificador estéril e completo contendo frasco etiquetado com data e hora, o oxtensão flexível;
- 200 a 300 mL de água destilada estéril;
- Oxímetro de pulso com sensor de tamanho adequado;
- Frasco de álcool a 70%; compressa para desinfecção de superfícies;

- Um frasco-ampola de solução fisiológica a 0,9%, gazes, hastes flexíveis para higiene nasal;
- Dispositivo prescrito: cânula nasal (adulto ou infantil); cateter faríngeo n. 4-10, ou cateter nasal de alto fluxo (adulto ou infantil);
- Caneta permanente;
- Etiqueta ou fita adesiva para identificação;
- Material para fixação: adesivo nasal (comercial), ou tira de adesivo microporado ou outro tipo de fita hipoalergênica; tesoura; tira de adesivo tipo esparadrapo cortado em "Y".

• Procedimento

- Verifique o nome do paciente e o procedimento que deve ser realizado na prescrição médica;
- Higienize as mãos;
- Separe o material em uma bandeja limpa e desinfetada com álcool a 70%;
- Preencha a etiqueta com os dados da prescrição: nome completo e leito do paciente, data e hora, fluxo do O_2 em L/min prescrito (se for rotina da instituição), e identifique o frasco do umidificador;
- Leve a bandeja com o material, junto com a prescrição médica, até o quarto do paciente e coloque-a na mesa de cabeceira previamente limpa com álcool a 70%;
- Apresente-se para o paciente e para o acompanhante;
- Confirme o nome do paciente e procedimento, verificando a pulseira de identificação, a prescrição médica e a etiqueta de identificação do umidificador;
- Explique o procedimento utilizando linguagem acessível, evitando termos técnicos, e certifique-se de que o paciente (ou acompanhante) compreendeu as orientações. Para crianças, demonstre o procedimento, utilizando o brinquedo terapêutico;[12]
- Coloque o paciente na posição de Fowler a 45° (ver Capítulo 5), se não houver contraindicação;
- Higienize as mãos e calce as luvas de procedimento e demais EPI recomendados;
- Avalie as narinas quanto às condições da mucosa, presença de secreções ou lesões;
- Higienize as narinas com gaze ou hastes umedecidas em solução fisiológica a 0,9%;

- Instile solução fisiológica a 0,9% nas narinas do paciente, no mínimo a cada 6 horas, para higienizá-las e evitar ressecamento, ou conforme prescrição médica e de enfermagem;[5,6]
- Despreze o material em lixo apropriado, retire as luvas e higienize as mãos.

Para administrar oxigênio por cânula ou cateter, é preciso preparar o sistema que será conectado à fonte do gás. Na maioria das vezes, esse sistema é umidificado, mas pode ser a seco, conforme decisão médica. Monte o sistema e instale o dispositivo no paciente:

- Conecte o fluxômetro à fonte de O_2 ou cheque se está bem ajustado;
- Coloque a água estéril respeitando a linha limite de 2/3 do recipiente umidificador, indicada no próprio frasco;

Atenção: para prevenir a contaminação por *Legionella* spp., troque o umidificador por outro esterilizado a cada 24 horas; utilize apenas água estéril; não complete o volume residual, despreze-o e troque a água.[11,16]

- Instale o umidificador ao fluxômetro de oxigênio;
- Abra a embalagem do cateter;
- Conecte a extensão ao frasco do umidificador e a outra ponta na extensão do cateter;
- Abra o fluxômetro e certifique-se de que a água borbulha e que não há vazamentos nas conexões.

Para a instalação do cateter nasal, considere o modelo utilizado:

- Cânula nasal tipo óculos: introduza as prongas do cateter nas narinas do paciente; ajuste as hastes laterais acima e atrás de cada orelha e abaixo da região mentoniana; em crianças, é recomendado fixar as hastes em cada lado da face. Proteja a pele da orelha em contato com a extensão com algodão ou placa de hidrocoloide ou conforme o protocolo institucional.[5] Troque o cateter e o sistema de umidificação a cada 24 horas;
- Cateter nasofaríngeo: mensure a distância da ponta do nariz (ou comissura labial), ao lóbulo da orelha e marque com fita ou a caneta pormanente (de preferência); lubrifique a ponta do cateter com soro fisiológico; introduza o cateter, cuidadosamente, até a marcação. Avalie a presença de náuseas e tracione alguns centímetros, se for o caso. Confirme a posição visualizando sua ponta na orofaringe, atrás da úvula. Proceda à fixação com um adesivo para cateter nasal (comercial), ou uma tira pequena de adesivo cortado

em "Y" invertido, fixando a base maior no nariz ou na face lateral, e as pontas enroladas no cateter, de modo a não interferir no movimento da boca. Proteja a pele com uma tira de adesivo hipoalergênico, se for utilizar o adesivo tipo esparadrapo, e atenção para não tracionar a asa da narina ou a comissura;

Atenção: troque o cateter a cada 8 horas, alternando a narina (deixe anotado e transmita a informação para o próximo plantão); troque o sistema de umidificação a cada 24 a 72 horas ou conforme o protocolo da instituição.

- Cateter nasal de alto fluxo: introduza as prongas do cateter nas narinas; ajuste as hastes laterais acima e atrás de cada orelha e abaixo da região mentoniana; em crianças, é recomendado fixar as hastes em cada lado da face. Siga os mesmos cuidados descritos para com a cânula nasal;
- Abra o fluxômetro de oxigênio até alcançar o fluxo prescrito;
- Observe a reação do paciente, a frequência respiratória e a saturação de O_2, na oximetria de pulso;
- Deixe o paciente elevado (30° a 45°), em uma posição confortável e com a campainha ao alcance;
- Retire as luvas e descarte-as na lixeira para lixo infectante e proceda à desinfecção da bandeja com álcool a 70%;
- Higienize as mãos;
- Cheque o procedimento na prescrição médica;
- Anote no prontuário: horário; tipo de cateter instalado e fluxo de O_2 utilizado; local; reações do paciente; frequência respiratória; valor da SpO_2; alteração na cor das extremidades (palidez ou azuladas/cianose); presença de tosse, desconforto ou cansaço para respirar; eliminação de secreções (aspecto, coloração e quantidade); e outros sinais observados. Assine e carimbe suas anotações.

Oxigenoterapia por máscaras

A máscara de oxigênio é um equipamento usado para administrar oxigênio e/ou umidade aquecida, anatomicamente projetada para se **adaptar firmemente sobre a boca e o nariz**, geralmente fixada ou mantida na face com o auxílio de elástico ou fita (cadarço), e apresentada sob diferentes formas e para diversos fins (Figura 10.4), como: máscaras simples; máscaras com reservatório, sem reinalação e com reinalação parcial; máscara para traqueostomia; máscara de Venturi (alto fluxo).[6,8,18,19]

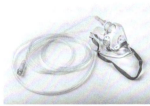 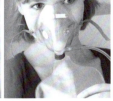 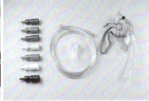

Máscara de oxigênio simples   Máscara de oxigênio com reservatório   Máscara de oxigênio com sistema de Venturi

Figura 10.4. Tipos de máscaras de oxigênio.
Fonte: https://br.depositphotos.com/26025393/stock-photo-oxygen-mask.html>; <https://br.depositphotos.com/42527263/stock-photo-oxygen-therapy.html>; <https://br.depositphotos.com/54258253/stock-photo-air-entrainment-mask.html.

Independentemente do modelo, a máscara apresenta como vantagens a fácil aplicação, o baixo custo e o fato de poder ser mantida por períodos curtos e facilitar o transporte do paciente. Entre as desvantagens, destacam-se: interrupção da terapêutica para alimentação; concentração de O_2 varia de acordo com a profundidade da inspiração; dificuldade de ajuste à face; incômoda; pode favorecer a distensão gástrica e a **broncoaspiração**, em casos de vômitos; interfere na fala e, em alguns pacientes, causa sensação de isolamento, principalmente nas crianças e nos adolescentes que ficam muito tempo acordados; pouco tolerado por pessoas com **claustrofobia**.[5,6,8]

As **máscaras simples** são utilizadas para ofertar oxigênio em concentrações de 40 a 60%, tendo um orifício para entrada de O_2 e dois orifícios laterais para saída do CO_2 exalado, sem válvulas unidirecionais.[6,8] As **máscaras com reservatório** são acopladas a uma bolsa inflável que oferta oxigênio em concentrações que possibilitam concentrações acima de 60%, sendo elas de dois tipos:[6,8]

- Máscara sem reinalação: possibilita administrar concentrações de 60 a 100% de O_2 porque apresenta uma **válvula unidirecional**, que permite a passagem direta do oxigênio do reservatório para a máscara, na inspiração, e interrompendo a passagem do CO_2 para a bolsa inflável, na expiração, impedindo a **reinalação do CO_2** na próxima inspiração. O fluxo de O_2 deve ser adequado para evitar o colabamento do reservatório;
- Máscara com reinalação parcial: permite alcançar concentrações de 60 a 80%, mas essa modalidade não dispõe de válvula unidirecional, o que proporciona a mistura de gases (O_2 e CO_2), no reservatório, e a reinalação de CO_2. O fluxo de O_2 deve ser adequado para

garantir que somente um terço da bolsa seja esvaziado durante a inspiração, prevenindo o acúmulo de CO_2, no reservatório. Em algumas situações especiais, essa mistura é benéfica.

A **máscara de traqueostomia**, conhecida como colar de traqueostomia, é posicionada diretamente na abertura e permite alcançar uma FiO_2 de 35 a 60%, com fluxo de 1 a 15 L/min.[6]

Já o **sistema de Venturi** possibilita um alto fluxo de O_2 e é composto por uma máscara facial, uma pequena traqueia corrugada e **seis válvulas de cores diferentes**, que correspondem às concentrações precisas de oxigênio, que variam entre 24 e 50%. Cada válvula permite determinado fluxo de O_2, em L/min, e determinada fração inspirada de O_2 correspondente: azul – 3 L/min e FiO_2 24%; amarelo – 6 L/min e FiO_2 28%; branco – 8 L/min e FiO_2 31%; verde – 12 L/min e FiO_2 35%; vermelho ou rosa – 15 L/min e FiO_2 40%); laranja – 15 L/min e FiO_2 50%).[5] Podem ocorrer variações de acordo com o fabricante.

Como é possível perceber, há muitos detalhes no planejamento da oferta de oxigênio por máscara, o que exige uma ação conjunta entre médico, enfermeiro, fisioterapeuta e o técnico e auxiliar de enfermagem, que observam, de perto, a adequação da aplicação do método prescrito.

> Atenção a sinais de claustrofobia, como agitação, fácies de angústia, taquicardia, choro e sensação de sufocação. Avise o enfermeiro e o médico.

• Material

- Bandeja limpa e desinfetada com álcool a 70% para reunir o material;
- Luvas de procedimento e demais EPI recomendados;
- Fluxômetro de oxigênio limpo com álcool a 70% e testado;
- Conjunto estéril completo contendo: frasco nebulizador ou umidificador etiquetado com data e hora; traqueia corrugada; máscara tamanho infantil ou adulto, no modelo adequado; se for usado o sistema Venturi separe o diluidor colorido conforme prescrição médica e o adaptador acrílico;
- Oxímetro de pulso com sensor de tamanho adequado;
- Água destilada estéril (200 a 300 mL), conforme prescrição;
- Etiqueta ou fita adesiva para identificação;
- Um frasco-ampola com solução fisiológica a 0,9%; gazes ou hastes flexíveis para higiene nasal;
- Cadarço de algodão ou elástico para fixação; tesoura sem ponta desinfetada com álcool a 70%.

• Procedimento

Verifique o nome do paciente, o tipo de oxigenoterapia prescrito e a máscara adequada a ser utilizada. Higienize as mãos e siga as mesmas etapas iniciais para a instalação de oxigenoterapia por cateter referentes ao preparo do material, identificação e orientação do paciente. Higienize as mãos, novamente, e prepare e teste o conjunto com o umidificador ou nebulizador.

Avalie as narinas e a cavidade oral quanto às condições da mucosa e à obstrução e presença de secreções. Se necessário, higienize as narinas com gaze ou hastes flexíveis de algodão umedecidos em solução fisiológica a 0,9% e aspire as secreções, antes de colocar a máscara.

Para administrar a oxigenoterapia por máscara simples, máscaras com reservatório ou máscara para a traqueostomia:

- Coloque a água estéril no nebulizador respeitando a linha limite do recipiente, indicada no próprio frasco;
- Conecte a traqueia corrugada ao frasco do nebulizador montado e testado e a outra ponta à máscara;
- Prenda o elástico ou a fita (cadarço) nas laterais da máscara;
- Abra o fluxômetro de oxigênio, certifique-se de que a água borbulha e que não há vazamento de oxigênio nas conexões.

Para administrar a oxigenoterapia por máscara de Venturi:

- Coloque a água estéril no umidificador respeitando a linha limite do recipiente indicada no próprio frasco;
- Conecte o frasco do umidificador montado e testado ao fluxômetro;
- Selecione a válvula diluidora do oxigênio, conforme a prescrição médica;
- Conecte uma das pontas da traqueia corrugada à máscara e a outra à válvula com o diluidor (peça colorida); posicione o adaptador de acrílico no diluidor;
- Conecte uma das pontas da extensão flexível no diluidor e a outra extremidade no umidificador;
- Prenda o elástico ou a fita (cadarço) nas laterais da máscara;
- Abra o fluxômetro de oxigênio no fluxo prescrito e certifique-se de que a água borbulha e que não há vazamento de oxigênio nas conexões,

Após ajustar a máscara indicada, cobrindo a boca e o nariz do paciente:

- Proteja a região de contato da fixação com a pele com algodão ou placa hidrocoloide (ou conforme rotina da instituição);
- Posicione a haste metálica no dorso do nariz;

- Certifique-se de que nenhum dispositivo esteja causando pressão sobre a face e as orelhas do paciente;
- Deixe o paciente elevado a 45°, se não houver contraindicação, em uma posição confortável;
- Retire as luvas e descarte-as na lixeira para lixo infectante e proceda à desinfecção da bandeja com álcool a 70%;
- Higienize as mãos;
- Cheque o procedimento na prescrição médica;
- Anote em prontuário: horário, tipo de nebulização e máscara instalada e o fluxo de O_2. Descreva as intercorrências e possíveis reações do paciente durante o procedimento, a frequência respiratória, o valor da SpO_2, sinais e sintomas, como: desconforto ou cansaço para respirar, alteração na cor da pele e dos lábios (palidez ou cianose/arroxeado), presença e eliminação de secreções (aspecto e quantidade). Assine e carimbe suas anotações;
- Troque o sistema diariamente, ou conforme o protocolo institucional;
- Mantenha as vias aéreas superiores desobstruídas, higienizando as narinas com solução fisiológica a 0,9% a cada 6 horas;
- Troque a água do umidificador ou do nebulizador, como indicado. Na presença de sujidades, realize a troca do sistema e encaminhe para desinfecção, em local apropriado.

Tenda facial

A tenda facial (Figura 10.5) é um dispositivo confeccionado em material acrílico atóxico e transparente, utilizado em **lactentes**. Em situações especiais, uma tenda menor, conhecida como halo (*hood* ou capuz, capacete) pode ser instalada em recém-nascidos ou lactentes de baixo peso.

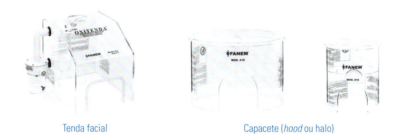

Tenda facial   Capacete (*hood* ou halo)

Figura 10.5. Modelos de tenda facial.
Fonte: Catálogo Fanem®, com permissão.

Esse equipamento proporciona um ambiente adequado para fornecer O_2 **contínuo e umidificado** com nebulizador acoplado ao fluxômetro em associação a uma fonte de ar comprimido, devendo os fluxos de oxigênio e de ar estar entre 5 e 8 L/min.[5]

É indicado principalmente para bebês que necessitem de oxigenoterapia com uma concentração de oxigênio inferior a 60% e que apresentem desconforto respiratório mínimo a moderado, para aqueles com trauma facial ou que não aceitam a máscara facial.[5,20]

O uso da tenda facial pode dificultar a terapêutica, pois o O_2 é suspenso durante os cuidados com a criança, como na higienização e alimentação, na observação da criança em razão da umidificação, em sua interação com a mãe e o meio ambiente, além de aumentar o **risco para infecções e broncoaspiração**, em caso de vômito.[5]

Esse procedimento deve ser realizado pelo enfermeiro ou fisioterapeuta. Prepare o material e ajude o profissional a instalar o equipamento.[4-6,9]

- **Material**
  - Bandeja limpa e desinfetada com álcool a 70% para reunir o material;
  - Tenda facial ou capacete de acrílico, de acordo com o tamanho da criança, limpos e desinfetados com solução indicada pelo fabricante;
  - Nebulizador para a tenda e sua respectiva extensão;
  - Água destilada estéril (200 a 300 mL);
  - Etiqueta ou fita adesiva para identificar o umidificador e a tenda;
  - Uma ampola de solução fisiológica a 0,9% e hastes flexíveis para higiene nasal;
  - 1 "cueiro" ou uma fralda de pano (para coxim);
  - Oxímetro de pulso e sensor de tamanho neonatal ou infantil;
  - Fluxômetro para oxigênio e para ar comprimido limpo e desinfetado com álcool a 70%;
  - Luvas de procedimento e demais EPI, conforme a precaução adotada.

- **Procedimento**
  - Higienize as mãos e siga as mesmas etapas iniciais para a instalação de oxigenoterapia, citadas anteriormente, referentes ao preparo e à identificação do material e à orientação do familiar;
  - Confirme o nome do lactente com o acompanhante e com a pulseira de identificação, a prescrição médica e a etiqueta de identificação do umidificador;

- Vista a criança com roupas confortáveis;
- Higienize as mãos, novamente, e prepare e teste o conjunto com o umidificador ou nebulizador;
- Auxilie o enfermeiro ou fisioterapeuta a conectar o nebulizador à tenda e adaptar as respectivas extensões aos fluxômetros de O_2 e ar comprimido;
- Posicione o bebê no berço e instale o oxímetro de pulso em um dos dedos ou na palma da mão;
- Fique atento se o equipamento cobriu a cabeça da criança, mantendo a região do pescoço livre, para a saída do ar expirado;
- Abra o fluxômetro de oxigênio e de ar comprimido até alcançarem o fluxo prescrito e certifique-se da saída de névoa pelo nebulizador e de que não há vazamento nas conexões;[15]
- Observe a reação da criança, sua frequência respiratória, o valor da SpO_2 e da temperatura corporal;
- Coloque protetores auriculares (ou algodão estéril) para diminuir a intensidade dos ruídos, principalmente durante o sono;
- Mantenha a criança elevada (30°) e em uma posição confortável. Se necessário, coloque um coxim sob os joelhos ou faça um suporte para evitar que a criança escorregue;
- Arrume a unidade; retire as luvas e descarte-as na lixeira para lixo infectante e proceda à desinfecção da bandeja com álcool a 70%;
- Higienize as mãos.

O enfermeiro e o fisioterapeuta registram o procedimento no prontuário, com os seguintes dados: horário, tipo de tenda, fluxo de O_2 e ar comprimido utilizado, intercorrências e reações da criança, sinais de desconforto ou cansaço, cor da pele e mucosas (palidez ou cianose), eliminação de secreções (aspecto e quantidade). Ao auxiliá-los, verifique e anote a frequência respiratória, a temperatura, a frequência cardíaca e o valor da SpO_2. Assine e carimbe suas anotações.

Após a instalação da tenda ou do halo, os cuidados prestados pelo técnico em enfermagem devem ser os prescritos pelo enfermeiro e protocolados pelas instituições, como:

- Auxilie na vigilância da manutenção da mistura de ar e O_2 umidificado e aquecido, para prevenir o ressecamento das vias aéreas;
- Colabore junto à equipe para a redução de ruídos próximos à criança;
- Umidifique os olhos da criança a cada 4 horas e evite a saída de O_2 diretamente nos olhos;

- Monitore com atenção: a temperatura para prevenir o superaquecimento ou resfriamento da criança; a saturação de O_2, continuamente, rodiziando a posição do sensor a cada 2 a 4 horas; comunique o enfermeiro sobre sinais e sintomas que possam indicar deficiência de O_2, como: desconforto para respirar, alterações na frequência respiratória, na profundidade ou no ritmo; presença de cianose em leito ungueal, lábios, mucosas e pele; agitação e confusão; irritabilidade; redução do nível de consciência;
- Auxilie na prevenção da contaminação do líquido pela *Legionella* spp.[17] Colabore na troca dos nebulizadores a cada 24 horas ou considere o protocolo institucional; utilize água estéril e faça a troca da água em sua totalidade, desprezando os resíduos (não completar). Após o uso da tenda ou halo, ou quando necessário, lavar a cúpula com água e sabão em local apropriado evitando soluções desinfetantes e esterilizantes, como o álcool, por deixar o acrílico fosco;[5]
- Possibilite a interação da criança com o acompanhante e estimule formas de recreação durante o tratamento, para distraí-la e acalmá-la.

Pressão positiva contínua nas vias aéreas (CPAP)

Essa forma de fornecer oxigenoterapia é mais complexa e aplicada pelo enfermeiro ou fisioterapeuta, também sob prescrição médica. A CPAP é uma sigla internacional que significa *continue positive airway pressure*, traduzida como **pressão positiva contínua nas vias aéreas**, uma modalidade de ventilação não invasiva com pressão positiva (VNIPP), em que podem ser utilizadas uma **pronga**, **máscara nasal** ou **máscara oronasal** (Figuras 10.6 e 10.7), para a oferta de O_2, e indicada para pacientes com insuficiência ventilatória aguda hipoxêmica.[2-6,20]

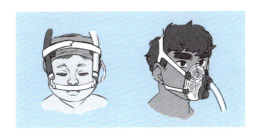

CPAP nasal com pronga   CPAP oronasal

Figura 10.6. CPAP nasal com pronga e máscara oronasal.
Fonte: Ilustrada por Loiane Garcia Daniel.

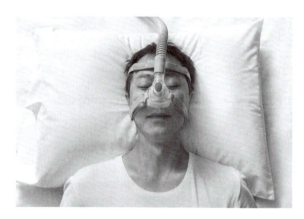

Figura 10.7. CPAP com máscara nasal.
Fonte: https://st3.depositphotos.com/6703622/16124/i/1600/depositphotos_161240702-stock-photo-middle-age-asian-man-sleeping.jpg.

A pressão positiva contínua distende as vias aéreas durante todo o ciclo respiratório (inspiração e expiração), uma vez que a pressão produzida é maior que a pressão atmosférica. Essa modalidade é indicada para pacientes que preservam a capacidade respiratória espontânea, mas apresentam **alterações na absorção de O_2**,[3] e tem como finalidades: evitar a intubação endotraqueal; edema agudo de pulmão, no pós-operatório de cirurgia abdominal e na apneia do sono de leve a moderada, em adultos; tratamento do desconforto respiratório neonatal, por insuficiência de surfactante, leve ou moderada; apneia da prematuridade; auxiliar no processo de desmame da ventilação mecânica neonatal e em adultos.[2,3]

Para a utilização desse suporte ventilatório, é necessário o empenho da **equipe multiprofissional** experiente para adequar, manter e, principalmente, supervisionar o paciente, dando especial atenção ao funcionamento do equipamento, à observação clínica constante e à **fixação correta** do sistema de CPAP.[3]

Auxilie o enfermeiro a desenvolver ações de cuidado para que o uso da CPAP seja seguro e efetivo, com as seguintes medidas:[3,20]

- Acompanhe o enfermeiro ao explicar o procedimento e sua finalidade, pois poderá se certificar de que o acompanhante compreendeu as orientações;
- Colabore com o enfermeiro observando se a fixação e o tamanho da pronga ou máscara estão adequados com a fase de desenvolvimento da criança;

- Observe se o tamanho da pronga está adequado ao tamanho das narinas e se ela ocupa o espaço nasal;

- Observe se a pronga está bem posicionada: não deve tracionar as aletas nasais ou favorecer o escape de pressão e não deve encostar no septo nasal, pois pode causar obstrução e lesões graves, inclusive sua perfuração;

- Em neonatos, fixe a tubulação de ar e O_2 na touca que acompanha o *kit*, com velcro ou fita de fixação, ressaltando que a efetividade do CPAP depende da correta instalação do sistema (ver Figura 10.6).

As prongas devem ser trocadas, pelo enfermeiro ou fisioterapeuta, a cada 72 horas ou conforme a recomendação da instituição.

Proporcione conforto do paciente: reduza os ruídos e estímulos luminosos; observe sinais faciais de dor em recém-nascidos, lactentes e em pessoas intubadas ou com deficiência cognitiva e utilize escalas de dor objetivas apropriadas; minimize a dor com medidas de conforto e administre a medicação prescrita.

Com relação ao **posicionamento do paciente**, considere a fase de desenvolvimento e as condições para movimentação.

Nos **recém-nascidos ou lactentes**, mantenha a **posição dorsal** a maior parte do tempo, sobre uma superfície macia e sem dobras e aninhados, ou em redes suspensas[21] e com um pequeno coxim sob os ombros, para evitar a hiperextensão ou flexão do pescoço, mas altere o decúbito a cada 2 horas, no mínimo.

Mantenha as mãos das crianças com luvas, para evitar que desloquem as prongas. Evite a manipulação excessiva de recém-nascidos e lactentes, agrupando o máximo de procedimentos, por exemplo: ao verificar os sinais vitais, controle a glicemia periférica, troque a fralda e mude o decúbito.

Auxilie o enfermeiro ou o fisioterapeuta na aspiração das vias aéreas. Para isso:

- Higienize e mantenha as narinas úmidas a cada plantão e antes da aspiração nos pacientes com acúmulo de secreção ou obstrução nasal, instilando soro fisiológico a 0,9% de acordo com a idade: em recém-nascidos, duas gotas em cada narina; em lactentes, 0,5 mL; e em crianças e demais pacientes, 1 mL;

- Separe um cateter com calibre mais fino para a aspiração, que deve ser realizada com suavidade, evitando a tosse;

- No recém-nascido, aspira-se uma narina de cada vez, sem que haja a desconexão da pronga da narina oposta, a fim de manter a pressão positiva e contínua nas vias aéreas durante todo o procedimento;
- Se necessário, retire as prongas para o enfermeiro ou fisioterapeuta realizar a aspiração e as recoloque, imediatamente depois.

Observe a prescrição de enfermagem quanto às ações para a prevenção de lesões de pele, a manutenção do CPAP e a prevenção de infecções, e institua os seguintes cuidados:[3,17,20,21]

- Posicione o paciente de forma confortável e, sempre que possível, com o decúbito elevado;
- Observe, atentamente, a pele e as mucosas na região das narinas e do septo, as áreas de fixação e as proeminências ósseas ao menos uma vez por plantão;
- Retire a touca dos recém-nascidos, diariamente, e verifique a integridade de todo o couro cabelo e da região posterior das orelhas; mantenha a pele seca para evitar contaminação fúngica;
- Observe e reposicione os tubos e as prongas, para evitar compressões sobre a pele;
- Mantenha a região nasal limpa e seca;
- Realize massagem suave, com movimentos circulares, na região das narinas que estiverem em contato com a pronga, em média a cada 3 horas, ou conforme a prescrição de enfermagem;
- Mude o decúbito, tomando o cuidado de manter todo o sistema CPAP bem posicionado, sem causar danos às narinas ou perda de sua efetividade;
- Identifique o sistema da CPAP com etiqueta ou fita adesiva registrando a data e o horário da instalação;
- Despreze resíduos de água do copo do umidificador e preencha com água destilada estéril até o nível demarcado;
- Confira, periodicamente, se o O_2 se encontra úmido e aquecido;
- Retire a água acumulada nas extensões do circuito da CPAP;
- Troque o circuito a cada 7 dias ou se apresentar sujidade e secreções;
- Higienize as mãos antes e após cada cuidado;
- Utilize os equipamentos de proteção individual, sempre que recomendado;
- Realize higiene oral com clorexidina a 0,12%, uma vez por plantão ou conforme protocolo;

- Registre em prontuário: horário; descrição dos procedimentos realizados; fluxos de O_2 e ar comprimido; reações do paciente; frequência respiratória, valor da SpO_2, presença de sinais de desconforto respiratório; alteração na coloração da pele e mucosas, como palidez ou cianose; eliminação de secreções do trato respiratório, descrevendo cor, aspecto e quantidade; condições da pele em contato com o equipamento; e presença de distensão abdominal.

Considerações finais

A oxigenoterapia consiste em oferecer oxigênio suplementar sob uma pressão e concentração maior do que a encontrada nos níveis atmosféricos, por meio de procedimentos e dispositivos que possibilitam manter a saturação de oxigênio sanguíneo em níveis normais. Embora o oxigênio seja terapêutico, a sua oferta requer atenção, monitoramento e manejo por uma equipe multiprofissional coesa e capacitada, em virtude dos efeitos tóxicos e deletérios que o gás pode causar.

Nesse processo de monitoramento, destacam-se: avaliação da SpO_2, cuidados específicos a cada um dos dispositivos e equipamentos de acordo com a modalidade utilizada, vigilância constante do paciente e do funcionamento do sistema, necessidade do uso de fluxômetro para garantir a dosagem precisa do O_2 a ser ofertado, e observação de vazamentos nas conexões que podem acarretar complicações como a hipoxemia, por não manter os níveis desejados, toxicidade por excesso na oferta da concentração e fluxo de oxigênio e até mesmo provocar incêndios, por se tratar de um gás inflamável.

Referências bibliográficas

1. Hall JE. Guyton & Hall tratado de fisiologia médica. 13. ed. Rio de Janeiro: Elsevier; 2017.
2. Barbas CSV, Ísola AM, Farias AMC, Cavalcanti AB, Gama AMC, Duarte ACM, et al. Diretrizes Brasileiras de Ventilação Mecânica 2013. Parte I. Rev Bras Ter Intensiva [Internet]. 2014;26(2):89-121 [acesso 20 dez. 2020]. Disponível em: http://www.scielo.br/pdf/rbti/v26n2/0103-507X-rbti-26-02-0089.pdf.
3. Instituto Nacional de Saúde da Mulher, da Criança e do Adolescente Fernandes Figueira; Fundação Oswaldo Cruz; Ministério da Saúde (Brasil). Portal de boas práticas em saúde da mulher, da criança e do adolescente: cuidados com o CPAP nasal [Internet]. Rio de Janeiro: Fiocruz; 2018 [acesso 20 dez. 2020]. Disponível em: http://portaldeboaspraticas.iff.fiocruz.br/atencao-recem-nascido/cuidados-com--o-cpap-nasal/.
4. Alves JCF, Fank A, Souza LP. O papel do enfermeiro na oxigenoterapia: revisão narrativa da literatura. J Health Biol Sci. 2018;6(2):176-81 [acesso 15 dez. 2020]. Disponível em: https://periodicos.unichristus.edu.br/jhbs/article/view/1242/638.

5. Silva CC, Moraes ES, Mendes-Castilho AMC. Oxigenoterapia no cliente pediátrico. In: Souza ABG (org.) Manual prático de enfermagem pediátrica. Rio de Janeiro: Atheneu; 2017. p. 187-206.
6. Potter PA, Perry AG. Fundamentos de enfermagem/. Tradução Adilson Dias Salles, et al. 9. ed. Rio de Janeiro: Elsevier; 2017.
7. Sarmento GJV. Fisioterapia respiratória no paciente crítico: rotinas clínicas. 4. ed. Barueri: Manole; 2016.
8. Hinkle JL, Cheever KH. Brunner e Suddarth: Tratado de enfermagem médico-cirúrgica. 13. ed. Rio de Janeiro: Guanabara Koogan; 2017.
9. Hockenberry MJ, Wilson D, Rodgers CC. Wong fundamentos de enfermagem pediátrica. 10. ed. Rio de Janeiro: Elsevier; 2018.
10. American Heart Association (AHA). Destaques das Diretrizes RCP e ACE 2020. Outubro/2020. [acesso 28 dez. 2020]. Disponível em: https://cpr.heart.org/-/media/cpr-files/cpr-guidelines-files/highlights/hghlghts_2020eccguidelines_portuguese.pdf.
11. Carmagnani MIS, Fakih FT, Canteras LMS, Tereran NP, Carneiro IA. Procedimentos de enfermagem: Guia prático. 2. ed. Rio de Janeiro: Guanabara Koogan; 2019.
12. Villaça TM. Minimizando os traumas da hospitalização: a utilização do brinquedo terapêutico na assistência da criança e família. In: Fonseca AS (org.). Enfermagem pediátrica. São Paulo: Martinari; 2013. p. 148-61.
13. Kock KS, Rocha PAC, Silvestre JCC, Coelho D, Leite KR. Adequações dos dispositivos de oxigenoterapia em enfermaria hospitalar avaliadas por oximetria de pulso e gasometria arterial. ASSOBRAFIR Ciência. 2014;5(1):53-64.
14. Aguiar R, Lopes A, Ornelas C, Ferreira R, Caiado J, Mendes A, et al. Terapêutica inalatória: Técnicas de inalação e dispositivos inalatórios. Rev Port Imunoalergologia [Internet]. 2017;25(1):9-26 [acesso 28 dez. 2020]. Disponível em: http://www.scielo.mec.pt/scielo.php?script=sci_arttext&pid=S0871-97212017000100002&lng=pt.
15. Oliveira RG. Blackbook: Enfermagem. Belo Horizonte: Blackbook; 2016.
16. Mussi NM, Ohnishi M, Utyama IKA, Oliveira MMB. Técnicas fundamentais de enfermagem. 3. ed. São Paulo: Atheneu; 2017.
17. Agência Nacional de Vigilância Sanitária. Medidas de prevenção de infecção relacionada à assistência à saúde [Internet]. Brasília: ANVISA; 2017 [acesso 28 dez. 2020]. Disponível em: http://portal.anvisa.gov.br/documents/33852/3507912/Caderno+4+-+Medidas+de+Preven%C3%A7%C3%A3o+de+Infec%C3%A7%C3%A3o+Relacionada+%C3%A0+Assist%C3%AAncia+%C3%A0+Sa%C3%BAde/a3f23d-fb-2c54-4e64-881c-fccf9220c373.
18. Nettina SM. Prática de enfermagem. 10. ed. Rio de Janeiro: Guanabara Koogan; 2016.
19. Bowden VR, Greenberg CS. Procedimentos de enfermagem pediátrica. 3. ed. Rio de Janeiro: Guanabara Koogan; 2013.
20. Emídio SCD, Dias FSB, Sanches CFM, Carmona EV, Souza ABG. Oxigenoterapia no período neonatal. In: Souza ABG (org.). Manual prático de enfermagem neonatal. São Paulo: Atheneu; 2017. p. 239-64.
21. Costa KSF, Beleza LO, Souza LM, Ribeiro LM. Rede de descanso e ninho: comparação entre efeitos fisiológicos e comportamentais em prematuros. Rev Gaúcha Enferm [Internet]. 2016;37(spe):e62554 [acesso 28 dez. 2020]. Disponível em: http://www.scielo.br/scielo.php?script=sci_arttext&pid=S1983-14472016000500407&lng=en.

Testes

1. Correlacione os sistemas de fornecimento de oxigênio com os respectivos dispositivos: A – Sistema de baixo fluxo; B – Sistema de alto fluxo.

   (   ) Máscara facial com reservatório com reinalação parcial.

   (   ) Máscara de sistema Venturi.

   (   ) Cateter nasal tipo óculos.

   (   ) Cateter nasofaríngeo.

   (   ) Cateter nasal de alto fluxo.

2. A oximetria de pulso é um método não invasivo de monitoramento contínuo da saturação periférica de oxigênio (SpO_2). Com relação ao seu uso, analise as afirmativas a seguir:

   I. A oximetria de pulso representa um procedimento não invasivo e indolor, que tem como finalidade avaliar o nível de oxigênio no sangue arterial, tanto em adultos quanto em crianças, e é útil para verificar mudanças no estado clínico do paciente a fim de fazer ajustes no fluxo de oxigênio, de acordo com o valor recomendado.

   II. A SpO_2 é considerada dentro dos padrões de normalidade entre 95 e 100%, sendo uma saturação inferior a 90% considerada hipoxemia, exceto em pacientes portadores de doenças respiratórias crônicas e graves.

   III. Recomenda-se instalar o sensor na extremidade mais fria para verificar alteração no valor, causado pela vasoconstrição.

   IV. Os locais indicados para a colocação dos sensores são preferencialmente as extremidades digitais das mãos e dos pés, o lóbulo da orelha, a testa e o nariz.

   Estão corretas apenas as afirmativas:

   A) II e IV.

   B) I, II e IV.

   C) III e IV.

   D) II, III e IV.

   E) I, II, III e IV.

3. Associe a "V" para verdadeira ou "F" para falsa as afirmações sobre os cuidados ao paciente submetido à oxigenoterapia:

( ) A máscara simples deve cobrir apenas o nariz, ajustando-se de forma cuidadosa o elástico ou a fita à face, posicionando a haste metálica no dorso do nariz.

( ) A mudança de decúbito deve ser realizada tomando o cuidado de manter a CPAP bem posicionada sem causar qualquer tipo de dano às narinas ou perda de efetividade.

( ) Não é função do técnico em enfermagem observar sinais de deficiência de oxigênio ou se as vias aéreas estão permeáveis em pacientes que utilizam dispositivos como o cateter nasal.

( ) Para uma criança de 10 anos usando a máscara de Venturi com FiO_2 a 40%, é extremamente importante verificar o fluxo de L/min indicado na válvula, pois pode variar de acordo com o fabricante.

( ) A tenda facial usada em crianças deve cobrir a cabeça, mantendo a região do pescoço livre para a saída do ar expirado e a equipe de enfermagem precisa observar se as vias aéreas estão permeáveis.

4. A utilização de oxigênio requer que os técnicos de enfermagem conheçam as formas de administração, a duração da terapia e a importância do monitoramento contínuo, uma vez que se trata de um fármaco que, se não utilizado corretamente, pode acarretar efeitos nocivos, tanto para a criança quanto para o adulto. Assinale a alternativa que garante segurança quanto ao uso da oxigenoterapia:

A) Todo dispositivo deve ser instalado com fluxômetro, e o técnico e o auxiliar de enfermagem devem checar se há vazamentos no sistema.

B) É preciso orientar os pacientes e acompanhantes sobre o risco de incêndio durante o uso de oxigênio; portanto, não devem fumar na área hospitalar, devem evitar o uso de brinquedos que produzem centelhas e de substâncias oleosas derivadas do petróleo.

C) O técnico de enfermagem deve participar das ações que previnem lesões de pele que podem ser causadas pelos dispositivos, avaliando as narinas, as áreas de fixação e as proeminências ósseas.

D) Explicar ao paciente e ao acompanhante o funcionamento dos equipamentos e que o fluxo de O_2 não deve ser alterado sem autorização do profissional de saúde, pois fluxos excessivos podem ser nocivos.

E) Todas as alternativas estão corretas.

5. Durante o uso da oxigenoterapia compete, também, ao técnico de enfermagem realizar ações que previnam infecções no paciente. Para tanto, esse profissional deve:

A) Identificar o nebulizador e/ou umidificador com nome completo e leito do paciente, data e hora da instalação, fluxo do O_2 em L/min prescrito.

B) Realizar a troca dos nebulizadores e umidificadores a cada 24 horas ou quando necessário.

C) Utilizar somente água estéril no copo dos nebulizadores e realizar sua troca desprezando todo o volume residual.

D) Higienizar a boca do paciente com clorexidina a 0,12% e as narinas com gaze ou haste embebida em solução fisiológica a 0,9%.

E) Todas as alternativas são corretas.

Respostas

1. A, B, A, A, B.
2. B.
3. F, V, F, V, V.
4. E.
5. E.

Sondagem Gástrica

Capítulo 11

Fernanda Paula Cerântola Siqueira
Viviane Canhizares Evangelista de Araujo

Introdução

O Conselho Federal de Enfermagem (Cofen), por meio da Resolução n. 453/2014,[1] e a Agência Nacional de Vigilância Sanitária (Anvisa, 2000)[2] normatizaram as atribuições da equipe de Enfermagem na sondagem gástrica e enteral e na terapia nutricional. Recentemente, a Resolução Cofen n. 619/2019[3] regulamentou o procedimento, determinando que a inserção de sondas oro/nasogástrica (SOG e SNG) e oro/nasoentérica (SOE e SNE) é **privativa do enfermeiro**, uma vez que muitas complicações podem estar associadas a erros, como lesões nasais, perfuração do esôfago, pneumotórax e desvio para os brônquios, causando pneumonia aspirativa.

Segundo a nova Resolução, **competem ao técnico de enfermagem** preparar o material e **auxiliar o enfermeiro** na execução do procedimento e cumprir as atividades da prescrição de Enfermagem que, conforme as disposições da Lei do Exercício Profissional (art. 15), são avaliadas pelo enfermeiro logo após a sua execução e, quando possível, supervisionadas diretamente. A **confirmação de posicionamento** do dispositivo deve ser feita pelo **enfermeiro**.[1,3,4]

É do responsabilidade do enfermeiro, também, examinar e avaliar a pessoa, criteriosamente, especialmente quanto à presença de variações anatômicas e outras relativas à idade e ao estado clínico, para decidir se será necessária alguma adaptação na técnica. Ainda é controverso se a sondagem de baixo risco e baixa complexidade, como em adultos sem risco de morte, pode ser delegada ao técnico.[1,3]

Sondagem gástrica

Corresponde à introdução de uma sonda pelo nariz ou pela boca, passando pelo esôfago até o estômago, na extremidade distal do antro. Quando a inserção for realizada pelo nariz, leva o nome de **nasogástrica** (SNG), e, quando pela boca, de **orogástrica** (SOG). A escolha da via é determinada pelas condições clínicas do paciente, pela presença de traumas locais, pelo risco de fratura da sonda por mordedura etc. (Figura 11.1).

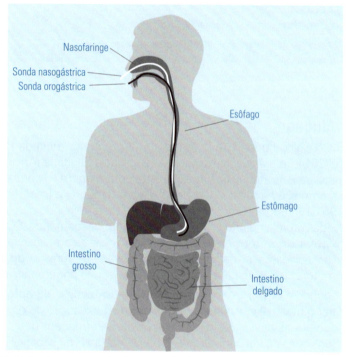

Figura 11.1. Sondagem nasogástrica e orogástrica.
Fonte: Ilustrada por Pedro Felix.

A inserção, a manutenção e a manipulação da sonda gástrica devem ser realizadas seguindo práticas seguras, determinadas em protocolos, que serão apresentadas ao longo dos procedimentos e ao final do capítulo.

Entre as **indicações** da sondagem **gástrica**, destacam-se: **administração de dieta**, água e medicamentos nos casos de alteração no trato digestivo, intubação, anorexia; **lavagem gástrica**; drenagem gástrica; preparo para cirurgia; **descompressão gástrica**; prevenção de vômito em pós-operatório; coleta do conteúdo gástrico para exame laboratorial (refluxo gastresofágico, determinação do tipo de intoxicação exógena, infecção e tuberculose).[2,5] Quando o objetivo da sondagem for alimentação por um período superior a 4 a 6 semanas, recomenda-se a inserção da sonda enteral ou a confecção de uma ostomia.

As contraindicações para a sondagem oro e nasogástrica são: alterações no esôfago, como estenose, varizes, úlceras e câncer; pós-operatório de cirurgias realizadas por via transnasal; sangramento digestivo superior; trauma facial com fraturas de base de crânio; coagulopatias. A sonda gástrica via oral não deve ser inserida em pacientes conscientes ou naqueles que apresentem grandes lesões de cavidade oral e fraturas de mandíbula e de maxilar e fixações cirúrgicas de mandíbula.[3,5-10]

As sondas gástricas podem ser de diferentes materiais, como polivinil, poliuretano e silicone, e, para escolher o tamanho e o diâmetro apropriados, consideram-se as características físicas do paciente, como descrito a seguir:[5-13]

- Adultos e adolescentes com peso abaixo de 45 a 50 kg: sondas com calibres n. 8-10 Fr (French) para alimentação e as de calibres n. 12-14 Fr para drenagem gástrica;
- Adultos e adolescentes com peso acima de 50 kg: sondas com calibres n. 10-12 Fr para alimentação e as de calibres n. 14-18 Fr para drenagem;
- Crianças: sondas com calibres n. 8-12 Fr para alimentação e as de calibres entre 10-14 Fr para drenagem;
- Recém-nascidos e lactentes: cateter curto, calibres n. 4-10 Fr, dependendo da indicação, do peso e da dentição (sonda por via oral ou nasal).

Sondagem gástrica em adultos

Para auxiliar o enfermeiro, o técnico em enfermagem precisa conhecer os materiais necessários e as etapas do procedimento.

• Material

- Bandeja limpa e desinfetada com álcool a 70% para reunir o material;
- Equipamentos de proteção individual (EPI): luvas, máscara, óculos de proteção e outros, conforme a precaução adotada;
- Biombo;
- Sonda gástrica de tamanho e diâmetro de acordo com a finalidade;
- Fita métrica para mensurar a sonda;

- Caneta permanente para marcação;
- Papel-toalha ou uma tolha de rosto;
- Cuba-rim;
- Um frasco-ampola de água estéril para lubrificar, testar e lavar a sonda;
- Lubrificante gel (com ou sem lidocaína a 2%), conforme rotina da instituição;
- Uma seringa de 10 ou 20 mL;
- Estetoscópio limpo e desinfetado com álcool a 70%;
- Gazes não estéreis; hastes flexíveis de algodão;
- Fixador adesivo nasal (formato triangular ajustável ao nariz, com tira para fixação na sonda), ou adesivo microporado hipoalergênico cortado em "Y" ou em "H"; cadarço ou codornê (opcional); tesoura sem ponta;
- Fita reagente para pH;
- Copo com água e canudo de papel (se paciente consciente);
- Abaixador de língua e lanterna, para visualizar a cavidade oral;
- Esparadrapo ou etiqueta para identificar a sonda (uma tira de esparadrapo pode reforçar a fixação);
- Sistema coletor, se a finalidade for drenar o conteúdo gástrico;
- Recipiente para o lixo.

Separe um frasco-ampola de soro fisiológico (SF) a 0,9%, e seringa de 1 ou 3 mL e sistema de aspiração a vácuo, se for necessário higienizar as narinas e desobstruir as vias aéreas.

• Procedimento

Dependendo da avaliação do enfermeiro e da situação, como casos de emergência, o técnico de enfermagem poderá executar a cateterização do estômago.

Sempre que possível, escolha **fixar a sonda do lado oposto ao do cateter venoso** e da infusão de soros e medicamento.

Aguarde a **confirmação do enfermeiro** ou da radiografia para iniciar a administração de dieta e medicamentos.

As etapas para sondagem são:

- Confira a indicação do procedimento na prescrição médica e os cuidados com o enfermeiro;
- Higienize as mãos (ver Capítulo 2);
- Separe o material solicitado pelo(a) enfermeiro(a) em uma bandeja limpa e desinfetada com álcool a 70%;

- Confirme a identificação do paciente na braçadeira;
- O(a) enfermeiro(a) explicará o procedimento utilizando linguagem acessível, evitando termos técnicos; e certifique-se de que o paciente (ou acompanhante) compreendeu as orientações;
- Proteja a privacidade do paciente utilizando biombo e fechando a porta do quarto;
- Eleve o leito a uma altura confortável para realizar o procedimento, se possível;
- Coloque o paciente na posição de Fowler (ver Capítulo 5), se não houver contraindicações, em decúbito lateral esquerdo ou em decúbito baixo com a cabeça fletida;
- Proteja o tórax com uma toalha de rosto ou papel-toalha;
- Instale o oxímetro de pulso, sempre que possível;
- Higienize as mãos; coloque máscara descartável e óculos protetor e outros EPI recomendados;
- Auxilie o(a) enfermeiro(a), abrindo o material, se necessário;
- As condições das narinas e boca serão avaliadas para a escolha da via, se nasogástrica ou orogástrica, se há sinais de hiperemia, deformidades, desvio de septo, obstruções e sujidade; posicione a cabeça, se necessário;
- Higienize as cavidades nasais e oral, se necessário, instilando SF a 0,9% em uma seringa de 1 ou 3 mL, ou aspire as vias aéreas superiores (ver Capítulo 13);
- Limpe a região da face na qual fará a fixação, para retirar resíduos e oleosidade;
- Retire a prótese dentária móvel durante o procedimento, se houver;
- O(a) enfermeiro(a) retira a sonda da embalagem, com as mãos enluvadas e a enrola na mão dominante;
- A sonda será medida da distância da ponta do nariz (se nasogástrico), ou da comissura labial ou do ponto médio da arcada superior (se orogástrico), até o lóbulo da orelha e deste ao ponto médio entre o processo xifoide e a cicatriz umbilical (Figura 11.2).[0-11] Essa medida é conhecida pela sigla **NEX + XU ou NEMU** (*nose, earlobe, xifoid, mid-umbilicus*). É possível, ainda, adotar a mensuração do lóbulo da orelha ao processo xifoide e deste ao ponto médio da cicatriz umbilical – **EXU** (*earlobe, xifoid, umbillicus*) –, além da técnica NEX-UX.[8] Esses métodos mostraram-se mais seguros, uma vez que a ponta da sonda se localiza em uma região do estômago que reduz a possibilidade de broncoaspiração.

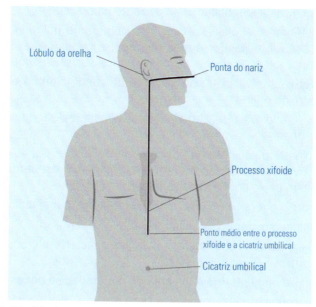

Figura 11.2. Medida da sondagem gástrica em paciente adulto.
Fonte: Ilustrada por Pedro Felix.

- Marque essa distância na sonda com caneta permanente, de preferência, para evitar o deslocamento da fita adesiva;
- Auxilie a lubrificação da ponta da sonda (aproximadamente 5 a 10 cm) com gel lubrificante hidrossolúvel (contendo lidocaína a 2%, se for o protocolo da instituição), utilizando gaze ou espalhando-o com a luva. Observação: é possível lubrificar a narina introduzindo uma mínima quantidade de lubrificante com o auxílio de uma haste flexível;
- A sonda será inserida, delicadamente, pela narina ou pela boca, e, simultaneamente, solicite ao paciente para fletir a cabeça e fazer movimentos de deglutição. Se houver dificuldade, ofereça pequenos goles de água com copo e canudo, se o paciente estiver acordado e lúcido;
- A inserção será interrompida e a sonda removida pelo(a) enfermeiro(a), se houver tosse, resistência, náuseas, engasgamento, saída da sonda pela boca, cianose e queda da saturação e da frequência cardíaca, por reflexo vagal;
- Conecte uma seringa de 20 mL (ou 10 mL) na conexão da sonda e aspire alguns mililitros do conteúdo gástrico, lentamente;
- Para a confirmação da localização da sonda é preciso avaliar o aspecto e o volume do aspirado; e **testar o pH** depositando algumas

gotas sobre uma fita reagente apropriada, certificando-se de que o valor é ≤ 5,0, o que confirma a acidez gástrica;[5-9]
- Mensure o comprimento da extensão externa, da narina ou boca até a ponta, anotando o valor em um adesivo ou uma etiqueta fixados à sonda. Verifique essa medida uma vez por plantão, ou conforme protocolo;
- Auxilie a fixar a sonda com adesivo para cateter nasal (comercial), ou com uma tira de fita adesiva hipoalergênica no nariz e/ou na bochecha (Figura 11.3), sem causar pressão ou retração da narina, septo ou comissura labial. Observação: dependendo do protocolo institucional, a fixação é realizada com um cordonê (30 a 40 cm): cole um adesivo hipoalergênico sobre a fronte e o dorso nasal, amarre o cordonê dividido ao meio, sobre a marcação da sonda, com nós apertados intercalados com nós frouxos, e fixe-o com uma tira de esparadrapo sobre cada um dos adesivos hipoalergênicos;
- Conecte a sonda ao sistema de drenagem, se prescrito, ou feche com a tampa;
- Deixe o paciente elevado a 30 a 45°, ou em decúbito lateral (de preferência à esquerda), em posição confortável, por 30 minutos ou mais;
- Reúna o material e organize a unidade;

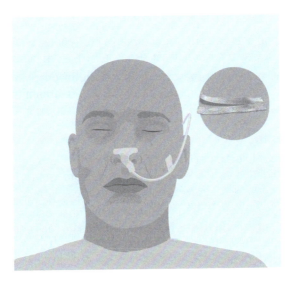

Figura 11.3. Fixação da sonda nasogástrica com tira de adesivo hipoalergênico cortado em "Y".
Fonte: Ilustrada por Pedro Felix.

- Encaminhe e descarte o material em recipiente adequado;
- Retire as luvas, higienize as mãos, depois retire a máscara e os óculos;
- Lave e desinfete a bandeja com álcool a 70%;
- Confirme se a prescrição médica foi checada, antes de passar o plantão;
- Anote no prontuário: horário, nome do(a) enfermeiro(a) que realizou o procedimento, tipo e calibre da sonda (se SNG ou SOG), indicação, aspecto e volume do conteúdo aspirado, os testes realizados para confirmar a sua localização e o valor do pH, a medida (em centímetros) da extensão externa da sonda e possíveis intercorrências. Carimbe e assine (ver Capítulo 3).

> Atenção: o método utilizado para verificar a posição da sonda injetando ar e auscultando a presença de borborigmo na região epigástrica, simultaneamente, não é uma opção segura e pode causar ruptura gástrica em recém-nascidos.

Sondagem gástrica em crianças

O procedimento é realizado pelo enfermeiro, com auxílio de um membro da equipe e, quando possível, na presença de um familiar ou responsável.

Em neonatos e lactentes pequenos (menores de 4 meses), indica-se a sondagem orogástrica, pois a inserção da SNG pode obstruir uma das narinas. Nos casos de crianças em oxigenoterapia com cânula ou CPAP (*continuous positive airway pressure*) nasal, essa via também é contraindicada.[11]

Higienize as mãos e reúna o material como descrito na sondagem em adultos, fazendo as adaptações necessárias ao tamanho da criança: calibre da sonda, seringa de 3, 5 ou 10 mL, estetoscópio infantil.

• Procedimento

Siga as etapas iniciais descritas para a sondagem em adultos e prossiga com os cuidados específicos, descritos adiante, até o momento da inserção pelo enfermeiro, quando será necessário auxiliá-lo.

- Explique o procedimento para crianças em idade escolar e pré-adolescentes, utilizando frases curtas e palavras de fácil compreensão. Evite contenções e distraia a criança. A partir de 10 a 12 meses, as crianças podem ser preparadas por meio de demonstração com o brinquedo de uso terapêutico;[9-11,14]
- Coloque a criança na posição de Fowler ou apoie a cabeça dos recém-nascidos e lactentes com a mão, mantendo o decúbito ele-

vado a 45°, ou coloque-os no colo do acompanhante. Envolva os recém-nascidos e os lactentes pequenos em uma fralda de pano ou manta, com os membros fletidos;

- Instale o oxímetro de pulso, sempre que possível;
- Proteja o tórax com uma toalha de rosto ou papel-toalha;
- Higienize as mãos e coloque a máscara descartável, os óculos e demais EPI de acordo com a precaução adotada;
- Abra o material;
- Higienize as mãos e calce as luvas de procedimento;
- Higienize as cavidades nasais e oral, se necessário, instilando SF a 0,9% em uma seringa de 1 mL ou aspire as vias aéreas superiores (ver Capítulo 13).

Os procedimentos de avaliação, mensuração e inserção da sonda, assim como os testes para checar a sua posição, são atos privativos do enfermeiro,[3] que mede o comprimento da sonda pelo método NEX+XU[8-10] (Figura 11.4), lubrifica a ponta (5 a 10 cm) e a insere, delicadamente.

Para lactentes menores, pode-se utilizar da sucção não nutritiva[10,11] (p. ex., sugar o dedo), para favorecer a deglutição e a progressão da sonda. O técnico e o auxiliar de enfermagem podem ajudar nessa etapa.

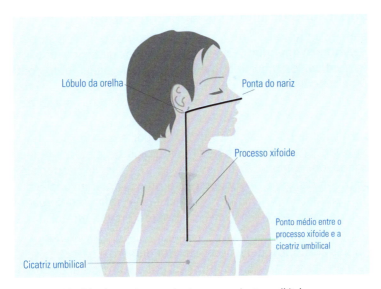

Figura 11.4. Medida da sondagem gástrica em paciente pediátrico.
Fonte: Ilustrada por Pedro Felix.

Por último, o enfermeiro realiza os testes para confirmar sua localização no estômago, a mensuração da porção externa que é confirmada, diariamente, de preferência uma vez por plantão, e registra o procedimento por ele executado.

O técnico e o auxiliar de enfermagem podem concluir a técnica conforme descrito:

- Fixe a sonda com esparadrapo adesivo comercial ou tira de fita microporada hipoalergênica no nariz ou na bochecha (ver Figura 11.3), sem causar pressão ou retração da narina, do septo ou da comissura labial;

- Conecte a sonda ao sistema de drenagem, se prescrito, ou feche com a tampa;

- Deixe o decúbito elevado a 30 a 45°, ou em lateral, em posição confortável, por 30 minutos ou mais;

- Reúna o material e organize a unidade;

- Encaminhe e descarte o material em recipiente adequado;

- Lave e desinfete a bandeja com álcool a 70%;

- Retire as luvas, higienize as mãos, depois retire a máscara e os óculos; registre o procedimento.

Administração da dieta por sonda gástrica

Trata-se da introdução de alimento líquido por uma sonda, por diferentes métodos: **gavagem**, com gotejamento da dieta de modo intermitente e a intervalos regulares; **gastróclise** com gotejamento contínuo, preferencialmente por meio de bomba infusora; em *bolus* com o uso de uma seringa.[5,9,10,11,15] A sonda também pode ser utilizada para administrar medicamentos que não podem ser deglutidos.

As indicações para administrar a dieta por essa via são: anomalias obstrutivas do trato gastrintestinal; distúrbios do sistema digestório; capacidade de deglutição e mastigação prejudicada, especialmente nos casos de distúrbios neurológicos e musculares; insuficiência respiratória; intubação prolongada; inconsciência; refluxo gastresofágico grave; neoplasias; anorexia grave; depressão grave entre outras situações clínicas.[5,9]

Algumas **complicações** podem ocorrer durante a gavagem ou a gastrólise, merecendo atenção: **aspiração pulmonar**, potencialmente fatal; cólica abdominal, náuseas e vômitos; diarreia; obstrução da sonda; **deslocamento da sonda**; esvaziamento gástrico atrasado (resíduo da dieta); desequilíbrio eletrolítico.

• Material

- Bandeja limpa e desinfetada com álcool a 70% para reunir o material;
- EPI: luvas de procedimento, máscara, óculos de proteção;
- Dieta em temperatura ambiente, conforme a prescrição médica;
- Seringa dosadora oral, tipo seringa azul, de 3, 5 ou 10 mL (considerar a idade da criança); 20 mL para adulto;
- Equipo específico para dieta enteral (geralmente de cor azul);
- Estetoscópio adulto ou infantil limpo e desinfetado com álcool a 70%;
- Gaze e frasco com álcool a 70%, ou almofada para assepsia;
- Fita reagente para pH;
- Cuba-rim;
- Fita métrica;
- Papel-toalha ou uma tolha de rosto;
- Bomba infusora, se gastróclise;
- Recipiente para o lixo.

• Procedimento

Como medida adicional de segurança, procure utilizar **dispositivos específicos** para a via enteral, que não se adaptam aos dispositivos venosos e arteriais, evitando **administração acidental** por troca de vias. Para instalar a dieta gástrica, observe os seguintes cuidados:[1,3,5-7,10-13]

- Confirme o tipo e o volume da dieta, na prescrição médica, e os cuidados de enfermagem, na prescrição de enfermagem;
- Higienize as mãos;
- Reúna o material na bandeja;
- Solicite ao enfermeiro que confirme o posicionamento da sonda no estômago, como descrito nos procedimentos;
- Confira o rótulo da dieta;
- Avalie o aspecto da dieta, se houver presença de partículas ou separação de fases, comunique o enfermeiro e o serviço de nutrição e dietética (SND);
- Confirme o nome do paciente, verificando a pulseira de identificação, a prescrição médica e o rótulo da dieta;
- Oriente o paciente e o acompanhante sobre o procedimento, de acordo com seu nível de entendimento e, se criança, considere a

fase de desenvolvimento. No último caso, é possível demonstrar o procedimento utilizando o brinquedo terapêutico;[9,10,14]

- Coloque a máscara e os óculos para proteção e calce as luvas de procedimento;
- Posicione o paciente na posição de Fowler ou no colo dos pais;
- Limpe a tampa da extremidade da sonda com gaze embebida com álcool a 70% ou almofada para assepsia, conforme protocolo da instituição;
- Conecte a seringa, aspire e avalie o aspecto e o **volume residual gástrico** (VRG) antes de instalar a dieta, de acordo com a idade;
- Em recém-nascido prematuro: VRG < 2 mL, devolva o conteúdo e administre o leite; > 2 mL ou resíduo recorrente, devolva o conteúdo, feche a sonda e comunique o enfermeiro; em lactentes e crianças: VGR < 25% (1/4) da dieta prescrita, devolva o conteúdo aspirado e complete com o volume prescrito; VRG > 25% da dieta prescrita devolva o conteúdo aspirado, feche a sonda e comunique o enfermeiro;
- Em adolescentes e adultos: VGR < 200 mL, devolva o conteúdo, instale a dieta e observe e comunique ao enfermeiro se houver distensão abdominal e vômitos; VRG entre 200 e 500 mL, devolva 250 mL do conteúdo e solicite a avaliação do enfermeiro; se VRG > 500 mL, devolva 250 mL do conteúdo, feche a sonda e comunique o enfermeiro;[5] a mensuração do VRG não deve ser utilizada de rotina em pacientes críticos;[15]
- Utilize a seringa de 3, 5 ou 10 mL conectada à sonda **sem o êmbolo** (Figura 11.5), para a infusão de pequenos volumes de dieta ou água, em recém-nascidos ou lactentes: pince o cateter, preencha o corpo da seringa com o volume prescrito e controle a infusão, lentamente, elevando ou abaixando o nível da seringa;[10,11,13]
- Para administrar a dieta sob a forma de gavagem ou gastróclise (Figura 11.6): retire o equipo da embalagem e pince o rolete corta-fluxo; abra a tampa da câmara de gotejamento do frasco/bolsa de dieta, mantendo-o na posição vertical; retire a tampa protetora do equipo, com a mão dominante, expondo a ponta perfurante, com cuidado para não encostar em nenhuma superfície; conecte o equipo ao frasco, perfurando-o. Coloque o frasco/bolsa da dieta no suporte, a um nível acima da cabeça do paciente. Abra o rolete, lentamente, preencha a câmara de gotejamento e o equipo, mantendo sua extremidade protegida com a tampa;
- Instale o equipo na bomba infusora, se for o caso, e ajuste os controles;

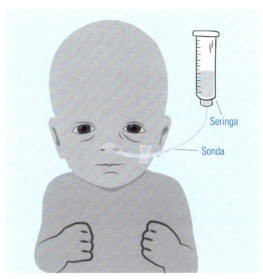

Figura 11.5. Administração da dieta utilizando seringa sem êmbolo.
Fonte: Ilustrada por Pedro Felix.

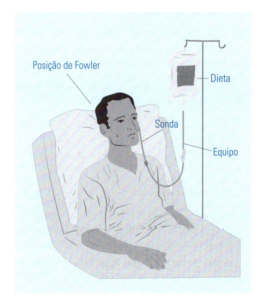

Figura 11.6. Administração da dieta por sonda gástrica, com cabeceira elevada, em posição de Fowler.
Fonte: Ilustrada por Pedro Felix.

Atenção: mantenha o paciente em posição de Fowler alto, se não houver contraindicação (ver Capítulo 5), durante a infusão e, no caso de dieta intermitente, por no mínimo 30 minutos depois ou em decúbito lateral esquerdo.[9,16]

- Calcule e controle o gotejamento, conforme o tempo prescrito;
- Observe reações como náuseas e distensão abdominal no início da infusão, mantendo observação frequente. Deixe a campainha ao alcance do paciente;
- Organize a unidade e encaminhe o material; descarte os resíduos na lixeira para lixo infectante e proceda à desinfecção da bandeja com álcool a 70%;
- Retire as luvas e higienize as mãos; retire a máscara e os óculos;
- Cheque o horário da administração da dieta na prescrição médica, e os cuidados na prescrição de enfermagem; anote os testes para localização da sonda; se houve volume residual gástrico, seu aspecto, quantidade e conduta; reações ou intercorrências durante a infusão da dieta. Assine e carimbe.

Como visto, a dietoterapia pode ser administrada por gastróclise, com troca dos recipientes, em geral, a cada 12 a 24 horas, ou por gavagem com trocas a cada 3 a 6 horas.

Ao término da administração da dieta, são necessários cuidados de enfermagem para lavar o sistema equipo-sonda e hidratar o paciente, conforme prescrição médica. Para isso:

- Confirme a quantidade de água prescrita para a hidratação e a identificação do paciente no frasco de água;
- Higienize as mãos e calce as luvas de procedimento (óculos de proteção recomendado);
- Confira a identificação no bracelete e oriente o paciente e seu acompanhante;
- Pince o rolete corta-fluxo do equipo e pause a bomba infusora, se for o caso;
- Abra a tampa do frasco com água e deixe-o na posição vertical sobre uma superfície; desconecte o equipo e despreze o frasco da dieta;
- Conecte a ponta perfurante no frasco de água, com cuidado para não contaminar;
- Abra a pinça, lave a sonda, lentamente;
- Controle o gotejamento ou ajuste a bomba infusora para hidratação, de acordo com a prescrição;

- Após a infusão da água, pince o equipo ou desligue a bomba infusora e desconecte-o da sonda; proteja a extremidade do equipo e da sonda;
- Reorganize o material, descarte os resíduos na lixeira para lixo infectante e proceda à desinfecção da bandeja com álcool a 70%;
- Retire as luvas e higienize as mãos;
- Registre o procedimento: cheque o horário e o volume de água infundido, bem como se houve intercorrências. Assine e carimbe;
- Conforme a necessidade, prepare a próxima dieta e repita o procedimento para a instalação.

A sonda deve ser testada e lavada com água filtrada, antes e após a infusão de dieta ou ao administrar medicamentos.

Lavagem gástrica

Compreende um procedimento terapêutico, prescrito pelo médico, e realizado pela equipe de enfermagem para **irrigar e esvaziar o estômago**, por meio da inserção de uma sonda orogástrica ou nasogástrica calibrosa.[5,9]

As indicações para a lavagem estomacal são: drenagem do conteúdo gástrico excessivo; **remoção de substâncias nocivas e irritantes**, como alimentos não digeridos, intoxicação alimentar ou medicamentosa (sedativos, antidepressivos, anti-hipertensivos etc.), venenos; preparação do paciente para cirurgias ou exames.

No caso de intoxicações, a lavagem deve ser realizada até 2 horas após a ingestão da substância.

Entre as suas **contraindicações**, destacam-se: **ingestão de substâncias cáusticas**, corrosivas, hidrocarbonetos ou os derivados de petróleo; pacientes com risco de perfuração gastrintestinal; distúrbios hidreletrolíticos; pacientes com depressão respiratória e/ou inconscientes, sem intubação.[5,7,9]

Material

Separe o material descrito para a sondagem gástrica em uma bandeja limpa e auxilie o enfermeiro na inserção da sonda gástrica, que deve ser de grosso calibre: para lactentes, n. 8 10 Fr; para crianças e adolescente, n. 12-16 Fr; e, para adultos, n. 16-20.

Providencie frascos de SF a 0,9% aquecidos, de acordo com a prescrição médica. Em geral, considere o volume: 100 a 200 mL para lactentes e crianças pequenas; 500 a 1.000 mL para pacientes com peso < 45 kg; e 1.000 a 2.000 mL para adultos e pacientes com peso > 45 kg.

Procedimento

- Verifique o nome do paciente, a indicação e o procedimento na prescrição médica;
- Higienize as mãos;
- Separe o material em uma bandeja limpa e desinfetada com álcool a 70%;
- Confirme o nome do paciente, verificando a pulseira de identificação;
- Apresente-se ao paciente e o acompanhante, e explique o procedimento utilizando linguagem acessível, evitando termos técnicos, e certifique-se de que o paciente (ou acompanhante) compreendeu as orientações;
- Garanta privacidade utilizando biombo e fechando a porta do quarto;
- Posicione o paciente na posição de Fowler, lateralizado à esquerda para facilitar o esvaziamento do estômago;
- Proteja o tórax com uma toalha de rosto ou papel-toalha;
- Higienize as mãos; coloque o avental de mangas longas, a máscara descartável e os óculos protetores;
- Abra o material;
- Instale o oxímetro de pulso, sempre que possível;
- Higienize as mãos e calce as luvas de procedimento;
- Conecte o frasco de soro fisiológico ao equipo e retire o ar do sistema;
- Pince o rolete do equipo e conecte-o à sonda gástrica;
- Inicie a infusão, gota a gota, conforme o volume prescrito;
- Observe as reações e a tolerância do paciente; se apresentar vômito, bradiarritmia, dispneia, cianose e palidez, suspenda o procedimento e comunique ao enfermeiro e à equipe médica;
- Feche o equipo e **abra a sonda para drenagem**, de acordo com a indicação médica, armazenando o conteúdo em cuba-rim ou balde, aspirando-o com seringa ou por sinfonagem, em sistema aberto, conectando a sonda a um coletor, instalado em um nível abaixo do colchão do leito ou maca;
- Registre o volume infundido e o volume drenado, uma vez que o volume retirado deve ser o mesmo ou maior;
- Repita o ciclo de influxo-refluxo até obter retorno do líquido infundido claro e sem resíduo;

- No caso de **intoxicação acidental ou provocada**, recomenda-se o uso de **carvão ativado** vegetal, **após a lavagem gástrica**, para evitar a absorção de resíduos da substância nociva ingerida, até 1 hora da ingestão e dos sintomas apresentados;

- Prepare a dose prescrita, geralmente de 1 g/kg para crianças em uma suspensão com água ou SF a 0,9% na proporção de 4 a 8 mL/g e 50 g para adultos diluídos em 250 mL de água ou SF a 0,9%;[17]

- Confirme se o paciente permanecerá com a sonda gástrica após a lavagem. Caso contrário, mantenha a sonda fechada e retire sem drenar o carvão ativado;

- Deixe o paciente em uma posição confortável;

- Organize o ambiente, descarte os resíduos em recipientes apropriados e proceda à desinfecção da bandeja com álcool a 70%;

- Retire as luvas e higienize as mãos, retire a máscara, os óculos e o avental;

- Cheque o procedimento na prescrição médica;

- Anote no prontuário: horário, tipo e calibre da sonda (se SNG ou SOG), a indicação da lavagem gástrica; volume infundido e drenado, características do líquido, reações do paciente. Assine e carimbe.

Práticas seguras com a sondagem gástrica

As boas práticas para a inserção e a manutenção da sonda gástrica devem ser rigorosamente seguidas pela equipe de enfermagem e estão descritas no Quadro 11.1.

Quadro 11.1. Práticas seguras na inserção e manutenção de sonda gástrica
Durante o procedimento
• Auxilie o(a) enfermeiro(a) e, se o paciente apresentar tosse, náuseas, engasgamento, cianose, queda da saturação; ou se houver resistência na progressão da sonda, retire-a imediatamente
Identificação da sonda
• Identifique a sonda com uma etiqueta registrando: data e horário da inserção, nome do profissional, comprimento externo medido da narina ou lábio à ponta da sonda. Confira essa distância uma vez por plantão e use-a como parâmetro, caso haja deslocamento

(Continua)

Quadro 11.1. Práticas seguras na inserção e manutenção de sonda gástrica (*Continuação*)

Prevenção de broncoaspiração

- Mensuração da sonda gástrica: o método EXU, que corresponde à distância do lóbulo da orelha ao processo xifoide e deste ao ponto médio da cicatriz umbilical, e o método NEX+XU, distância da ponta do nariz ao lóbulo da orelha até processo xifoide e deste ao ponto médio da cicatriz umbilical, oferecem menor risco de aspiração, tanto para a criança quanto para o paciente adulto. O método NEX (medida da ponta do nariz ao lóbulo da orelha até processo xifoide) deve ser evitado
- Mantenha o paciente em decúbito elevado de 30° a 45°, se não houver contraindicação
- Todas as vezes em que for administrar dieta, água e medicamentos, solicite ao enfermeiro para checar o posicionamento da sonda gástrica e mensure o comprimento da extensão externa da sonda. Durante a infusão da dieta, evite procedimentos como: aspiração de vias áreas, mudança de decúbito, mensuração de pressão venosa central (PVC), higiene oral e corporal, transporte, entre outros

Troca das sondas e sua fixação

- As sondas de polivinil e polietileno enrijecem com o calor e na presença de secreções corporais, podendo causar incompetência do esfíncter da cárdia e refluxo gastresofágico, sendo necessária a troca a cada 5 dias. Já as de silicone podem permanecer no paciente por 30 dias (considere o protocolo institucional)
- Recomenda-se alternar a narina ou o lado da comissura labial, para prevenir lesões
- Troque a fixação da sonda, diariamente, e sempre que necessário, mantendo a marca do posicionamento, para prevenir deslocamentos

Higiene nasal e oral

- Limpe as narinas idealmente uma vez por plantão, com haste de algodão ou gaze umedecida em água ou SF a 0,9%
- Realize a higiene oral cuidadosa 3 vezes ao dia, com escovação dos dentes e língua e creme dental adequado à idade
- Em pacientes intubados, utilize a clorexidina aquosa a 0,12% ou solução antisséptica padronizada pela instituição
- Hidrate as asas nasais e os lábios com hidratante

Drenagem gástrica

- Mensure, avalie e registre de forma precisa o aspecto e o volume gástrico drenado, conforme a prescrição médica e de enfermagem
- Observe, registre e informe ao enfermeiro sinais como náuseas, vômito, diarreia, distensão abdominal e sinais de desidratação
- Realize a reposição do volume drenado, conforme a orientação da prescrição médica
- Verifique se a característica e o volume do líquido infundido são semelhantes aos do drenado

(Continua)

Quadro 11.1. Práticas seguras na inserção e manutenção de sonda gástrica *(Continuação)*
Atenção aos sinais de intolerância à dieta
• Informe ao enfermeiro e registre sinais como náuseas, vômito, diarreia e distensão abdominal. Observe e registre a frequência, o odor, a consistência e quantidade da evacuação. Quadros diarreicos podem indicar velocidade de administração inadequados ou contaminação da dieta
• Mensure e avalie o aspecto e volume residual gástrico (VRG) antes de administrar a dieta, considerando a idade e o volume prescrito e o protocolo institucional
• Devolva o conteúdo aspirado ao estômago, para prevenir desequilíbrio eletrolítico pela retirada do suco gástrico
• Administre a dieta, lentamente, para prevenir intolerância à dieta, como vômitos e diarreia, seguindo o tempo prescrito pelo enfermeiro ou médico
• Lave o equipo e a sonda antes e após cada infusão da dieta e administração de medicamentos, para prevenir a obstrução da sonda. Utilize um volume suficiente para preencher 2 a 2,5 vezes o trajeto da sonda
• Troque o equipo de administração da dieta, a cada infusão. Se for reutilizá-lo, despreze-o após 24 horas de uso

Considerações finais

Embora a sondagem gástrica seja um procedimento frequente em unidades de internação e de emergência, pode promover complicações importantes, como a broncoaspiração e a infusão inadvertida da dieta em cateter venoso, o que torna necessário implementar intervenções para a sua prevenção, prescritas pelo enfermeiro e protocoladas pelas instituições.

Como apresentado neste capítulo, a inserção e a manutenção da sondagem gástrica requerem o aprimoramento das ações e a implementação de cuidados específicos, que devem ser seguidos, rigorosamente, para garantir a segurança do paciente. Dessa forma, a capacitação da equipe de enfermagem para a execução de cada etapa – que envolvem a sondagem gástrica, a administração de dieta e medicamentos e a lavagem gástrica – é uma ferramenta valiosa para garantir as boas práticas e atender às necessidades terapêuticas do paciente.

Referências bibliográficas

1. Conselho Federal de Enfermagem (Cofen). Resolução Cofen n. 0453, de 16 de janeiro de 2014. Aprova a norma técnica que dispõe sobre a atuação da equipe de enfermagem em terapia nutricional [Internet]. Brasília (DF); 2014 [acesso 10 dez. 2020]. Disponível em: http://www.cofen.gov.br/resolucao-cofen-no-04532014_23430.html.
2. Agência Nacional de Vigilância Sanitária (Anvisa). Resolução – RDC n. 63, de 6 de julho de 2000. Regulamento técnico para a terapia de nutrição enteral [Internet]. Diário Oficial da União, Brasília (DF); 07 jul 2000; Seção 1: 89-99. [acesso 10 dez. 2020]. Disponível em: http://www.cofen.gov.br/wp-content/uploads/2017/05/RDC-63_2000.pdf.

3. Conselho Federal de Enfermagem (Cofen). Parecer do Cofen n. 619, de 4 de novembro de 2019. Normatiza a atuação da equipe de enfermagem na sondagem oro/nasogástrica e nasoentérica [Internet]. Brasília (DF): 2019. [acesso 10 dez. 2020]. Disponível em: http://www.cofen.gov.br/resolucao-cofen-no-619-2019_75874.html.
4. Brasil. Decreto n. 94.406, de 08 de junho de 1987. Regulamenta a Lei n. 7.498, de 25 de junho de 1986, que dispõe sobre o exercício da enfermagem, e dá outras providências [Internet]. Brasília (DF): Diário Oficial da União; 9 jun 1987; Seção 1: 8853-5 [acesso 20 dez. 2020]. Disponível em: http://www.planalto.gov.br/ccivil_03/decreto/1980-1989/D94406.htm.
5. Potter PA, Perry AG. Fundamentos de enfermagem. Tradução Adilson Dias Salles, et al. 9. ed. Rio de Janeiro: Elsevier; 2017.
6. Carmagnani MIS, Fakih FT, Canteras LMS, Tereran NP, Carneiro IA. Procedimentos de enfermagem: guia prático. 2. ed. Rio de Janeiro: Guanabara Koogan; 2019.
7. Mussi NM, Ohnishi M, Utyama IKA, Oliveira MMB. Técnicas fundamentais de enfermagem. 3. ed. São Paulo: Atheneu; 2017.
8. Santos SCVO. Validação do método preditivo para introdução da sonda nasogástrica na alimentação em adultos: ensaio clínico randomizado [tese de doutorado]. Campinas (SP): Universidade Estadual de Campinas, Faculdade de Enfermagem; 2016. 131 p. [acesso 20 dez. 2020]. Disponível em: http://www.repositorio.unicamp.br/handle/REPOSIP/325017.
9. Hockenberry MJ, Wilson D, Rodgers CC. Wong. Fundamentos de enfermagem pediátrica. 10. ed. Rio de Janeiro: Elsevier; 2018.
10. Souza ABG. Cateterização gástrica, enteral e vesical em pediatria. In: Manual prático de enfermagem pediátrica. Rio de Janeiro: Atheneu; 2017. p. 207-24.
11. Souza ABG, Beck ARM, Dias FSB, Carmona EV. Cateterização gástrica, enteral e vesical em recém-nascidos. In: Souza ABG (org.). Manual prático de enfermagem neonatal. São Paulo: Atheneu; 2017. p. 283-306.
12. Society of Critical Care Medicine; American Society for Parenteral and Enteral Nutrition. Guidelines for the provision and assessment of nutrition support therapy in the adult critically ill patient: Society of Critical Care Medicine (SCCM) and American Society for Parenteral and Enteral Nutrition (ASPEN). JPEN J Parenter Enteral Nutr. 2016 Feb;40(2):159-211.
13. Sociedade Brasileira de Nutrição Parenteral e Enteral; Associação Brasileira de Nutrologia. Projeto Diretrizes. Terapia nutricional no paciente grave [Internet]. São Paulo (SP): AMB/CFM; 2011 [citado 20 dez. 2020]. Disponível em: https://diretrizes.amb.org.br/_BibliotecaAntiga/ terapia_nutricional_no_paciente_grave.pdf.
14. Villaça TM. Minimizando os traumas da hospitalização: a utilização do brinquedo terapêutico na assistência da criança e família. In: Fonseca AS (org.). Enfermagem pediátrica. São Paulo: Martinari; 2013. p. 148-61.
15. Brazilian Society of Parenteral and Enteral Nutrition. Diretriz brasileira de terapia nutricional no paciente grave. BRASPEN J. 2018;33(Supl. 1):2-36.
16. Agência Nacional de Vigilância Sanitária. Medidas de prevenção de infecção relacionada à assistência à saúde [Internet]. Brasília (DF); 2017. [citado 20 dez. 2020]. Disponível em: http://portal.anvisa.gov.br/documents/33852/3507912/Caderno+4+-+Medidas+de+Preven%C3%A7%C3%A3o+de+Infec%C3%A7%C3%A3o+Relacionada+%C3%A0+Assist%C3%AAncia+%C3%A0+Sa%C3%BAde/a3f23dfb-2c54-4e64-881c--fccf9220c373.
17. Hernandez EMM, Rodrigues RMR, Torres TM (orgs.). Manual de toxicologia clínica: orientações para assistência e vigilância das intoxicações agudas. São Paulo: Secretaria Municipal da Saúde; 2017.

Testes

1. Com relação às afirmações a seguir, assinale com "V" para verdadeiro e "F" para falso:

   (   ) Os materiais utilizados nas sondas gástricas são polivinil, poliuretano e silicone.

   (   ) A mensuração da sonda nasogástrica considerando a distância da ponta do nariz ao lóbulo da orelha e deste ponto até o processo xifoide não é recomendada.

   (   ) A sonda nasogástrica é indicada apenas para a aspiração do conteúdo gástrico.

   (   ) Para confirmação da localização da sonda nasogástrica, recomenda-se o teste do pH gástrico com fita reagente apropriada, certificando-se de que o pH seja menor que 5.

   (   ) O risco de broncoaspiração durante o uso da sonda nasogástrica está presente tanto em pacientes pediátricos quanto em adultos.

2. Ao administrar a dieta por sonda gástrica, é correto:

   A) Verificar a temperatura da dieta enteral, inspecionar o frasco quanto à presença de partículas e separação de fases.

   B) Deixar o paciente em posição de Fowler, durante e após a infusão.

   C) Observar e registrar sinais como vômito, diarreia, náuseas e distensão abdominal.

   D) Controlar o tempo da infusão, conforme prescrição.

   E) Todas as alternativas estão corretas.

3. A.S., 56 anos, admitida no pronto-socorro apresentando vômito, náuseas e distensao abdominal. Após avaliação, a equipe de saúde definiu a instalação de sonda nasogástrica (SNG) para drenagem. Quanto ao procedimento, o técnico em enfermagem deve:

   A) Observar o paciente com o enfermeiro e acompanhar a instalação da SNG.

B) Solicitar ao paciente que flexione a cabeça quando a sonda atingir a oro/nasofaringe, para fechar a parte superior da via aérea e abrir a via esofágica.

C) Posicionar o paciente, elevando o decúbito, se não houver contraindicação.

D) Instalar o sistema coletor, abrir a sonda após a inserção, computar e anotar o aspecto da secreção gástrica.

E) Todas as alternativas estão corretas.

4. A lavagem gástrica é indicada nos casos de ingestão de substâncias venenosas. Durante o procedimento, o técnico de enfermagem deve posicionar o paciente em decúbito:

A) Lateral direito, com pernas estendidas.

B) Lateral esquerdo.

C) Dorsal horizontal.

D) Ventral.

E) Trendelenburg.

Respostas

1. V, V, F, V, V.
2. E.
3. E.
4. B.

Coleta de Material Biológico para Exames

Capítulo 12

Josiane Ramos Garcia Rodrigues
Vanessa Aparecida Sanches Campassi de Oliveira

Introdução

A coleta de materiais biológicos é um dos procedimentos mais frequentes entre as atribuições do técnico de enfermagem, que realiza sua captação e os encaminha para a análise. Entre os materiais manuseados pelo profissional, destacam-se **as secreções, as excreções e os fluidos corporais**, investigados por meio de exames específicos,[1] que são solicitados de acordo com a queixa ou os sinais clínicos identificados pela anamnese e pelo exame físico.[2]

Os exames laboratoriais são recursos utilizados pelo enfermeiro em situações protocoladas pelo Ministério da Saúde, pelas instituições e pela equipe médica como ferramenta de triagem e para auxiliar no diagnóstico, no prognóstico, no acompanhamento clínico e na prevenção de riscos para a saúde do paciente e da população.

O médico e o enfermeiro orientam os pacientes quanto ao exame, utilizando uma linguagem compreensível. O técnico e o auxiliar de enfermagem esclarecem as dúvidas, acompanham o paciente no momento da coleta ou realizam o procedimento.

Muitos fatores pré-coleta podem **interferir no resultado** dos exames e devem ser conhecidos pelo técnico de enfermagem, como: condições clínicas, idade o **erro no preparo do paciente**; erro na identificação do recipiente; armazenamento inadequado; **recipiente incorreto**; **hemólise** da amostra (agulha ou homogeneização impróprias). Assim, o profissional deve ser capacitado, continuamente, para que a amostra seja manipulada de maneira adequada e segura.[1]

Alguns procedimentos são atos privativos do enfermeiro ou do médico. Neste capítulo, serão abordados os mais frequentes na prática clínica e realizados pelo técnico e auxiliar de enfermagem.

É importante destacar que, com a pandemia pelo novo coronavírus, Sars-Cov-2, alguns novos protocolos foram instituídos para a manipulação dos pacientes com a **COVID-19** (*Coronavirus Disease 2019*) e de suas secreções, que devem ser do conhecimento de todos os profissionais que atuam direta ou indiretamente na assistência. Para mais informações, recomenda-se a leitura do Capítulo 2.

Coleta de sangue

O sangue é o material biológico mais utilizado para exames e tem fundamental importância na definição da conduta médica; por isso, deve ser coletado de forma adequada e depositado em **frascos específicos** (Quadro 12.1)[3-5] em quantidade suficiente, de acordo com as especificações do fabricante e as condições de armazenamento e transporte satisfatórias para a análise. Caso contrário, será descartado e uma nova amostra coletada, situação que causa insegurança e desconforto ao paciente. Por essas questões, o profissional deve desenvolver as competências específicas para um flebotomista, garantindo a boa qualidade e a segurança do procedimento.[3]

Quadro 12.1. Recipientes para coleta de amostras de sangue, segundo o exame		
Tipo de exame		Características do recipiente e da amostra
Hemocultura	Pesquisa de microrganismos aeróbios e anaeróbios	Frasco estéril para pacientes sem uso de antimicrobianos: **tampa azul** para aeróbios; **tampa roxa** para anaeróbios; **tampa amarela** para aeróbios e anaeróbios
		Frasco estéril para pacientes em uso de antimicrobianos: **tampa verde** para aeróbios e **tampa laranja** para anaeróbios
		Frasco estéril pediátrico: **tampa lilás**
		Aditivo: meios de cultura
		Volume da amostra: de acordo com o peso do paciente
Análise de coagulação	TTP, TTPA, fibrinogênio	Tubo: **tampa azul**, estéril
		Aditivo: anticoagulante – citrato de sódio
		Volume da amostra: proporção 9:1 (nove partes de sangue para uma parte de citrato),[5] obrigatoriamente, em média 3 mL

(Continua)

Quadro 12.1. Recipientes para coleta de amostras de sangue, segundo o exame (Continuação)

Tipo de exame		Características do recipiente e da amostra
Análises bioquímicas e sorológicas	Todos aqueles determinados no soro plasmático, como: sódio, potássio, ureia, creatinina, magnésio, cálcio, fósforo, bilirrubina, proteínas, hormônios, enzimas, sorologias, tipagem, fenotipagem etc.	Tubo: **tampa amarela** Aditivo: Tubo com gel separador de coágulo, ácido citrato dextrose, estéril, que promove separação do plasma com melhor qualidade Volume da amostra: 5 mL Tubo: **tampa vermelha** Aditivo: tubo revestido com sílica – "tubo seco" Volume da amostra: 5 mL
	Glicemia e análise bioquímica em geral	Tubo: **tampa verde** Aditivo: heparina de lítio jateado na parede do frasco, que é um anticoagulante que ativa as enzimas antiplaquetárias, bloqueando a cascata de coagulação Volume da amostra: 8 mL
	Determinação da VHS	Tubo: **tampa preta**, estéril Aditivo: citrato de sódio Volume da amostra: 4 mL
Análise hematológica	Hemograma completo	Tubo: **tampa roxa/lilás** Aditivo: EDTA (melhor anticoagulante para a preservação da morfologia celular) Volume da amostra: média de 4 mL
Análises glicêmicas	Glicemia, lactato e hemoglobina glicada	Tubo: **tampa cinza** Aditivo: fluoreto de sódio (inibidor glicolítico) com EDTA (anticoagulante) Volume da amostra: média de 4 mL
Gasometria	Gasometria venosa ou arterial	Seringa de 1 a 3 mL Aditivo: heparina de lítio pré-preparada em seringa de plástico ou heparina líquida, introduzida pelo profissional, em seringa, em quantidade mínima Volume da amostra: mínimo 0,5 mL para neonatos e crianças pequenas, em seringa de 1 mL e de 1 a 3 mL em seringa de 3 mL para os demais pacientes

Nota: para pacientes com peso < 40 kg, use tubos e frascos pediátricos, que necessitam de volumes menores de sangue.

EDTA: ácido etilenodiaminotetracético; TTP: tempo de protrombina; TTPA: tempo de tromboplastina parcial ativada; VHS: velocidade de hemossedimentação.

Fonte: Elaborado pelas autoras; ISO 6710.2 /2002; SBPC, 2014.[4,5]

O técnico de enfermagem está autorizado a coletar o sangue por **punção venosa** e percutânea, pois a coleta por punção arterial e por cateteres centrais são atos privativos do enfermeiro. As análises podem envolver a pesquisa de microrganismos, componentes bioquímicos, sorológicos, hematológicos, glicemia, de coagulação, entre outros.

Preferencialmente, o sangue deve ser coletado por meio de um **recipiente a vácuo** por possibilitar uma amostra com garantia de qualidade. Essa técnica traz maior segurança por ser um sistema fechado.[4-6]

A região mais indicada para a venopunção é a **fossa antecubital**, onde se localizam as veias cefálica, basílica e cubital mediana, mediana basílica, que são distribuídas, anatomicamente, em formato de "H" ou de "M". Quando essas veias não estão visíveis, é possível acessar as do dorso e do arco da mão (Figura 12.1),[5,6] embora a punção seja dolorosa nesses locais.

É importante destacar que o processo de identificação do paciente e dos recipientes de coleta deveria ser digitalizado, por meio do código de barras e etiquetas impressas, aumentando a segurança do procedimento.

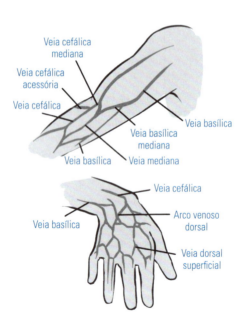

Figura 12.1. Veias periféricas para punção em membros superiores.
Fonte: Ilustrada por Loiane Garcia Daniel.

Em geral, os exames requerem um jejum de 8 horas, intervalo que pode ser diminuído para 4 ou 6 horas e, em crianças, para 2 horas. Caso seja necessário um tempo superior, o paciente deverá ser orientado para o sucesso da coleta.[5,7]

Em virtude dos **aditivos** encontrados nos recipientes, há uma **sequência correta** na utilização dos frascos e que deve ser observada para evitar a contaminação da agulha ou da seringa, já que, ao entrarem em contato com frascos diversos (ver Quadro 12.1), podem alterar os exames.[4-7] Ordenar a coleta seguindo esses critérios:

- Frascos de hemocultura;
- Tubo com tampa azul contendo citrato de sódio;
- Tubo com tampa vermelha e tampa amarela com ou sem ativador de coágulo;
- Tubo com tampa verde contendo heparina;
- Tubo com tampa preta contendo citrato de sódio;
- Tubo com tampa roxa/lilás com EDTA;
- Tubo com tampa cinza com fluoreto e EDTA.

Material

O material necessário para a coleta de sangue é basicamente o mesmo para vários exames como o de análises bioquímicas, hemoculturas, gasometria venosa etc., diferenciando-se quanto aos tipos de frascos utilizados. Para a coleta de sangue, providencie:

- Bandeja limpa;
- Equipamentos de proteção individual (EPI): luvas descartáveis, óculos de proteção, jaleco de mangas longas, máscara e outros recomendados de acordo com a precaução adotada (ver Capítulo 2);
- Almofada descartável, tipo *swab*, com álcool a 70%, ou gazes estéreis; evitar algodão em virtude da liberação de partículas e fiapos; almotolia com o antisséptico protocolado pela Comissão de Controle de Infecção Hospitalar (CCIH): álcool a 70%, ou clorexidina alcoólica a 5%, ou clorexidina a 2% para bebês;
- Frascos adequados aos exames solicitados;
- Seringa de acordo com o volume da amostra (se a coleta não for a vácuo);
- Sistema fechado com escalpe e adaptador para coleta a vácuo ou dispositivo agulhado para a punção e seringa: agulha 25 mm × 0,8 mm ou

escalpe calibres 21 ou 23 G (*Gauge*) para adultos, e 25 G para crianças, pacientes desnutridos, idosos e aqueles com veias finas;

- Cinta elástica compressiva, tipo garrote, de preferência sem látex, por ser altamente alergênico, feito de material impermeável, que possa ser desinfetado;
- Papel-toalha ou campo impermeável para proteger o membro;
- Foco de luz, se necessário;
- Gaze seca e estéril para compressão, após a punção;
- Adesivo absorvente para curativo;
- Recipiente apropriado para transportar amostra com risco biológico;
- Etiqueta constando os dados do paciente: nome completo, data de nascimento, registro, data, horário, nome do profissional que coletou a amostra, número do leito e unidade (se internado).

Procedimento

Para garantir a segurança do processo, o material descartável é aberto na presença do paciente e do acompanhante, e a **conferência da identificação** realizada por meio de dois ou mais indicadores confiáveis, como: nome completo, data de nascimento, número do leito e registro hospitalar, contidos no bracelete (pulseira). Certifique-se de que todas as informações estejam corretas e confira o pedido de exame.

Sempre que disponível, utilize o **transiluminador cutâneo**, pois esse instrumento destaca as veias, que aparecem como linhas escuras.

No caso de coleta em crianças, pacientes agitados ou confusos, realize a coleta com outro profissional.

Cuidados pré-coleta

Após conferir o pedido de exames, higienizar as mãos e separar o material em uma bandeja desinfetada, siga estas etapas, fazendo as adaptações necessárias, conforme o caso:

- Oriente o paciente ou o acompanhante quanto à técnica e à finalidade do exame;
- Posicione os frascos na sequência indicada;
- Prepare o conjunto a vácuo ou a seringa acoplada à agulha ou ao escalpe, com cuidado para não contaminar;
- Posicione o braço do paciente em extensão e levemente abaixo da linha do coração. Evite a punção de veias localizadas nos membros

inferiores e lembre-se de que a punção das veias jugulares é um ato restrito a médicos e enfermeiros;
- Calce a luva na mão não dominante;
- Proteja a pele com papel-toalha, gaze ou roupa do paciente, se necessário, e posicione o garrote no membro escolhido de 7 a 10 cm acima do local onde será efetuada a punção (Figura 12.2); em crianças ou pessoas de estatura muito baixa, o garrote é posicionado a 5 cm;
- Garroteie o membro o suficiente para produzir estase venosa, sem comprimi-lo demasiadamente. Atenção para não exceder o limite de 1 minuto com o membro garroteado durante a coleta, pois isso pode resultar em falsos diagnósticos, por provocar a hemoconcentração e o extravasamento de sangue para os tecidos;
- Solicite ao paciente para abaixar o braço, abrir e fechar a mão para uma melhor pressão e enchimento do vaso;
- Investigue, com calma, as veias que apresentem as melhores condições, visualizando e palpando a região. Não dê tapas na região sobre a veia, para diminuir o risco de embolia e o desconforto do paciente;
- Retire o garrote;
- Após a escolha do acesso, higienize as mãos com álcool em gel a 70%, coloque os EPI e calce a luva de procedimento na mão dominante;
- Garroteie o membro, novamente, colocando as suas extremidades voltadas para cima ou para o lado, para não contaminar a área de coleta.

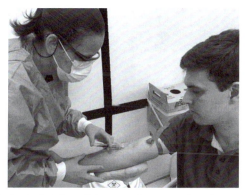

Figura 12.2. Conjunto de tubo coletor e agulha para coleta de sangue (simulação).
Fonte: Arquivo das autoras.

Cuidados durante a coleta

- Proceda à antissepsia local no sentido circular, em espiral, de dentro para fora ou de baixo para cima (sentido do retorno venoso), utilizando almofadas ou *swabs* disponíveis comercialmente, ou gazes estéreis embebidas em álcool a 70% ou o antisséptico adotado pela instituição. Não retorne à área limpa. Se for necessária uma nova palpação, repita a antissepsia;
- Aguarde a completa secagem do antisséptico, naturalmente, por 30 segundos ou mais, evitando, assim, o ardor e a interferência de resíduos de álcool na amostra, não assopre o local;
- Oriente a pessoa a abrir e fechar a mão, algumas vezes;
- Tracione a pele com o polegar ou indicador da mão não dominante, para facilitar a estabilização da veia sob a pele (Figura 12.3), e introduza a agulha com o bisel voltado para cima, em ângulo de 30°, aproximadamente, logo abaixo ou lateralmente ao local onde a veia será puncionada, reduzindo, dessa forma, o risco de transfixá-la;
- Aspire a seringa, delicadamente, para que não ocorra hemólise na amostra coletada ou, no caso do sistema fechado, introduza o tubo na agulha, por dentro do protetor plástico;

Atenção: se o fluxo diminuir, abruptamente, pode ter ocorrido o colabamento da veia; nesse caso, gire o bisel para a lateral.

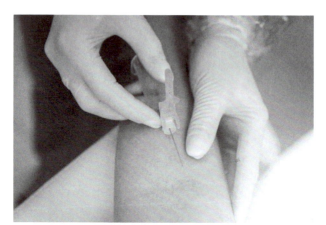

Figura 12.3. Tração e fixação da pele para estabilização da veia antes da punção.
Fonte: https://br.depositphotos.com/176995768/stock-photo-closeup-nurse-hands-taking-blood.html.

- Afrouxe o garrote com a mão não dominante;
- Retire a agulha e comprima o local da punção com gaze seca e estéril;
- Enquanto isso, misture o sangue dentro do frasco, suavemente, para homogeneizá-lo, realizando de 5 a 10 movimentos de inversão (imediatamente depois);
- No caso em que a punção não for a vácuo, retire a agulha da seringa, com cuidado, e introduza o sangue nos tubos na sequência correta, delicadamente, escoando-o pela parede do frasco, até a marca indicada;
- Retire o garrote e oriente o paciente (ou acompanhante) a continuar a pressionar o local, por 2 a 3 minutos;
- Aplique um curativo adesivo estéril.

Cuidados pós-coleta

- Oriente o paciente a manter o membro estendido por 10 minutos e retirar o curativo após 60 minutos, com objetivo de diminuir reações alérgicas locais;
- Oriente o paciente a evitar esforços no membro puncionado por, no mínimo, 60 minutos, prevenindo a formação de hematomas;
- Identifique e acondicione os tubos em recipiente de risco biológico para transporte;
- Descarte os materiais nos recipientes adequados e organize a unidade;
- Retire as luvas de modo a não contaminar as mãos (ver Capítulo 2);
- Higienize as mãos e retire os óculos, a máscara e os demais EPI;
- Registre no prontuário os exames coletados: horário, local da punção, volume, intercorrências;
- Protocole os exames, se for o caso, e encaminhe as amostras ao laboratório.

Cuidados de enfermagem

Outros cuidados são importantes e devem ser observados pela equipe, como:

- Lombre-se de adotar uma posição confortável e ergonômica, durante a coleta; eleve o leito ou permaneça sentado, à altura do local da punção;
- No caso de dificuldade técnica para obter o acesso venoso, puncione o paciente por até duas vezes; no caso de insucesso, solicite que outro colega realize uma nova tentativa;

- Não procure obter o acesso, aleatoriamente. Siga cada etapa recomendada e certifique-se de ter escolhido a melhor região e o vaso mais calibroso, minimizando, assim, a sensação dolorosa e o desconforto do paciente, e os riscos de lesão em nervo ou perfuração de uma artéria;
- Não colete sangue em membro com queimadura, trombose e hematoma; no caso de venóclise, pode-se puncionar um vaso abaixo da inserção do cateter, se for extremamente necessário;
- Não puncione membros com fístula arteriovenosa ou do mesmo lado em que foi realizada uma mastectomia;
- Em hipótese alguma reencape uma agulha ou cateter agulhado;
- Observe o local da punção, após 30 a 60 minutos, se o paciente estiver na unidade; comunique o enfermeiro se houver hematoma ou hiperemia na região, e se o paciente referir qualquer alteração no membro.

Os procedimentos para a coleta de hemoculturas e gasometria venosa, descritos adiante, seguem os mesmos cuidados quanto à identificação e orientação do paciente, ao preparo do material, à escolha e punção do vaso, à antissepsia da pele e aos cuidados pós-punção.

Coleta de sangue para hemocultura

A hemocultura é um exame realizado para identificar as **infecções de corrente sanguínea** (ICS). O sangue pode ser coletado pelo técnico de enfermagem, por meio de punção venosa periférica,[5-7] entretanto a coleta de sangue em situações complexas, ou por meio de um cateter central, por punção arterial ou da veia jugular, é restrita ao enfermeiro ou ao médico da unidade. A coleta por aspiração de sangue por um cateter venoso central, quando há suspeita de infecção daquele dispositivo, deve ser acompanhada por uma amostra de sangue periférico.

Uma hemocultura positiva identifica o agente causador da infecção, e os testes de sensibilidade aos antimicrobianos orientam o médico na escolha da antibioticoterapia.

Sempre que possível, o sangue deve ser coletado no **início da febre**, pois no pico febril ou logo depois ocorre a destruição dos patógenos, e **antes de iniciar a antibioticoterapia**, ou tratando-se de pacientes já em uso de antimicrobianos, imediatamente antes da infusão da próxima dose. Em casos graves, a amostra é obtida a qualquer momento, não sendo obrigatória a presença de febre.

Em geral, são coletadas duas amostras; em alguns casos, o médico pode solicitar três ou mais. A **primeira amostra** é depositada em **dois**

frascos de hemocultura contendo meios de cultura próprios: um para detecção de **microrganismos aeróbios** (que necessitam de oxigênio para seu crescimento) e outro para **microrganismos anaeróbios** (que não se desenvolvem em presença de oxigênio). A **segunda amostra** é coletada com punção em via diferente da primeira, com intervalo entre 15 e 60 minutos, ou a critério médico. Anote na etiqueta de cada frasco o sítio anatômico da coleta (p. ex., antebraço direito) e a temperatura corporal, como descrito mais adiante.

Em neonatos e lactentes pequenos, uma amostra é suficiente na maioria das vezes.

O **volume de sangue** coletado para cada frasco varia de acordo com o peso do paciente e a indicação do fabricante; em geral, coletar: de 0,5 a 1 mL em neonatos; de 1 a 4 mL em crianças com peso < 13 kg (ou 1 mL por ano de idade); 5 mL em crianças de 13 a 36 kg (ou 1 mL por ano de idade); 5 a 10 mL em pacientes com mais de 36 kg.[5-7] A maioria dos frascos indica o nível e o volume necessário de sangue, mas lembre-se de que ele deve ser adequado à faixa etária e que o volume máximo a ser depositado no frasco pediátrico é de 4 mL e, no frasco adulto, 10 mL. De acordo com a rotina do serviço de saúde, o sangue é depositado em frascos específicos:

- Aeróbio – adulto, sem uso de antibiótico: tampa azul;
- Aeróbio – adulto, com uso de antibiótico: tampa verde;
- Anaeróbio – adulto, sem uso de antibiótico: tampa roxa;
- Anaeróbio – adulto, com uso de antibiótico: tampa laranja;
- Aeróbio e anaeróbio – com ou sem uso de antibiótico: tampa amarela;
- Frasco pediátrico – tampa lilás.

Material

Separe os mesmos materiais para coleta de sangue periférico, apresentados no item anterior, acrescentando aqueles específicos para o procedimento:

- Dois frascos para hemocultura adequados ao pedido médico;
- Termômetro;
- Etiqueta com identificação do paciente, incluindo o local da punção e a temperatura corporal;
- Um par de luvas estéreis e um par de luvas de procedimento (conforme o protocolo institucional);
- Dispositivo de transferência do sangue para o frasco ou sistema fechado de coleta (Figura 12.4).

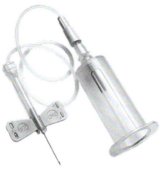

Figura 12.4. Conjunto de sistema fechado para transferência de sangue para o frasco de hemocultura, tipo BD Vacutainer® Safety-Lok™.
Fonte: BD® – Courtesy and ®Becton, Dickinson and Company.

Procedimento

Verifique a temperatura corporal e siga as mesmas etapas e cuidados pré-coleta necessários para a punção venosa, descritos para a coleta de sangue. Em seguida:

- Retire o selo (*flip*) do frasco e faça a antissepsia com *swab* ou gaze estéril e álcool a 70% (evite o algodão) na tampa de borracha; troque por outro *swab* ou gaze e álcool e mantenha sobre a tampa;
- Abra o material e rosqueie o escalpe ao adaptador, no caso da coleta a vácuo;
- Calce a luva estéril;
- Faça a antissepsia da pele como recomendado, no mínimo 3 vezes, trocando a almofada ou gaze, utilizando o antisséptico protocolado pela instituição; aguarde a secagem entre as aplicações;
- Não toque no local da punção após essa etapa; se houver suspeita de contaminação da área ou se for necessário palpar o vaso novamente, repita a operação;
- Puncione a veia, aguarde o refluxo e colete a quantidade estipulada no frasco;
- Afrouxe o garrote;
- Retire a agulha e pressione o local com gaze seca e estéril;
- Retire o garrote e oriente o paciente (ou acompanhante) a continuar a pressionar o local por 2 a 3 minutos e a manter o membro estendido por 10 minutos;

- Mantenha os frascos de hemocultura na posição vertical;
- Transfira o sangue primeiro para o **frasco anaeróbio, sem trocar a agulha**; se a coleta foi realizada com o **sistema fechado a vácuo**, transfira o sangue primeiro para o **frasco aeróbio**;
- Aplique um curativo adesivo e siga os cuidados pós-coleta com o paciente e com os materiais, descritos anteriormente.

Cuidados de enfermagem

- Na unidade de terapia intensiva neonatal (UTIN), e em situações específicas, a técnica é estéril, com uso de campos, luvas estéreis e máscara, sendo o procedimento privativo do enfermeiro;
- Se for necessário coletar outros exames, preencha inicialmente os frascos de hemocultura;
- Não coloque a etiqueta de identificação sobre o código de barras;
- A quantidade coletada deve ser a mesma em todos os frascos;
- Mantenha os frascos de hemocultura em temperatura ambiente, pois baixas temperaturas inviabilizam o crescimento de alguns microrganismos.

Coleta de gasometria

Exame realizado para avaliar os níveis de oxigênio e outras substâncias no sangue venoso ou arterial.[5,6,8] Cabe ao técnico de enfermagem coletar a amostra venosa e preparar e auxiliar o enfermeiro na coleta da amostra arterial, pois esse é um ato privativo, como estabelece a Resolução n. 390/2011 do Conselho Federal de Enfermagem (Cofen).[9]

Material

Para a coleta de **gasometria venosa**, prepare o mesmo material indicado para a coleta de sangue, acrescentando:

- *Kit* de seringa para gasometria com heparina de lítio liofilizada e tampa para vedação, disponível comercialmente; ou seringa de 1 ou 3 mL preparada com aspiração de mínima quantidade de heparina líquida, suficiente para umedecer o seu interior, na ausência da seringa para gasometria comercial;
- Recipiente para transporte de material com risco biológico e bolsas com gelo gel reutilizável.

Procedimento

Siga as etapas pré-coleta, descritas para a coleta de sangue. Em seguida:

- Calce as luvas de procedimento;
- Puncione a veia escolhida e aspire 0,5 mL de sangue, em seringa de 1 mL, ou 1,5 mL em seringa de 3 mL, a critério médico e de acordo com o peso do paciente, evitando a entrada de ar;
- Retire a agulha e pressione a região da punção com algodão ou gaze estéril; solicite ao paciente que continue a pressionar o local por 3 minutos ou mais;
- Despreze todo o ar residual empurrando o êmbolo lentamente, até que o sangue chegue ao bico da seringa, com auxílio de gaze estéril; vede a seringa com o dispositivo oclusor, de modo a impedir o contato do sangue com o ar atmosférico;
- Proceda à homogeneização da amostra rolando o frasco entre as mãos, suavemente, por 5 vezes, no mínimo;
- Aplique um curativo adesivo e siga os mesmos cuidados pós-coleta com o paciente e com os materiais descritos anteriormente.

No caso da amostra para a gasometria arterial, o técnico ou o auxiliar em enfermagem providencia o mesmo material utilizado na gasometria venosa e auxilia o enfermeiro ou o médico no procedimento.

Coleta de urina

O exame de urina também é considerado um dos exames mais comuns para fins diagnósticos. A análise da urina pode ser feita quanto à quantidade, à densidade, ao pH, ao aspecto físico, à composição bioquímica e à pesquisa microscópica.[5,10]

Em geral, o procedimento é indolor e não invasivo. A análise pode fornecer dados tanto do sistema urinário quanto metabólico, como descrito a seguir.

Urina tipo I

A **pesquisa de elementos anormais** do sedimento também é conhecida como urina I ou urina de jato médio. Quando possível, deve-se coletar a primeira urina da manhã, em virtude da concentração de substâncias que não são encontradas quando a urina está diluída, ou de maneira aleatória, após um período de 2 horas ou mais de retenção.[1,2,5,10]

Urocultura

A urocultura ou urinocultura identifica a **presença de microrganismos** no sistema urinário. A urina é colocada em um meio de cultura que favorece o crescimento de possíveis patógenos. Confirmada a infecção, o agente é identificado e testado a quais antibióticos ele é sensível, direcionando qual a terapêutica mais eficaz para a sua destruição.[5,11,12]

Urina de 24 horas

O objetivo do exame de urina de 24 horas consiste em **avaliar a função renal**, pesquisar proteínas, eletrólitos e hormônios na urina. O material para análise deverá ser coletado no período de 24 horas e armazenado em frasco específico, acondicionado em refrigerador.[5,12,13]

As amostras de urina podem ser obtidas por diferentes maneiras. Neste capítulo, serão abordadas as coletas por **micção espontânea**, diretamente no frasco coletor ou em comadre e urinol, tipo papagaio esterilizados ou, ainda, em recipiente plástico acoplado ao sanitário (tipo Coloff®); **aspiração da extensão da sonda vesical** de demora (SVD), previamente instalada pelo médico ou enfermeiro, e outras formas mais invasivas, como a punção suprapúbica realizada pelo médico.

Para a realização do procedimento, alguns cuidados são importantes e devem ser observados. Assim, não colete a urina em mulher menstruada ou que tenha praticado sexo nos últimos 2 dias e, nas crianças com menos de 2 anos, as amostras são obtidas após a higienização da região genital, periuretral e glútea, com o auxílio de um saco coletor adesivado, que é aplicado ao redor do pênis ou entre o períneo e a região pubiana, no sentido de baixo para cima, em meninas. Se for utilizado o **coletor estéril** para coleta de urocultura, este não deve permanecer por mais de 30 a 45 minutos na criança, sendo necessário repetir a higiene íntima e trocar o dispositivo a cada intervalo.

Em casos excepcionais, como nos pacientes sem controle do esfíncter uretral, é possível realizar a coleta por meio da **sondagem vesical de alívio**, cuja inserção é ato privativo do enfermeiro ou do médico.

• Material

Mantenha todos os materiais em suas embalagens originais e fechadas até o momento da coleta. Nos casos de sondagem vesical (ver Capítulo 13), ou punção suprapúbica, auxilie o profissional na realização do procedimento. Providencie o material de acordo com o tipo de exame solicitado:

- Bandeja limpa;
- Pacote estéril de gazes ou compressas;
- Água e sabão neutro, para higiene genital; comadre ou urinol tipo papagaio, conforme a necessidade;
- Clorexidina aquosa e um par de luvas estéreis, caso seja protocolo da instituição;
- Luvas de procedimento, óculos de proteção, máscara cirúrgica e demais EPI, de acordo com a precaução adotada;
- Recipiente limpo e seco para o armazenamento da urina, de preferência graduado, sendo ele estéril, obrigatoriamente, para urocultura;
- Etiqueta de identificação contendo: nome completo, data de nascimento, registro, data, horário, nome do profissional que coletou a amostra, número do leito e unidade, se internado;
- Recipiente para transporte de material biológico;
- Geladeira para armazenamento, se for o caso.

Procedimento

A urina pode permanecer em temperatura ambiente por até 2 horas, no caso de urina tipo 1, e por até 30 minutos, no caso de urocultura. Se a amostra permanecer refrigerada entre 2 e 8°C, a validade do material é de 24 horas. O volume necessário para a uroanálise é de 5 a 20 mL.

Após higienizar as mãos, reunir o material em uma bandeja, conferir o pedido de exame e a identificação na etiqueta, prossiga a coleta com as seguintes etapas:

- Calce a luva de procedimento;
- Confirme a identificação do paciente, fazendo a dupla checagem dos dados contidos na pulseira e com o próprio paciente ou acompanhante, e explique o procedimento;
- Oriente o paciente e o acompanhante, se for o caso, sobre a técnica de higienização do genital com água e sabão;
- No caso de pacientes acamados ou incapazes para o autocuidado, realize o procedimento como indicado, com o auxílio de uma comadre esterilizada ou desinfetada;
- Abra o pacote com gazes ou compressa estéril, umedecendo-os com clorexidina em solução aquosa, conforme a rotina;
- Em mulheres: a higiene deve ser feita da frente para trás, ou de cima para baixo, abrindo os grandes e pequenos lábios para ex-

por a uretra; lavar a região com água e sabão, secar com gaze ou compressa, ou limpar com a gaze embebida em antisséptico, na mesma direção; trocar a gaze e higienizar a região próxima à uretra;

- Em homens: o prepúcio é retraído, sem forçar, expondo a glande, sempre que possível, e a região é higienizada com água e sabão ou limpa com antisséptico, ao redor da uretra, do meio para as laterais, com movimento circular;
- Abra o recipiente de modo a manter a parte interna da tampa virada para cima, sobre a bandeja;
- O primeiro jato de urina deve ser desprezado, sempre que possível, pois contém sedimentos; coleta-se o jato intermediário (ou médio) no frasco, no volume suficiente, desprezando o restante da micção;
- Feche a tampa, sem contaminar o seu interior, e segure o frasco com a mão enluvada e protegida por um papel-toalha, secando os resíduos de urina;
- Identifique o frasco com a etiqueta contendo os dados do paciente;
- Acondicione em recipiente de risco biológico e organize a unidade;
- Retire as luvas; higienize as mãos; retire o avental, se for o caso, e higienize as mãos; retire os óculos e a máscara;
- Registre o procedimento: horário, tipo de exame, volume coletado, intercorrências;
- Protocole e encaminhe a amostra ao laboratório ou armazene-a na parte inferior da geladeira.

Na **coleta de urina de 24 horas**, oriente o paciente e observe os seguintes cuidados adicionais:

- Despreze a primeira micção da manhã ou oriente o paciente a esvaziar a bexiga;
- Anote em uma etiqueta: peso, altura, o horário do início da coleta, que passa a contar a partir desse momento, a data e o horário do término da coleta;
- Identifique o frasco, que deve ser limpo, seco e de tamanho apropriado;
- Todas as micções são armazenadas durante o período de 24 horas, e o frasco mantido sob refrigeração;

Atenção: a coleta é realizada até o mesmo horário em que foi desprezada a primeira urina, completando o período necessário para o exame. A urina pode ser transferida do urinol masculino ou da comadre, lavando-os a cada uso.

- Recomenda-se realizar a higiene do genital, com água e sabão, e secagem com gaze estéril ou toalha limpa, a cada coleta;
- Se qualquer uma das micções for desprezada, por qualquer motivo, interromper a coleta e reiniciá-la no dia seguinte;
- Se o exame for de *clearance* de creatinina, peça que o paciente siga as orientações, rigorosamente, evitando a ingesta de carne em excesso ou a prática de exercícios exaustivos, pois elevam os seus níveis. Ao término do exame, deve ser coletada uma amostra de sangue, em tubo seco.

Para a **coleta de urina por sonda vesical** de demora, siga estas etapas:

- Higienize as mãos com álcool gel e **pince a sonda** 30 minutos antes;
- Higienize as mãos após esse período e separe o material: um frasco estéril; seringa de 10 mL acoplada à agulha 30 mm × 0,8 mm ou 25 mm × 0,7 mm; almofada ou gaze estéril com álcool a 70%;
- Calce as luvas e desinfete o dispositivo de látex da extensão do coletor com álcool a 70%, com três ou mais fricções;
- Puncione o injetor da extensão e aspire no mínimo 5 mL de urina (Figura 12.5);
- Transfira a urina para o recipiente estéril, sem contaminar;

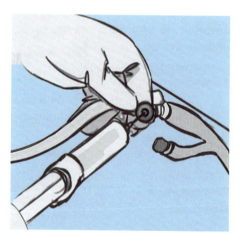

Figura 12.5. Coleta de urina por meio do injetor da extensão do coletor da sonda vesical.
Fonte: Ilustrada por Loiane Garcia Daniel.

- Atenção: **libere a pinça** da bolsa coletora;
- Retire a luva; higienize as mãos e retire os óculos;
- Registre o procedimento: horário, tipo de exame, volume coletado;
- Protocole o exame e encaminhe ao laboratório em recipiente de risco biológico, em até 2 horas.

Nos exames de urina de 24 horas, em paciente sondado, **esvazie o coletor a cada 3 horas**, acondicione a amostra no frasco e mantenha-o sob refrigeração ou envie-o para o laboratório.

Coleta de exame parasitológico

O exame protoparasitológico de fezes (PPF), ou parasitológico de fezes (EPF), é realizado para pesquisar a presença de parasitas, sangue oculto, gorduras, bile e patógenos nas fezes.[2] Em geral, são coletadas de 1 a 3 amostras. O exame pode ser solicitado por médico ou enfermeiro credenciado.

Material

- Pedido do exame;
- Luvas de procedimento; óculos de proteção, máscara e demais EPI recomendados;
- Recipiente de plástico apropriado: **com conservante**, que possibilita manter a amostra por 5 dias ou mais em temperatura ambiente, ou **sem conservante**, caso em que a amostra deve ser refrigerada, acondicionando o frasco dentro de um saco plástico, ou encaminhada ao laboratório, imediatamente;

Atenção: as amostras de fezes com vermes aparentes são coletadas em recipiente sem conservantes.

- Espátula descartável;
- Atenção: para **coprocultura**, a coleta deve ser realizada com recipiente e espátula estéreis;
- Local apropriado para evacuação: comadre limpa e desinfctada com álcool a 70%, fralda, ou dispositivo estéril acoplado ao vaso, que proporciona conforto e evita contaminação da amostra[14] (Figura 12.6), ou adaptação com um saco plástico sem uso e limpo;
- Recipiente para transporte de material com risco biológico;
- Etiqueta de identificação com os dados do paciente: nome completo, data de nascimento, registro, data, horário, número do leito e unidade (se internado).

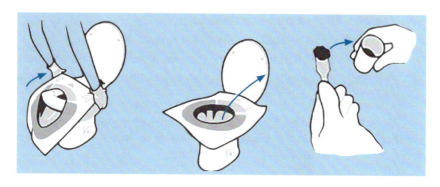

Figura 12.6. Dispositivo para coleta de fezes e urina.
Fonte: Copyright© 2020 ColOff™, marca comercial e registrada da ColOff Industrial (com permissão).[14]

Procedimento

- Confira o pedido de exame e a identificação na etiqueta;
- Higienize as mãos e separe o material em uma bandeja;
- Calce a luva de procedimento;
- Confirme a identificação do paciente e explique o procedimento;
- Se a coleta ser realizada em domicílio, oriente quanto aos cuidados e à refrigeração, caso a amostra não seja encaminhada no mesmo dia ao laboratório ou o frasco não contenha conservantes;
- Solicite que o paciente despreze a urina no vaso sanitário e oriente a higiene perineal, conforme a rotina do serviço;
- Oriente a paciente a proteger a região da vagina, com um absorvente higiênico ou chumaço de algodão, por exemplo, se estiver menstruada, para não contaminar a amostra;
- Atenção: a higiene não pode ser realizada para pesquisa de oxiúros;
- Oriente o paciente para evacuar em comadre, previamente desinfetada, ou sobre o dispositivo plástico acoplado ao assento do vaso sanitário (ver Figura 12.6), que já deve estar limpo com álcool a 70%;
- Coloque os EPI e recolha uma parte das fezes com a espátula;
- Transfira a amostra para o recipiente, até a marcação ou metade do frasco, com cuidado para não contaminar a parte externa do frasco;
- Se a coleta for realizada em crianças ou pacientes sem controle esfincteriano, diretamente das fraldas, ou de bolsa de ostomia, coloque os EPI, abra a fralda ou a bolsa e proceda à coleta;
- Despreze a espátula no lixo do banheiro ou do expurgo;

- Observe a cor, consistência, presença de muco, raias de sangue, pus, restos alimentares ou parasitas;
- Feche o recipiente, vedando-o;
- No caso de o frasco conter conservantes, misture uma parte da amostra ao líquido antes de desprezar a espátula ou, então, feche o frasco e agite;
- Retire e despreze as luvas, sem contaminar as mãos ou o ambiente (ver Capítulo 2);
- Higienize as mãos, retire o avental, se for o caso; higienize as mãos e retire os óculos e a máscara;
- Cole a etiqueta identificadora no frasco, registrando a data e o horário da coleta;
- Registre o procedimento e as características das fezes no prontuário, se for o caso;
- Protocole a amostra; acondicione o frasco no recipiente para transporte de material com risco biológico e encaminhe ao laboratório.

Cuidados de enfermagem

- Quando forem solicitadas três amostras, estas devem ser coletadas em dias alternados, para favorecer a identificação de parasitas ou de seus ovos. Os frascos devem ser identificados (1ª, 2ª e 3ª amostra) e encaminhados imediatamente ao laboratório;
- As amostras de fezes somente podem ser coletadas após 4 dias se o paciente for submetido a **exames radiológicos contrastados**, para que as substâncias possam ser eliminadas;
- Se a coleta for para pesquisa de **sangue oculto nas fezes**, há **restrições alimentares** nos 3 dias anteriores: exclusão de carne vermelha e branca, de alguns vegetais (p. ex., rabanete, nabo, couve-flor, brócolis, beterraba) e de leguminosas (p. ex., soja, feijão, ervilha, lentilha, milho e grão-de-bico). Medicações anticoagulantes ou antiagregantes plaquetários, tipo heparina e ácido acetilsalicílico devem ser interrompidas por 2 dias, pelo risco de sangramento gastrintestinal;
- Se o paciente estiver com fezes líquidas, colete 2 a 3 mL, com espátula ou seringa estéreis;
- Para **pesquisa de oxiúros**, deve ser coletado *swab* da região perianal em torno de 3 a 6 amostras, em dias consecutivos, pela manhã, antes da higiene anal.

Punção capilar

A microcoleta por punção capilar é empregada na realização de exames que necessitem de pequenas quantidades de sangue, que podem ser coletadas em **papel-filtro, tubo capilar ou tiras reagentes**, como teste de triagem neonatal – teste do pezinho, hematócrito, bilirrubina total, gasometria venosa e glicemia capilar.[3,5,15]

A punção é realizada na face lateral do calcâneo, na ponta dos dedos ou no lóbulo da orelha, com **lanceta ultrafina triangular**, preferencialmente acoplada a um mecanismo de disparo (lancetador), para evitar punções excessivamente profundas.

O **teste do pezinho** é um exame indicado para todos os recém-nascidos, estando disponível, gratuitamente, na rede pública. A coleta é realizada entre o 3º e o 5º dia de vida, para a triagem e a detecção precoce de **doenças genéticas e metabólicas**: hipotireoidismo congênito, fenilcetonúria, doença falciforme e outras hemoglobinopatias, fibrose cística, hiperplasia suprarrenal congênita e deficiência de biotinidase.[5,15] Exames para outras patologias estão disponíveis em testes ampliados, na rede privada.

O procedimento é realizado por profissional treinado, por meio da punção da face lateral do calcâneo e coleta de 3 a 5 amostras de gotas de sangue, absorvidas em papel-filtro (Figura 12.7), exposto em ar ambiente para secagem.

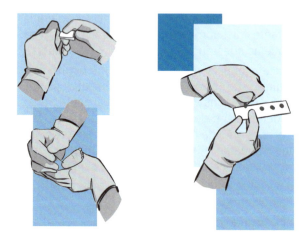

Figura 12.7. Microcoleta de sangue em calcâneo: punção, coleta em tubo capilar e em papel-filtro.
Fonte: Ilustrada por Loiane Garcia Daniel.

A coleta em tubo capilar é realizada em recém-nascidos e lactentes, na maioria das vezes, recomendando-se que o procedimento seja realizado por médico ou enfermeiro, com punção na lateral do calcâneo, aproximando o tubo da gota de sangue para que este flua para o seu interior, por capilaridade.

Outra utilidade da punção capilar reside no **monitoramento da glicemia**, tanto em crianças quanto em adultos. Todos os insumos necessários são distribuídos, gratuitamente, pelo Sistema Único de Saúde (SUS), aos pacientes com necessidade de controle contínuo.[5,16] Os novos avanços tecnológicos já permitem a leitura da glicemia capilar por meio de sensores aplicados à pele, que transmitem os valores a um leitor; entretanto, essa ainda é uma realidade pouco acessível.

Material

- Bandeja limpa;
- Luva de procedimento;
- Almofada descartável, tipo *swab*, com álcool a 70%, ou gazes estéreis para antissepsia; evitar algodão em virtude da liberação de partículas e fiapos;
- Gaze ou algodão estéril e seco;
- Lanceta e lancetador (recomendado);
- Fita reagente biossensora;
- Glicosímetro.

Procedimento

- Confira a prescrição médica e de enfermagem, ou siga o protocolo da instituição, conforme a rotina de aferição;
- Higienize as mãos e separe o material em uma bandeja;
- Confirme a identificação do paciente;
- Explique o procedimento para o paciente e o acompanhante;
- Calce as luvas de procedimento e demais EPI recomendados, do acordo com a precaução adotada;
- Avalie a presença de hematomas e repunções nas polpas digitais;
- Escolha o dedo ou a região a ser puncionada e, sempre que possível, solicite ao paciente que higienize as mãos com água e sabão;
- Quando necessário, faça antissepsia local, com álcool a 70% e aguarde a sua completa secagem, para evitar interferência no resultado;

- Confira se a calibração e o código da fita estão corretos;
- Insira a fita no aparelho e aguarde o sinal para depositar a gota de sangue;
- Puncione a porção lateral da polpa digital com a lanceta e pressione a região levemente, da base para a ponta, facilitando a saída do sangue; em crianças com menos de 1 ano, puncione a região lateral do calcâneo;
- Colete uma gota espessa e única, completando totalmente a fita reagente, até o aparelho iniciar a contagem regressiva;
- Comprima o local com gaze ou algodão seco, por 2 minutos ou mais;
- Verifique o resultado e informe ao paciente ou ao acompanhante;
- Despreze o material descartável em recipientes apropriados;
- Retire as luvas e higienize as mãos; retire os demais EPI, se for o caso, e higienize as mãos, novamente;
- Comunique ao médico ou ao enfermeiro a presença de hipoglicemia (< 50 mg/dL em recém-nascidos ou < 70 mg/dL em crianças e adultos), ou hiperglicemia (> 140 mg/dL, 2 horas após alimentação, e > 200 mg/dL, em jejum de 8 horas);
- Se necessário, administre medicamentos para compensar a glicemia, conforme prescrição médica;
- Cheque o procedimento na prescrição médica e de enfermagem, e registre o procedimento: horário, local puncionado, resultado, intercorrências.

Cuidados de enfermagem

- Calibre o equipamento para garantir um resultado preciso; siga as instruções do fabricante: calibração com *chip*, tira com código inserido, botões para inserção do código informado no recipiente das fitas e autocodificação;
- Mantenha as fitas reagentes no frasco original, em razão da fotossensibilidade;
- Rodizie a punção entre os dedos e evite o último local utilizado;
- Mantenha o aparelho higienizado, sem resíduos de sangue;
- Evite massagear ou "ordenhar" o local da coleta, para não causar hemólise e alterar o resultado para falsamente diminuído.

Coleta de escarro

O exame de escarro é realizado para **diagnosticar tuberculose** (TB) pulmonar e laríngea, causada pelo bacilo de Koch (BK), motivo pelo qual o exame também é conhecido por cultura de escaro para BK, cultura para bacilo álcool acidorresistente (BAAR) ou cultura para micobactérias no escarro. A amostra deve ser coletada quando houver suspeita clínica, radiológica e independe do tempo de tosse, mesmo que presente por 2 semanas ou mais.

A baciloscopia, cultura para micobactéria com identificação de espécie (CM) e o teste rápido molecular para tuberculose (TRM-TB) dependem da quantidade e da qualidade da amostra de escarro, para que seus resultados sejam confiáveis.[5,17] São necessárias **três amostras**, coletadas, de preferência, em **dias consecutivos**: duas para o exame baciloscópico e uma para o TRM-TB.

Nos casos de confirmação de tuberculose, a coleta do escarro deve ser mensal, até o final do tratamento.

Recomenda-se a obtenção da amostra por meio de indução, utilizando nebulização com solução salina hipertônica (5 mL de NaCl a 3%).

Material

- Bandeja limpa;
- Frasco estéril;
- Etiqueta de identificação com os dados do paciente: nome completo, data de nascimento, registro, data, hora, número do leito e unidade (se internado);
- Luvas de procedimento e máscara de modelo peça facial filtrante, tipo 2 – PFF2 ou N95, óculos de proteção e demais EPI, de acordo com a precaução adotada;
- Saco plástico;
- Material para higiene oral (após a coleta);
- Papel-toalha.

Procedimento

- Confira o pedido de exame e a identificação na etiqueta;
- Higienize as mãos e separe o material em uma bandeja;
- Confirme a identificação do paciente;

- Confirme se o frasco está identificado e anote o número da amostra (1ª, 2ª, 3ª);
- Explique o procedimento para o paciente e o acompanhante, além de sua importância: a coleta deve ser realizada pela manhã, em jejum, após bochecho e higiene bucal com água em abundância; abrir a tampa do frasco colocando-a virada para cima sobre uma superfície, de modo a não contaminar a parte interna; inspirar profundamente, prender a respiração por alguns segundos, forçar a tosse e escarrar (Figura 12.8), diretamente no frasco;
- Oriente o paciente a repetir esse procedimento quantas vezes for necessário para coletar de 5 a 10 mL de escarro, e não somente saliva, tomando cuidado para não encostar os lábios ou os dedos na parte interna do pote ou da tampa;
- Após a coleta, fechar a tampa do frasco, hermeticamente, mantendo-o na posição vertical;
- Oriente o paciente a lavar as mãos;
- Calce as luvas e acondicione o pote com o escarro em recipiente de risco biológico, mantendo-o na posição vertical;
- Retire as luvas sem contaminar as mãos ou o ambiente (ver Capítulo 2), e o avental, se for o caso; higienize as mãos e retire os óculos e a máscara;
- Higienize as mãos;
- Registre o procedimento: horário, coloração do escarro, número da amostra, intercorrências e encaminhe ao laboratório.

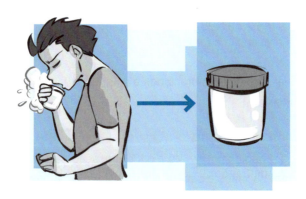

Figura 12.8. Coleta de escarro.
Fonte: Ilustrada por Loiane Garcia Daniel.

Cuidados de enfermagem

- Oriente o paciente a ingerir no mínimo oito copos de líquidos (água, refresco natural), no dia anterior, para fluidificar a secreção pulmonar;
- A quantidade de espuma não deve ser considerada no volume da amostra;
- Caso o paciente use próteses dentárias, ele deverá retirá-las antes de higienizar a cavidade oral. Atentar para que a amostra não apresente resíduos alimentares ou apenas saliva (nesses casos, a amostra será desprezada);
- Se a amostra for coletada em domicílio, oriente o paciente a tossir e a escarrar em ambiente arejado;
- O material deve ser enviado ao laboratório em até 2 horas após a coleta, se mantido em temperatura ambiente, ou até 24 horas, se refrigerado entre 2 e 8°C.

Coleta de líquido cefalorraquidiano

A coleta de líquido cefalorraquidiano (LCR) é um ato médico, realizado por meio de uma punção no espaço subaracnóideo, geralmente na porção lombar. Seus objetivos são: confirmar o diagnóstico de alteração na pressão e **composição do LCR**, como glicose, proteínas características de doenças mentais (demências); doenças inflamatórias (esclerose múltipla); infecções, como as meningites, neurocisticercose, micobactérias; neoplasia; sangramento no sistema nervoso central (SNC). A punção também é usada para a descompressão ou para a infusão intratecal de medicamentos, como os quimioterápicos.[18]

Material

Confirme com o médico os tipos de frascos e o tamanho da agulha para a punção raquidiana. Separe o material:

- Dois ou três pares de luvas estéreis, um par de luvas de procedimento, capote estéril, máscaras, gorro e dois óculos de proteçao;
- Agulha longa com estilete (agulha espinal) n. 18-27 G;
- Pacote com pinça Cheron ou Kelly estéril;
- Seringas de 3 e 5 mL;
- Agulhas 25 mm × 0,7 mm, 25 mm × 0,8 mm; 13 mm × 0,45 mm;
- Dois ou três pacotes de gazes estéreis;
- Clorexidina degermante e alcoólica a 0,5% para antissepsia;

- Frasco de lidocaína a 1%, estéril, sem vasoconstritor, para anestesia local (alguns profissionais optam por não o fazer);
- Campo fenestrado estéril;
- Recipientes estéreis de acordo com o exame (ágar-chocolate para cultura, tubos estéreis sem anticoagulante, ou um único tubo);
- Etiqueta de identificação com os dados do paciente: nome completo, data de nascimento, registro, data, hora, e número e leito, se internado;
- Material para coleta de sangue periférico para glicemia e proteínas.

Procedimento

O médico orientará o paciente e o acompanhante sobre a necessidade do procedimento. Toda a equipe e o acompanhante devem usar máscara durante a execução do exame.

Em geral, é necessário providenciar um acesso venoso periférico, para infusão de soro, e o paciente não pode ter feito uso de medicamentos que interferem na coagulação.

A sequência para a coleta do LCR para análise é: tubo 1 – exames bioquímicos e sorológicos (proteínas totais e glicose); tubo 2 – microbiologia (cultura para germes comuns e Gram), gotejar imediatamente 5 a 10 gotas no frasco contendo o ágar-chocolate;[6] tubo 3 – citologia (citologia total e diferencial) e citometria; tubo 4 – suspeita de micobactérias com pesquisa e cultura de BAAR e proteína C-reativa para *M. tuberculosis* (5 mL em frasco específico).

- Confira o pedido de exame e a identificação na etiqueta;
- Higienize as mãos e reúna o material, em bandeja limpa e desinfetada;
- Confirme a identificação do paciente;
- Calce as luvas de procedimento, os óculos e a máscara e colete uma amostra de sangue, conforme pedido médico, para avaliação de glicemia e proteínas;
- Identifique os frascos, se for o caso;
- Auxilie o paciente a se posicionar para o exame: sentado com cabeça fletida ou em decúbito lateral horizontal com cabeça fletida e joelhos flexionados (Figura 12.9); restringir a movimentação da coluna, atentando-se para não provocar desconforto ou prejudicar a função cardiorrespiratória, em razão da hiperflexão;
- Observe a respiração do paciente e, sempre que possível, instale o monitor de saturação de oxigênio;

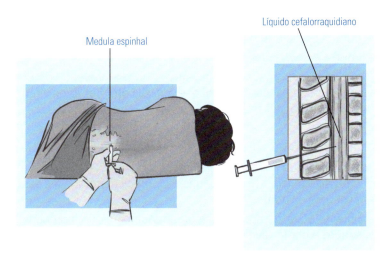

Figura 12.9. Posicionamento lateral para punção lombar.
Fonte: Ilustrada por Loiane Garcia Daniel.

- Auxilie o médico na abertura do material estéril;
- Ofereça os tubos por ordem de identificação;
- Se necessário, calce a luva e auxilie o médico na coleta de 2 a 10 mL (acima de 40 gotas), por gotejamento direto, em cada tubo, e no curativo compressivo;
- Descarte o material em recipientes apropriados e organize a unidade;
- Acondicione os tubos em recipiente para risco biológico;
- Retire as luvas e higienize as mãos; retire os óculos e a máscara;
- Higienize as mãos, calce as luvas de procedimento (recomendado) e encaminhe as amostras ao laboratório de análises clínicas, em 30 a 60 minutos (para análise microbiológica ou citológica), em recipiente apropriado;
- Registre: horário, volume, características do LCR quanto à sua coloração (clara, sanguinolenta) e limpidez (límpido, levemente turvo, turvo, purulento), intercorrências, encaminhamento do exame.

Cuidados de enfermagem

- Mantenha o paciente em repouso por 1 hora, para evitar cefaleia após punção, embora 30% dos pacientes façam referência à dor, independentemente do repouso;

- Supervisione o curativo compressivo na punção, retirando-o no dia seguinte, ou oriente o paciente;
- Administre soroterapia, conforme prescrição;
- Observe e comunique ao enfermeiro sobre a presença de dor ou sangramento no local da punção, e queixas em membros inferiores (formigamento, parestesia).

Comentários finais

É importante que toda a equipe receba orientações sobre o risco biológico na manipulação das amostras e conheça o protocolo a ser adotado em caso de acidente.

O ambiente deve ser agradável e organizado para que o procedimento seja seguro e confortável para o paciente e para o profissional.

A coleta de material biológico deve seguir o protocolo da instituição, considerando as recomendações do fabricante dos recipientes. A equipe dispõe de competência legal para realizar as técnicas descritas e é treinada, periodicamente, para manter a segurança e a qualidade das amostras.

Referências bibliográficas

1. Lorencini F. Coleta de exames laboratoriais. In: Volpato ACB, Passos VCS, organizadores. Técnicas básicas de enfermagem. 4. ed. São Paulo: Martinari; 2015. p. 359-78.
2. Passos VCS. Fundamentos de enfermagem e suas aplicações. In: Bitencourt JJG, Conceição SMP. Didático de enfermagem: Teoria e prática. v. 1. São Paulo: Eureca; 2017. p. 75-84.
3. World Health Organization (WHO). Diretrizes da OMS para a tirar sangue: melhores práticas em flebotomia [internet]. Geneva: World Health Organization; 2009. [acesso em 20 dez. 2020]. Disponível em: https://www.who.int/infection-prevention/publications/Phlebotomy-portuges_web.pdf.
4. International Organization for Standardization. ISO 6710.2/2002-Single-use containers for human venous blood specimen collection. [revision of first edition (6710:1995)].
5. Sociedade Brasileira de Patologia Clínica/Medicina Laboratorial (SBPC/ML). Recomendações. Coleta e Preparo da Amostra Biológica. Barueri: Manole/Minha Editora; 2014. [acesso em 20 dez. 2020]. Disponível em: http://www.sbpc.org.br/upload/conteudo/livro_coleta_biologica2013.pdf.
6. Secretaria de Saúde (CE). Laboratório Central de Saúde Pública - LACEN. Manual de coleta, acondicionamento e transporte de amostras para exames laboratoriais. 5. ed. Fortaleza: SESA; 2019.
7. Laborclin. Hemocultura: meio de cultura destinado ao isolamento de microrganismos em amostras de sangue: LB 170768 Rev 11 – 05/2019 [internet]. Pinhais: Laborclin; 2019 [acesso em 10 dez 2020]. Disponível em: https://www.laborclin.com.br/wp-content/uploads/2019/05/hemocult_530133_530135_530138_530141.pdf.
8. Pinto JMA, Saracini KC, Lima LCA, Souza LP, Lima MG, Algeri EDBO. Gasometria arterial: Aplicações e implicações para a enfermagem. Rev Amazônia Sci Health [internet].

2017;5(2):33-9 [acesso em 10 dez 2020]. Disponível em: http://ojs.unirg.edu.br/index.php/2/article/view/1117/pdf.

9. Conselho Federal de Enfermagem (Cofen). Resolução n. 390/2011 de 20 de outubro de 2011. Normatiza a execução, pelo enfermeiro, da punção arterial tanto para fins de gasometria como para monitorização de pressão arterial invasiva [internet]. Brasília: COFEN; 2011 [acesso 12 dez. 2020]. Disponível em: http://www.cofen.gov.br/resoluo--cofen-n-3902011_8037.html.

10. Fonseca KMNL. Coleta de exames de rotina de urina. In: Sociedade Brasileira de Patologia Clínica/Medicina Laboratorial (SBPC/ML). Recomendações. Fatores pré--analíticos e interferentes em ensaios. Barueri: Manole; 2018. p. 330-8.

11. Engel FD, Metelski FK, Korb A. Guidelines for urine collection for examination: Challenges permeating nursing performance. Rev Baiana Enferm. 2018;32:e27568.

12. Pinheiro P. Exame urocultura: para que serve e como colher [internet]. Rio de Janeiro: MD Saúde; 2019 [acesso 10 dez. 2020]. Disponível em: https://www.mdsaude.com/nefrologia/infeccao-urinaria/urocultura/.

13. Reis M. Tudo sobre o exame de urina de 24 horas [internet]. Vila Nova de Gaia: Tua Saúde; 2019 [acesso 10 dez. 2020]. Disponível em: https://www.tuasaude.com/exame-de-urina-de-24-horas/.

14. ColOff® Industrial. Modo de uso. Copyright © 2020 ColOff™ é marca comercial e registrada da ColOff Industrial. Todos os direitos reservados. Produto Patenteado. Créditos de criação autoral de Eliézer Machado Dias. [acesso em 9 dez. 2020]. Disponível em: www.coloff.com.br.

15. Brasil. Ministério da Saúde. Ministério da Saúde reforça a importância do teste do pezinho entre o 3º e 5º dia de vida [internet]. Brasília: Ministério da Saúde; 2019. [acesso em 22 dez. 2020]. Disponível em: http://saude.gov.br/noticias/agencia-saude/45503-ministerio-da-saude-reforca-a-importancia-do-teste-do-pezinho-entre-o-3-e-5-dia-de-vida.

16. Sociedade Brasileira de Diabetes. Diretrizes da Sociedade Brasileira de Diabetes 2017-2018 [internet]. São Paulo: Clannad; 2017 [acesso em 15 dez. 2020]. Disponível em: https://www.diabetes.org.br/profissionais/images/2017/diretrizes/diretrizes-sbd-2017-2018.pdf.

17. Brasil. Ministério da Saúde. Secretaria de Vigilância em Saúde. Programa Nacional de Controle da Tuberculose: guia de orientações para coleta de escarro. Brasília: Ministério da Saúde; 2014.

18. Soares Neto HR, Calderaro M. Punção lombar. In: Scalabrini Neto A, Dias RD, Velasco IT. Procedimentos em emergência. 2. ed. Barueri: Manole; 2016. p. 258-83.

Testes

1. Um cliente na unidade de internação necessita realizar um exame de urina de 24 horas e está com sonda vesical de demora. Qual o intervalo de tempo indicado para coletar e armazenar a diurese?

   A) A cada 30 minutos.

   B) De hora em hora.

   C) A cada 2 horas.

   D) A cada 3 horas.

   E) Uma vez por plantão ou a cada 6 horas.

2. Qual a sequência correta dos frascos utilizados para a coleta de sangue?

   A) Citrato de Na^+, EDTA, heparina, soro com ou sem derivados de coágulos e fluoreto.

   B) Citrato de Na^+, soro com ou sem derivados de coágulos, heparina, EDTA e fluoreto.

   C) EDTA, citrato de Na+, soro com ou sem derivados de coágulos, fluoreto e heparina.

   D) EDTA, soro com ou sem derivados de coágulos, citrato de Na^+, fluoreto e heparina.

   E) Soro com ou sem derivados de coágulos, citrato de Na+, EDTA, fluoreto e heparina.

3. Uma amostra de escarro efetiva provém da árvore brônquica, obtida pelo esforço da tosse. Qual o volume ideal dessa amostra?

   A) 1 a 3 mL.

   B) 3 a 5 mL.

   C) 5 a 10 mL.

   D) 10 a 15 mL.

   E) 15 a 20 mL.

4. A sequência correta para coletar uma amostra de sangue para exames é:

A) Lavar as mãos, preparar os tubos, colocar o torniquete, fazer antissepsia local com álcool a 70%, calçar a luva de procedimento e demais equipamentos de proteção individual recomendados, palpar a pele para escolher o vaso e puncionar com agulha em ângulo de 45°, coletar a amostra e soltar o torniquete.

B) Palpar a pele para escolher o vaso, lavar as mãos, preparar os tubos, calçar a luva de procedimento e demais equipamentos de proteção individual recomendados, colocar o torniquete, fazer antissepsia local com álcool a 70%, puncionar com agulha em ângulo de 15°, retirar a agulha, soltar o torniquete e comprimir o local com gaze estéril embebida em álcool.

C) Lavar as mãos, escolher a veia, calçar a luva de procedimento e demais equipamentos de proteção individual recomendados, colocar o torniquete, fazer antissepsia com álcool a 70%, aguardar a secagem, puncionar o vaso com agulha em ângulo de 30 a 40°, retirar a agulha e comprimir o local com algodão seco.

D) Preparar os tubos, lavar as mãos, palpar a pele e escolher o vaso, colocar o torniquete, higienizar as mãos com álcool em gel a 70%, calçar a luva de procedimento e demais equipamentos de proteção individual recomendados, fazer antissepsia local com álcool a 70%, aguardar a secagem, puncionar a veia com agulha em ângulo de 15 a 30°, soltar o torniquete, coletar a amostra, retirar a agulha e comprimir o local com algodão ou gaze secos e estéreis.

E) Palpar a pele para escolher o vaso, lavar as mãos, calçar a luva de procodimento e demais equipamentos de proteção individual recomendados, colocar o torniquoto, fazer antissepsia local com álcool a 70%, aguardar a secagem, puncionar a veia com agulha em ângulo de 10 a 15°, soltar o torniquete, preencher os tubos, retirar a agulha, e comprimir o local com gaze embebida em álcool.

Respostas

1. D.
2. B.
3. C.
4. D.

Procedimentos Especiais

Capítulo 13

Tânia Maria Coelho Leite
Ana Paula de Brito Rodrigues
Margarete Consorti Bellan
Marcia Raquel Panunto Dias Cunha

Introdução

O técnico e o auxiliar de enfermagem são responsáveis pela execução de vários procedimentos e cuidados diretos ao paciente de baixo e médio risco, bem como com estado clínico estável.

Nos últimos anos, o Conselho Federal de Enfermagem (Cofen) tem determinado quais procedimentos devem ser executados exclusivamente pelo enfermeiro ou aqueles que podem ser delegados aos demais membros da equipe, sob a sua supervisão direta. Entre os **atos privativos do enfermeiro**, destacam-se: sondagem gástrica e enteral (Resolução Cofen n. 619/2019), nutrição parenteral (Resolução Cofen n. 453/2014) e cateterismo vesical (Resolução Cofen n. 450/2013).

Entretanto, a multiplicidade do atendimento integral de enfermagem à pessoa, à família e à comunidade exige a ação do técnico e do auxiliar na maioria das intervenções e procedimentos, seja na sua execução, na sua manutenção ou no seu monitoramento.

Para ganharem autonomia e prática suficiente a fim de distinguirem entre os limites de atuação apropriados a cada atividade, é importante ressaltar que o estudante e o profissional com pouca experiência devem ser acompanhados por seus tutores e capacitadores.

Neste capítulo, serão abordados os cuidados e as responsabilidades do técnico em enfermagem nos diversos procedimentos que fazem parte de seu cotidiano.

> Lembre-se de realizar a higiene das mãos nos cinco momentos recomendados: antes e após ter contato direto com o paciente; antes de realizar um procedimento asséptico; após contato ou exposição com fluidos e pele não intacta; após tocar superfícies e objetos (ver Capítulo 2).

Cuidados na parada cardiorrespiratória

A parada cardiorrespiratória (PCR) pode ser definida como uma ineficácia súbita de oxigenação dos tecidos, seja por ausência da atividade elétrica do coração, seja por cessação da função respiratória, caracterizada pela ausência de pulso, ausência de resposta aos estímulos ou inconsciência, com respiração anormal (*gasping*) ou apneia.[1-3]

Para o atendimento inicial da PCR, são necessárias **ações de salvamento** sistematizadas pelo **suporte básico de vida** (SBV), cujo objetivo é preservar a função neurológica, até o retorno da circulação espontânea do indivíduo, realizadas segundo protocolos estabelecidos mundialmente, de acordo com o ambiente em que o evento ocorreu e que fazem parte da **cadeia de sobrevivência**, como a seguir:[2]

- PCR intra-hospitalar (adulto): reconhecimento e prevenção precoces, acionamento do serviço médico de emergência, ressuscitação de alta qualidade, desfibrilação, cuidados pós-PCR, recuperação. Na criança, a etapa "desfibrilação" é substituída por ressuscitação avançada;[2]

- PCR extra-hospitalar (adulto): acionamento do serviço médico de emergência, reanimação cardiopulmonar (RCP) de alta qualidade, desfibrilação, ressuscitação avançada, cuidados pós-PCR, recuperação. Na criança, a etapa inicial é a "prevenção", excluindo-se a etapa "desfibrilação".[2]

Assim, o profissional deve ser capaz de reconhecer imediatamente a PCR, acionar o serviço de emergência (quando em ambiente extra-hospitalar), iniciar a RCP imediata e de alta qualidade, realizar desfibrilação, quando indicado, até a chegada do **suporte avançado de vida** (SAV). Além da manutenção das medidas básicas descritas a seguir, o SAV compreende a obtenção de via aérea avançada, o uso de medicamentos, a aplicação do desfibrilador manual e a identificação das causas reversíveis da PCR.[2,3]

O SBV consiste na seguinte sequência:[2,3]

- Verifique se o indivíduo responde ao chamado, tocando-o em seus ombros e perguntando se ele está bem – chame-o em voz alta. Observe se apresenta respiração efetiva, por meio da movimentação do tórax (em menos de 10 segundos, após constatar a inconsciência);

- Permaneça ao lado da vítima. Remova a pessoa somente se houver risco no ambiente (incêndio, atropelamento, afogamento etc.);

- Em ambiente extra-hospitalar, acione o serviço médico de urgência (SAMU), por meio do número 192, o que pode ser feito pelo celular, solicitando ajuda e um desfibrilador externo automático (DEA). Posicione a vítima em decúbito dorsal, sobre uma superfície rígida;

- Em ambiente intra-hospitalar, acione a equipe, peça o carro de emergência e posicione o paciente sobre a tábua;
- Verifique a presença de pulso central (carotídeo), entre 5 e 10 segundos. Se ausente, inicie a RCP sempre pelas compressões torácicas externas (CTE) – sequência "C-A-B" (circulação – abertura de vias aéreas – respiração ou *breath*, em inglês) –, priorizando a circulação e garantindo a geração de fluxo sanguíneo para uma reanimação bem-sucedida;
- Siga a frequência: nos pacientes adultos, com um ou dois socorristas, utilize a relação 30:2 (30 CTE para cada 2 ventilações). Em pacientes pediátricos, na RCP com um socorrista, utilize a relação 30:2 (30 CTE para cada 2 ventilações), e, na RCP com dois socorristas, a relação 15:2 (15 CTE para 2 ventilações). A RCP convencional, intercalando ventilação e a compressão torácica, está indicada na PCR pediátrica intra- e extra-hospitalar. Se não for possível ventilar o paciente, os ressuscitadores devem, ao menos, realizar as compressões torácicas.

A RCP varia de acordo com a idade, o peso e o número de socorristas, cuidados estes que estão resumidos no Quadro 13.1. Os cuidados com recém-nascidos (< 28 semanas de vida), com a gestante e na sala de parto são específicos e não serão abordados.

De acordo com a situação, iniciam-se as ventilações por meio do dispositivo bolsa-válvula-máscara, evitando-se a hiperventilação e administrando-se oxigênio suplementar (100%).[2,3]

A RCP é realizada de maneira ininterrupta até a chegada do DEA. Mesmo sendo um dispositivo simples e autoexplicativo, toda a equipe deve receber treinamento para utilizá-lo de forma adequada. Siga a sequência:[2,3]

- Coloque uma das pás adesivas abaixo da clavícula direita, e a outra na região do ápico do coração, próxima ao mamilo esquerdo. Para crianças com até 25 kg, deve-se utilizar pás pediátricas, mas, caso não estejam disponíveis, pode-se utilizar pás de adultos, considerando-se que, no tórax estreito, é necessária a aplicação de uma pá na região anterior do tórax (sobre o esterno) e outra na região posterior do tórax (entre as escápulas). Em lactentes (0 a 1 ano), é recomendado o uso de desfibrilador manual, porém, se não estiver disponível, pode-se utilizar o DEA da mesma maneira que em crianças maiores;

Quadro 13.1. Ressuscitação cardiopulmonar de acordo com a idade			
Cuidados	Adultos, adolescentes e criança (> 40 kg)	Crianças (1 a 10 anos ou < 40 kg)	Entre 1 mês e 1 ano
Posição das mãos sobre o tórax (Figura 13.1)	Mãos sobrepostas, com a região hipotenar da mão dominante sobre a metade inferior do esterno. Manter cotovelos em extensão	Uma ou duas mãos no terço inferior do esterno, dependendo do tamanho da criança. Manter cotovelos em extensão	Dois socorristas: polegares sobrepostos, abaixo da linha mamilar Um socorrista: dedo indicador e médio unidos, abaixo da linha mamilar
Posicionamento da via aérea (Figura 13.2)	Sem suspeita de trauma medular: inclinação da cabeça e elevação do queixo (*chin lift*) Com suspeita de trauma medular: abrir a mandíbula (*jaw thrust*)		Inclinação suave da cabeça e elevação do queixo (*chin lift*)
Profundidade das compressões	5 cm (não exceder a 6 cm) Permitir o retorno do tórax à posição inicial		4 cm (não exceder a 6 cm) Permitir o retorno do tórax à posição inicial
Frequência das compressões	100 a 120/minuto, sem interrupção Alternar o socorrista a cada 2 min, para evitar a fadiga		100 a 120/minuto, sem interrupção Alternar o socorrista a cada 2 min, para evitar a fadiga
Frequência das ventilações	10 a 12/minuto	Uma ventilação a cada 2 a 3 segundos – 20 a 30 movimentos/minuto	Uma ventilação a cada 2 a 3 segundos – 20 a 30 movimentos/minuto
Relação compressão:ventilação	Com um ou dois socorristas, relação 30 CTE:2 ventilações.	Com um socorrista: relação 30:2 Com dois socorristas: relação 15:2	Com um socorrista: relação 30:2 Com dois socorristas: relação 15:2

CTE: compressões torácicas externas.

Fonte: Elaborado por Aspásia Basile G. Souza e autoras; American Heart Association (AHA), 2020.[2]

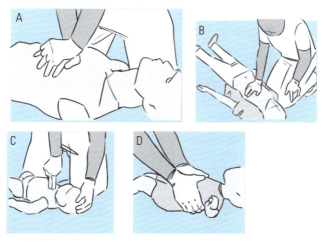

Figura 13.1. Posicionamento para compressão torácica no adulto (A), criança pequena (B) e lactente com dois dedos (C) ou polegares justapostos (D).
Fonte: Ilustrada por Loiane Garcia Daniel.

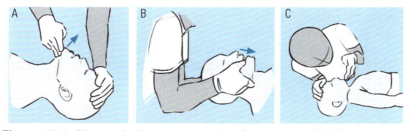

Figura 13.2. Abertura de vias aéreas em adultos (A – manobra *chin lift*; B – *jaw thrust*) e em lactentes (C).
Fonte: Ilustrada por Loiane Garcia Daniel.

- Verifique a instrução do DEA, se há ritmo chocável compatível com o desfibrilador, tipo fibrilação ventricular ou taquicardia ventricular sem pulso;
- Se indicado pelo DEA, afaste-se da vítima e administre o choque;
- Inicie as compressões, imediatamente após o disparo do choque;
- Verifique novamente o pulso, após 2 minutos (o DEA avisará a necessidade de verificação do ritmo).

O SBV deve ser executado até a chegada do SAV. Assim, no ambiente intra-hospitalar, é importante conhecer, organizar e padronizar o carro de emergência, bem como checá-lo diariamente.

O SAV exige a **presença do enfermeiro** e de, pelo menos, mais um membro da equipe de enfermagem. Durante as manobras, o técnico de enfermagem, como elemento da equipe multiprofissional, auxilia na RCP com as seguintes ações:[2, 3]

- Reposicione o paciente, se necessário;
- Ofereça e utilize os equipamentos de proteção individual (EPI): luvas descartáveis, máscara e óculos de proteção (gorro opcional), e demais dispositivos de acordo com a precaução adotada;
- Anote o início da PCR;
- Instale os monitores de eletrocardiograma e saturação de O_2;
- Auxilie o médico na obtenção da via aérea avançada, preparando e oferecendo o material necessário para o procedimento: cânula de intubação com balonete (*cuff*), de acordo com o protocolo da instituição,[2] bolsa inflável e máscara, laringoscópio testado (cabo adulto ou infantil, lâmpada e lâmina curva e reta, para criança), fio-guia;
- Puncione um acesso venoso periférico, preferencialmente, exceto no indivíduo que já tiver acesso venoso central;
- Se necessário, realize as compressões na frequência de 100 a 120/minuto e as ventilações com insuflador manual, simultaneamente, na frequência de uma ventilação a cada 5 a 6 segundos (cerca de 10 a 12 ventilações/minuto), no adulto (pacientes com peso > 40 kg), sem interrupções, revezando com o médico e o enfermeiro, a cada 2 minutos;
- Prepare e administre os medicamentos solicitados pelo médico, via intravenosa, em *bolus*, exceto os que tiverem especificação contrária; se a ordem for verbal, repita, em voz alta, a medicação e a dosagem, e confirme com o enfermeiro. Guarde os frascos, anote o horário e as doses, para posterior transcrição;
- Controle o tempo dos fármacos administrados;
- Injete 10 a 20 mL de soro fisiológico (em adultos), após administrar cada medicação, e eleve o membro por 10 a 20 segundos, se administrar em veia periférica, para facilitar a entrada do fármaco na circulação central;
- Informe ao médico ou líder da RCP as ações concluídas, por confirmação verbal;

- Auxilie o médico e o enfermeiro no manuseio do desfibrilador manual: selecione o monitoramento para a checagem do ritmo, nas pás, e a carga solicitada pelo médico para a desfibrilação; ofereça o gel condutor para administração do choque;
- Organize a unidade e encaminhe o material utilizado após o atendimento;
- Retire as luvas sem contaminar a parte interna das mãos (ver Capítulo 2), depois a máscara e os óculos; higienize as mãos;
- Documente a assistência de enfermagem (ver Capítulo 3), com especial atenção aos horários;
- Auxilie o enfermeiro no apoio e nas orientações à família do paciente.

Após o reestabelecimento da circulação espontânea, são iniciados os cuidados imediatos pós-PCR, que incluem: o **monitoramento** da circulação e da ventilação do paciente, com controle dos sinais vitais a cada 15 a 30 minutos, até a sua estabilização; uso da hipotermia terapêutica (se protocolo da instituição); controle glicêmico por meio de fitas reagentes (ver Capítulo 12); e intervenções específicas prescritas pelo médico e enfermeiro.[2,3]

Com a recente **pandemia** decretada pela Organização Mundial da Saúde (OMS), pelo novo coronavírus Sars-Cov-2, causador da **COVID-19** (*Coronavirus disease 2019*), que, em alguns casos, promove complicações graves, o protocolo para intubação e atendimento da PCR sofreu adaptações, uma vez que há grande possibilidade de contaminação do ambiente por dispersão de **aerossóis**.[4] Assim, é indicado o uso de **precaução de contato e para aerossóis**: gorro, óculos de proteção e, de preferência, **máscara facial** (*face shield*), máscara N95, avental impermeável, além de luvas **por todos os membros da equipe** (ver Capítulo 2). Assim, providencie e mantenha o material próximo a todos os pacientes com suspeita ou diagnosticados com a doença.

No caso do SBV, a reanimação **é baseada apenas nas compressões**, e o socorrista deve usar qualquer tipo de máscara para proteção.

Já no SAV, o paciente é sedado e o atendimento realizado com equipe limitada, também dando prioridade para as compressões e evitando-se o uso de bolsa-máscara. Recomenda-se que a intubação seja realizada com o auxílio de capota de acrílico (ver Capítulo 2) e que o sistema de ventilação e de aspiração seja do tipo fechado. É obrigatória a instalação de filtro HEPA (*high efficiency particulate arrestance* – alta eficiência na separação de partículas) no circuito expiratório.[4]

Atualize-se, siga as instruções do enfermeiro da equipe e participe dos treinamentos para atender a essas novas demandas.

Cuidados com aspiração de vias aéreas superiores

A aspiração das vias aéreas superiores consiste na **remoção de secreções e fluidos** respiratórios da cavidade oral, da região orofaríngea e nasofaríngea em pacientes incapazes de eliminá-las por tosse ou outras maneiras menos invasivas.[5]

Conforme a Resolução n. 557 de 2017, do Cofen, o técnico de enfermagem pode realizar esse procedimento nos pacientes com estado clínico estável e não grave, naqueles com doenças crônicas em uso de traqueostomia de longa permanência ou definitiva, e em emergências, conforme a avaliação do enfermeiro.[6]

Material

Separe o material em bandeja limpa, de acordo com o peso ou a idade do paciente. Faça adaptações no material e na sequência do procedimento, segundo a necessidade ou o protocolo institucional.

- Cateter de aspiração estéril, de preferência com válvula, n. 12-16 Fr (1 *French* = 0,33 mm), para adultos, n. 8-10 Fr para crianças, e n. 6-8 para lactentes; escolha o menor tamanho possível para a remoção efetiva das secreções (diâmetro de até 1/3 da narina);[5,7]
- Conjunto de aspiração a vácuo conectado à rede ou portátil, com válvula redutora, frasco coletor, extensão intermediária e solução desinfetante, se for o protocolo da instituição;
- Um par de luvas estéril; luvas de procedimento para aspirar a cavidade oral;
- Máscara, óculos de proteção e demais EPI, de acordo com a precaução adotada;
- Gaze estéril; cuba rim estéril;
- Toalha, compressa limpa ou papel-toalha;
- Oxímetro de pulso;
- Lubrificante hidrossolúvel (para aspiração de nasofaringe);
- Solução salina estéril ou água destilada estéril (100 mL ou de acordo com protocolo institucional);
- Saco de lixo infectante, para desprezar o cateter e as luvas.

Procedimento para aspiração de orofaringe

- Higienize as mãos e separe o material;
- Confirme a identificação do paciente com os dados da pulseira e posicione-o em semi-Fowler (descrição no Capítulo 5);

- Explique o procedimento para o paciente e o acompanhante e coloque a bandeja sobre a mesa lateral, previamente limpa com álcool a 70%;
- Feche a porta ou coloque biombos para manter a privacidade;
- Higienize as mãos com álcool em gel a 70% ou com água e sabão;
- Instale o oxímetro de pulso e verifique os sinais vitais, sempre que possível;
- Proteja o tórax com uma toalha e teste o vácuo;
- Oriente o paciente a realizar inspirações profundas e a tossir durante a aspiração;
- Higienize as mãos e abra o pacote da cuba rim, utilizando técnica asséptica; acomode o cateter selecionado dentro do campo estéril; coloque a solução salina ou água estéril na cuba rim. Outra opção seria abrir o invólucro do cateter parcialmente e conectar a ponta na extensão, deixando o restante protegido na embalagem;
- Se o paciente estiver em uso de oxigenoterapia, confirme na prescrição médica se há indicação para o aumento do fluxo de oxigênio antes do procedimento ou peça orientação para o enfermeiro;
- Calce uma luva de procedimento e retire a máscara de oxigênio, se em uso. Depois, higienize as mãos com álcool a 70%. Na presença de cateter de oxigênio, não é necessário removê-lo;
- Coloque a máscara, os óculos e calce as luvas estéreis. Para aspiração da cavidade oral, utilize apenas as luvas de procedimento;
- Pegue o cateter com a mão dominante enluvada, enrolando-o; segure a ponta com os dedos indicador e polegar;
- Conecte a extremidade do cateter ao intermediário do aspirador usando a mão não dominante e ligue o sistema, ajustando a pressão do vácuo entre 120 e 150 mmHg. Para crianças, a pressão varia entre 60 e 100 mmHg, e, para os recém-nascidos, entre 40 e 60 mmHg;[7,8]
- Peça para o paciente abrir a boca e introduza o cateter no modo Intermitente, pinçando-o ou ocluindo a válvula com o polegar da mão não dominante;
- Despince o cateter ou abra a válvula e aspire as secreções, em movimentos rotatórios suaves, pela boca, faringe e linha da gengiva. Atenção para a presença de náuseas;
- Observe a saturação de O_2. Em caso de queda abrupta, interrompa a aspiração;

- Repita a aspiração, se necessário, após um intervalo mínimo de 1 minuto;
- Reposicione a máscara de oxigênio, se for o caso;
- Enxágue o cateter com a solução fisiológica ou a água da cuba rim com aspiração contínua, até que o cateter esteja sem secreções;
- Reúna o material, desprezando os descartáveis em lixo apropriado e encaminhando ao expurgo aqueles que poderão ser reprocessados, conforme o protocolo da instituição;
- Retire as luvas, higienize as mãos; retire os óculos e máscara e higienize as mãos novamente;
- Registre o horário e as características das secreções aspiradas (quantidade, consistência, cor e odor), a resposta do paciente ao procedimento e os sinais vitais pós-aspiração.

Procedimento para aspiração de nasofaringe

- Siga as mesmas etapas iniciais para a aspiração da orofaringe;
- Abra o lubrificante e aplique uma pequena quantidade sobre o campo estéril ou sobre a porção inicial do cateter de aspiração (6 a 8 cm), sem tocá-lo. Outra opção: calce a luva estéril, segure o cateter com a mão dominante enluvada, o tubo com a mão não dominante e aplique uma fina camada do lubrificante sobre o cateter;
- Com a mão não dominante, retire o dispositivo de oferta de O_2, tipo máscara de nebulização, se em uso;
- Segure o cateter de aspiração com os dedos indicador e polegar da mão dominante com luva estéril, atentando-se para não tocar nas superfícies não estéreis;
- Conecte o cateter ao intermediário do sistema de aspiração, segurando-o com a mão não dominante (não estéril);
- Introduza o cateter delicadamente, **sem aplicar sucção**, na fossa nasal, orientando o paciente a inspirar enquanto progride o cateter em direção à porção posterior da faringe, inserindo-o cerca de 20 cm, em adultos, de 16 a 20 cm, em crianças maiores, de 4 a 14 cm, em crianças pequenas e lactentes. Pode-se estimar essa localização medindo-se o comprimento entre o lóbulo e a ponta do nariz ou até que haja resistência na progressão, ou que o paciente apresente tosse. Em seguida, recue de 1 a 2 cm e fique atento a náuseas;[5]
- Aplique a **sucção intermitente** por até 10 segundos, retirando-o lentamente;[5]

- Caso o cateter não avance por uma narina, aplique mais lubrificante no cateter e tente a outra narina ou a cavidade oral. Comunique ao médico se houver obstrução por coágulo ou sangramento;
- Verifique com o paciente se a respiração está mais confortável;
- Repita a operação, se necessário, somente mais uma vez para não traumatizar a região.

Após o procedimento, siga as etapas descritas na aspiração orofaríngea com a limpeza do sistema, encaminhamento do material, higiene das mãos e anotações. No caso de secreção sanguinolenta, oriente ou faça higiene oral.

Cuidados com a fixação de cânula endotraqueal e de traqueostomia

As vias aéreas artificiais são utilizadas como acesso para a ventilação mecânica invasiva (VMI), representadas principalmente pela **cânula endotraqueal** (CET) e pela **cânula de traqueostomia** (TQT), que têm por finalidade manter a sua abertura, proteger contra a aspiração e limpar as secreções por meio da aspiração.[5]

A CET é um dispositivo utilizado por curto prazo, sendo recomendada a sua retirada em até 14 dias, se o problema for resolvido.[5,8] Em adultos, ela é preferencialmente inserida pela cavidade oral, passando pela faringe até a traqueia.

Nos casos em que se necessita de uma abertura para a via aérea ou de ventilação mecânica por um período prolongado, como nos casos de traumatismo cranioencefálico e trauma raquimedular, a pessoa será submetida à traqueostomia, que consiste na inserção de uma cânula curta através de uma incisão cirúrgica realizada na borda inferior da cartilagem cricoide da traqueia.[5,8]

Tanto a CET quanto a TQT são inseridas pelo médico; no entanto, a equipe de enfermagem atua durante a sua introdução, manutenção e retirada. Entre os cuidados, destaca-se a **fixação da cânula**, que permite o correto posicionamento do dispositivo e previne complicações como extubação acidental e lesões de pele, dos lábios e da traqueia.[8]

Antes de trocar a fixação desses tipos de cânulas, realize a higiene oral, conforme o protocolo institucional, para remover secreções e saliva que possam umedecer a nova fixação, e higiene facial, para remover qualquer resíduo capaz de interferir em sua estabilidade.[5,9] Faça a tricotomia facial nos homens, se necessário.

Observe o nível de sedação e colaboração do paciente antes de iniciar as trocas da fixação.[9] Não desinfle o balonete antes ou durante a troca, para evitar a broncoaspiração de saliva e secreções da cavidade oral, e redobre a atenção para **não tracionar as cânulas** e provocar lesão na traqueia com a mobilização do balonete ainda inflado.[8]

Como há diversos dispositivos comerciais para fixação da CET, o profissional deve seguir a recomendação de cada fabricante. Uma das formas mais utilizadas e de **baixo custo** envolve o uso do **cadarço sarjado**, que pode ser utilizado tanto para a CET quanto para a TQT. O procedimento deve ser realizado por **dois profissionais**, para garantir a estabilidade da cânula.

- Material
  - Tiras de cadarço sarjado (cerca de 1 m cada uma);
  - Tesoura desinfetada com álcool a 70%;
  - Gazes não estéreis; um pacote de gaze estéril e soro fisiológico ou solução protocolada pela instituição, para higienizar a região ao redor da traqueostomia;
  - EPI: luvas de procedimentos, máscara e óculos de proteção e outros de acordo com a precaução adotada;
  - Material para aspiração e avental próximos ao leito.

Procedimento para a fixação da cânula endotraqueal

- Higienize as mãos e posicione o paciente em decúbito dorsal elevado a 30° a 45°;
- Siga a sequência descrita na Figura 13.3;
- Prepare o cadarço segurando duas tiras, paralelamente, e faça um nó, ao centro, para uni-las; a partir daí, faça mais dois ou três nós seguidos em direção a um dos lados (A);
- Coloque os EPI;

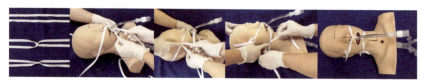

Figura 13.3. Sequência para fixação da cânula endotraqueal.
Fonte: Arquivo das autoras.

- Retire as gazes ou dispositivos de proteção dos pontos de proteção da fixação antiga e limpe a face, se necessário;
- Verifique a altura da cânula endotraqueal, utilizando como referência a marcação encontrada junto à comissura labial do paciente;[9]
- Localize o guia do balonete e mantenha-o lateralizado, para que não haja corte acidental durante a retirada da fixação antiga; mantenha-o nessa posição e visível;[9]
- Solicite ao outro profissional para segurar a cânula firmemente, com os dedos polegar e indicador, apoiando a região hipotenar da mão na face do paciente (B) durante todo o procedimento, até que ela seja fixada;
- Retire a fixação antiga com uma tesoura, com atenção para não cortar o guia do balonete ou a cânula; posicione o lado do cadarço com os nós na região do lábio superior, distribuindo uma ponta para cada lado da cânula (B), e unindo a outra fita na porção inferior da cânula, envolvendo-a com um nó firme o suficiente para não permitir que ela deslize. A partir deste, são feitos mais alguns nós na porção inferior do cadarço, de maneira que o último fique posicionado no sulco mentolabial (B);
- Passe uma das pontas do cadarço superior em direção às orelhas, pela região occipital, até o outro lado da face do paciente, terminando com um nó, para manter a fixação firme (C);
- Repita o mesmo procedimento na porção inferior da fixação (D), passando uma das pontas da outra fita por trás do pescoço (E);
- Mantenha a cânula centralizada na região labial para diminuir o risco de erosão da comissura labial e lesão por pressão do balonete na traqueia;
- Verifique os pontos de pressão e proteja a região com gaze ou placa entre o cadarço e a pele;
- Corte as sobras do cadarço com tesoura.

Pode-se utilizar uma terceira fita acima da prega superior das orelhas, formando um arço, de maneira que a fixação da cânula não faça pressão sobre essa região. A fixação da parte inferior da cânula não deve comprimir as veias jugulares, para não dificultar o retorno venoso.

Procedimento para a fixação da cânula de traqueostomia

Após higienizar as mãos e posicionar o paciente em decúbito dorsal, com cabeceira elevada a 30 a 45°, coloque os EPI e siga a sequência descrita (Figura 13.4):

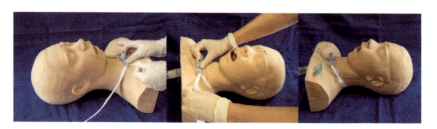

Figura 13.4. Sequência para fixação da cânula de traqueostomia.
Fonte: Arquivo das autoras.

- Preferencialmente, solicite a outro profissional para segurar a cânula da traqueostomia, de modo a mantê-la no lugar durante todo o procedimento;
- Manipule a fixação da cânula, localizando o guia do balonete (se houver) e mantendo-o lateralizado, de modo que ele não seja cortado durante a troca da fixação;
- Retire a fixação antiga com o auxílio de uma tesoura;
- Limpe a parte externa da cânula da traqueostomia e da região periestomal com técnica asséptica, conforme protocolo da instituição e acomodando uma gaze seca estéril em cada lado de modo a proteger a pele do contato com a haste plástica da cânula;
- Insira uma das pontas da fita do cadarço pelo ilhós de um dos lados da cânula, unindo as suas duas extremidades (A), passando-as por trás do pescoço do paciente e alcançando o outro lado da cânula;
- Insira uma das pontas no segundo ilhós, unindo-a à outra extremidade da fita (B), formando um nó firme e um laço, deixando uma pequena folga entre o cadarço e a pele (C);[5]
- Corte as sobras do cadarço com a tesoura;
- Envolva com gaze não estéril a porção do cadarço em contato com a região posterior do pescoço, para absorver a sudorese e diminuir a pressão na região, melhorando o conforto do paciente.

Ao término dos procedimentos, organize a unidade, posicione o paciente confortavelmente, encaminhe o material para o destino apropriado, retire as luvas, higienize as mãos, retire a máscara e os óculos, higienize as mãos novamente e registre o procedimento.

A frequência de troca da fixação deve ser diária, após o banho, ou quando houver sujidade.[5,9]

Cuidados com o dreno de tórax

A drenagem de tórax é um procedimento cirúrgico realizado pelo médico, com a inserção de um **dreno tubular no espaço pleural**, cujos objetivos consistem em: remover fluidos e ar do espaço pleural, garantir a expansão pulmonar completa e restabelecer o funcionamento do sistema respiratório.[10] É indicada em casos de pneumotórax (ar), derrame pleural (líquido), quilotórax (linfa), hemotórax (sangue), empiema (pus), hemopneumotórax traumático e pós-cirúrgico (toracotomia, esofagectomia, cirurgia cardíaca).[11] Após a inserção, o tubo é conectado a um **sistema de drenagem subaquática**, que pode conter de uma a três câmaras. Para permitir a deambulação do paciente, comumente se utiliza um sistema móvel de uma câmara com selo d'água (Figura 13.5).[5]

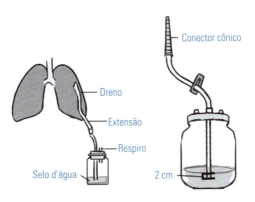

Figura 13.5. Posicionamento do dreno tubular no espaço pleural e sistema de drenagem de tórax com selo d'água.
Fonte: Ilustrada por Loiane Garcia Daniel.

Em casos específicos de indicação médica, o frasco pode ser conectado a um sistema de aspiração (com tubo regulador de vácuo ou sistema de alto fluxo), a fim de facilitar a drenagem do conteúdo desejado.[12]

Cuidados
- Encaminhe o paciente à sala de radiografia ou solicite o exame à beira do leito após o procedimento, conforme pedido médico, para confirmação do posicionamento do dreno;[11]

- Mantenha o **sistema sempre abaixo do nível da inserção** do dreno, para que o líquido drenado não reflua para a cavidade pleural;[5,12,13]
- Oriente o paciente a não pinçar ou tracionar a extensão, não elevar o frasco acima da linha do quadril ou do leito, e a deitar-se com a cabeceira elevada, se não houver contraindicação;
- Não pince o dreno, durante o transporte do paciente;[13]
- Troque o curativo na inserção do tubo diariamente, ou conforme o protocolo da instituição (ver Capítulo 8), mantendo-o limpo e seco; proteja o local para o banho;[11]
- Observe e documente a **oscilação** (subir na inspiração, e descer na expiração) e o **borbulhamento** a cada turno;[5,11]
- Compute o débito do dreno, marcando o nível na fita externa do frasco coletor, a cada 6 horas, se a drenagem for superior a 100 mL/hora, ou conforme a prescrição de enfermagem;
- Mantenha o frasco fixo no leito, utilizando as alças do frasco coletor;
- Monitore os sinais vitais (pressão arterial, temperatura, frequência cardíaca e respiratória, níveis de saturação de oxigênio), após a inserção e a cada 30 minutos, até a estabilização do quadro clínico;
- Observe a pele ao redor da inserção do dreno (até o ombro) à procura de alterações no tecido subcutâneo (sensação de "saco de areia"), o que caracteriza extravasamento de ar – enfisema subcutâneo; e comunique esse e outros sinais e sintomas de complicações, como falta de ar, tosse e dor torácica;[5,11]
- Comunique o enfermeiro se houver drenagem súbita de mais de 1,5 L de fluido (em adolescentes e adultos), se conteúdo não oscilante ou drenagem sanguinolenta (hemotórax);[11]
- Avalie a presença de dor utilizando escalas adotadas pela instituição, e administre analgésico, conforme prescrição médica;[5,11]
- Reforce as emendas das conexões com adesivo tipo esparadrapo;
- Observe a presença de vazamentos nas conexões e comunique ao enfermeiro;
- Fixe o dreno à pele "em meso" (Figura 13.6), unindo a parte colante da fita, antes de aderir as extremidades à pele, para evitar tração do sistema; se necessário, proteja a pele com placa hidrocoloide;
- Mantenha o selo d'água no frasco de drenagem, de modo que a haste interna do dreno esteja 2 cm submersa.[12]

A troca do selo d'agua é realizada a cada 24 horas, ou se necessário, seguindo o protocolo institucional.

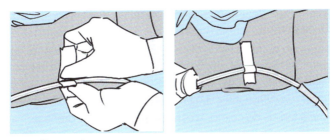

Figura 13.6. Fixação tipo meso.
Fonte: Ilustrada por Loiane Garcia Daniel.

Material

- Bandeja limpa;
- Frasco de água destilada ou solução fisiológica (500 mL);
- Cálice graduado;
- Pinça (opcional);
- Fita adesiva;
- Etiqueta para identificar o frasco;
- EPI: luvas de procedimento, máscara e óculos de proteção, e demais dispositivos de acordo com a precaução adotada;
- Campo ou compressa estéril para apoiar a haste do dreno, se o procedimento for executado por um profissional.

Procedimento

Recomenda-se executar a troca em dupla, para reduzir os riscos de contaminação do sistema. Siga os passos:[13]

- Higienize as mãos e separe o material em bandeja;
- Confirme a identificação comparando os dados da pulseira e oriente o paciente e o acompanhante sobre o procedimento;
- Higienize as mãos e coloque os EPI;
- Abra o frasco de água estéril ou solução fisiológica ou coloque o dispositivo de transferência;
- Mantenha o fraco na posição vertical;
- Um dos profissionais pinça o dreno com o *clamp* da extensão ou com uma pinça auxiliar, abre o sistema de drenagem, mantendo a haste interna do sistema livre de contaminação, ou colocando-a sobre uma compressa estéril, apoiada em uma bandeja ou mesa

previamente desinfetada com álcool a 70% (abrir o pacote com técnica estéril);

- O segundo profissional verifica o nível do volume drenado, despreza e quantifica o líquido no frasco coletor (com cuidado para não contaminar o recipiente) e preenche o frasco de drenagem com água estéril ou solução fisiológica até 2 a 3 cm acima do nível do selo d'água;
- Feche a tampa do coletor e conecte o sistema de drenagem ao frasco;
- Fixe uma fita adesiva na parte externa do frasco de drenagem para sinalizar o nível do selo d'água, se necessário, mantendo-o na posição vertical, e coloque uma etiqueta com as informações: volume adicionado, data, horário e responsável pela troca;
- **Abra a pinça** do dreno;
- Observe constantemente se a extensão não apresenta alças ou acotovelamentos;
- Descarte o material e o líquido drenado no expurgo;
- Retire as luvas e higienize as mãos;
- Anote no prontuário o volume e o aspecto do conteúdo drenado: límpido, seroso, serossanguinolento (sero-hemático), sanguinolento (hemático), purulento, turvo.

Pode ser necessário lavar o frasco com uma pequena quantidade do soro estéril para limpar os resíduos durante a troca, utilizar técnica asséptica.

Retirada do dreno de tórax

É realizada pelo médico com auxílio da equipe de enfermagem. Para isso:[13]

- Higienize as mãos e separe o material para curativo e os EPI (duas máscaras, dois pares de luvas de procedimento e dois óculos de proteção);
- Administre analgesia conforme prescrição médica, pelo menos 10 minutos antes da retirada, se via parenteral;
- Posicione o paciente em decúbito dorsal semissentado;
- Coloque os EPI;
- Auxilie o médico na retirada do curativo, se necessário;
- Ofereça apoio ao paciente e ao acompanhante;
- Auxilie o médico a fazer o curativo compressivo no local da inserção, mantendo-o por 48 horas;
- Oriente o paciente ou o acompanhante a não molhar o curativo;

- Observe a região ao redor da inserção do dreno;
- Controle os sinais vitais: padrão respiratório, saturação de oxigênio e temperatura corporal, e comunique qualquer alteração ao enfermeiro;
- Organize a unidade e acomode o paciente em posição confortável;
- Despreze o conteúdo drenado no expurgo e encaminhe o material utilizado;
- Retire as luvas e higienize as mãos;
- Retire os óculos e a máscara e higienize as mãos novamente;
- Anote no prontuário: horário, características e volume do líquido drenado, nome do médico que realizou a retirada e possíveis intercorrências;
- Monitore o paciente a cada 10 a 15 minutos, na 1ª hora após a retirada, observando: frequência respiratória, cansaço, saturação de O_2, queixa de dor no local e ao inspirar, e aspecto do curativo.

Cuidados com o cateter vesical

Cateterismo vesical é a introdução de um cateter estéril, siliconado (Figura 13.7), pela uretra até a bexiga, para drenar a urina, que não pode ser eliminada de maneira fisiológica, na micção espontânea.[5,7,14,15]

Esse procedimento é solicitado pelo médico e realizado exclusivamente pelo enfermeiro. Assim, competem ao técnico de enfermagem os cuidados referentes à manutenção, ao monitoramento do débito e à retirada do cateter.[14]

As indicações para o cateterismo vesical são: monitorar rigorosamente o débito urinário; aliviar a obstrução aguda ou crônica da via urinária inferior; garantir a eliminação urinária no pós-operatório; coletar exames; esvaziar bexiga em disfunção (bexiga neurogênica); e controlar a incontinência urinária e perdas involuntárias.[5] Por se tratar de um procedimento invasivo e com risco de infecção do trato urinário e/ou traumas vesical e uretral, sua indicação deve ser cautelosa.[15]

O cateterismo vesical pode ser classificado em:

- Cateterismo de alívio ou intermitente: cateter tipo simples (lúmen único – Figura 13.7A), com o objetivo de esvaziar a bexiga uma única vez;[5,7]
- Cateterismo de demora: cateter tipo Foley (duplo ou triplo lúmen – Figura 13.7B), com um balonete que, quando insuflado, permite que o cateter permaneça no paciente (Figura 13.7C), mantendo a drenagem contínua da urina, em um sistema coletor fechado (sem contato com o ar).[5,7]

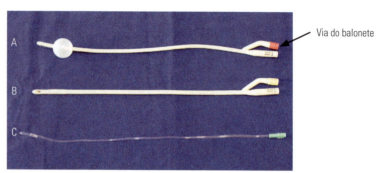

Figura 13.7. A. Cateter Foley com balonete insuflado. B. Cateter Foley. C. Cateter vesical do tipo simples.
Fonte: Arquivo das autoras.

A maioria dos adultos com cateter vesical de demora utiliza os tamanhos 14 a 16 Fr, a fim de minimizar o traumatismo uretral e o risco de infecção. Cateteres de diâmetros maiores podem ser necessários em circunstâncias especiais, como após uma cirurgia urológica. Para lactentes, são indicados os cateteres n. 5 ou 6 Fr e para crianças, n. 8 a 10 Fr.[5,7]

Cuidados

- Siga o protocolo institucional de troca do cateter em caso de uso prolongado. Em geral, a troca não é realizada de rotina;
- Atente-se para que o sistema cateter-coletor não seja desconectado;
- Mantenha o sistema coletor abaixo do nível da bexiga do paciente, mesmo quando deitado;
- Fixe o cateter com fita microporosa na **face interna da coxa, em mulheres**, e na face superior da coxa (próximo à virilha), ou na **região suprapúbica, em homens** (Figura 13.8), deixando uma folga para evitar a tração.[5,7,14,15] Não coloque o adesivo sobre pelos; se necessário, faça a tricotomia no local;
- Esvazie o coletor quando atingir dois terços (2/3) da sua capacidade ou, no mínimo, a cada 8 horas, conforme rotina institucional;[5]
- Mantenha o sistema livre de obstruções e dobras, que possam impedir a drenagem da urina;
- Atenção: clampear o sistema coletor apenas em caso de preparo para coleta de urina e na movimentação do paciente que requeira elevar o sistema;

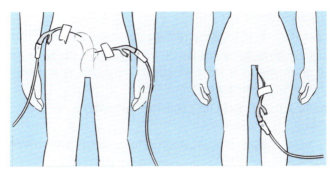

Figura 13.8. Fixação do cateter vesical de demora em homem e mulher.
Fonte: Ilustrada Loiane Garcia Daniel.

- Realize a higiene íntima cuidadosamente na rotina do banho e após eliminações fisiológicas (ver Capítulo 4);[15]
- Realize a limpeza do cateter em, aproximadamente, 10 cm de sua extensão, do meato para a parte distal;[5]
- Observe e anote a cada plantão: débito urinário, coloração, presença de grumos e odor;[5]
- Higienize a extensão e a bolsa coletora com álcool a 70%, diariamente;
- Monitore a ingesta hídrica do paciente, as alterações de temperatura corporal, as queixas de dor abdominal, ardor ou desconforto no local da inserção.[5]

Para obter uma amostra para exames, puncione a extensão lateral do coletor com a técnica asséptica (ver Capítulo 12).

Retirada do cateter vesical de demora

A retirada do cateter pode ser indicada após o término de uma ação terapêutica ou para a troca do cateter, em caso de uso crônico.

Certifique-se de que o balonete foi totalmente esvaziado.

- **Material**
  - Luvas de procedimento, máscara, óculos protetores e demais EPI, de acordo com a precaução adotada;
  - Seringa de 20 mL;
  - Gazes não estéreis ou compressa;
  - Gaze úmida com água para retirar o adesivo de fixação.

• Procedimento

- Confirme a indicação para a retirada do cateter na prescrição médica;
- Posicione o paciente em decúbito dorsal ou posição litotômica no caso de mulheres (pernas afastadas e fletidas, pés suspensos em perneiras ou apoiados no leito);
- Garanta a privacidade do paciente, fechando a porta e colocando biombos;
- Remova o adesivo da fixação do cateter, com gaze umedecida em água;
- Insira a seringa na via do balonete e aspire o conteúdo até esvaziá-lo;

Atenção: cada cateter dispõe de um volume para o preenchimento do balonete, indicado pelo fabricante, na própria sonda. Dessa forma, remova todo o volume, evitando traumatismo uretral.

- Aproxime as gazes não estéreis do meato uretral e puxe o cateter delicadamente;
- Descarte o material em lixo apropriado;
- Oriente o paciente a comunicar sua primeira micção espontânea e sobre a possibilidade de disúria, polaciúria e retenção urinária. Observe e comunique alteração na coloração da urina e presença de dor;
- Compute o volume de urina da bolsa coletora; despreze-a no expurgo;
- Retire as luvas, higienize as mãos; retire os óculos e a máscara;
- Higienize as mãos e anote o procedimento no prontuário;
- Após 3 a 4 horas da retirada, atente-se para a presença de distensão na região suprapúbica por retenção.

Cuidados de enfermagem com a lavagem intestinal

A lavagem intestinal, ou **enteroclisma**, consiste em introduzir uma solução no reto e no cólon sigmoide do paciente por meio de uma sonda, provocando estímulos dos movimentos peristálticos, com a finalidade de remover as fezes.[5]

A peristalse pode ser induzida por soluções medicamentosas (p. ex., soluções hipertônicas ou hiperosmolares, que criam um gradiente de concentração, atraindo líquido para dentro do intestino) ou não medicamentosas, que têm efeito devido ao grande volume de solução instilada no reto, como o soro fisiológico. As soluções mais usadas são as glicerinadas, cuja base é o glicerol, que tem ação emoliente e umectante nas fezes.[16]

Em adultos, a introdução de 500 a 1.000 mL de soluções caracteriza o enteroclisma; volumes entre 50 e 500 mL denominam-se **enema ou**

clister. Em Pediatria, o volume a ser administrado varia de acordo com o peso e o tamanho da criança.

A lavagem intestinal é prescrita pelo médico, sendo indicada para constipação, remoção de melena (fezes com sangue) ou enterorragia (hemorragia intestinal), e preparo do cólon para procedimentos cirúrgicos ou exames.

Material

Observe a presença de distensão abdominal e queixa de dor. Comunique o enfermeiro antes de preparar o material.

- Bandeja limpa;
- Luvas de procedimento, máscara, óculos de proteção e avental impermeável;
- Solução conforme prescrição médica, equipo e suporte de soro;
- Sonda retal de tamanho apropriado (adultos: 22-30 Fr; crianças: 6-18 Fr);
- Lubrificante;
- Gazes não estéreis;
- Saco plástico ou cuba para depositar o cateter após o uso;
- Comadre; papel higiênico ou material para asseio perineal no leito;
- Lençol e forro impermeável para a cama.

Procedimento

A lavagem ou o enema são procedimentos desconfortáveis e, algumas vezes, constrangedores para o paciente, mesmo para aqueles muito pequenos. Assim, dê atenção para a posição e a privacidade da pessoa, oriente o acompanhante a permanecer ao seu lado e a auxiliá-lo e procure agir com naturalidade. Siga as etapas descritas:

- Higienize as mãos; confira a prescrição médica e prepare a identificação do frasco;
- Reúna os materiais na bandeja e leve-os até o leito;
- Prepare a solução, acople o equipo e retire o ar da extensão;
- Confira a identificação do paciente com os dados do bracelete e explique o procedimento. Em crianças pré-escolares e escolares, recomenda-se a estratégia do brinquedo terapêutico;
- Coloque a solução no suporte de soro a 40 cm ou mais, acima do nível do paciente;
- Higienize as mãos e coloque os EPI;

- Conecte a sonda retal na extremidade do equipo e retire o ar com a solução;
- Forre a cama com o impermeável e acomode o paciente em posição de Sims (ver Capítulo 5), pois ela permite que a solução flua a favor da gravidade, ao longo da curvatura natural do cólon sigmoide e do reto, facilitando a retenção da solução;
- Cubra o paciente com lençol e deixe a comadre próxima;
- Lubrifique a ponta sonda (6 a 8 cm); afaste as nádegas do paciente com a mão não dominante, para visualizar o ânus;
- Segure a ponta da sonda com a mão dominante e introduza de 7 a 10 cm (em adultos e adolescentes) no reto, sem forçar, direcionando-a para a região umbilical do paciente (em lactentes, 2,5 cm; em crianças, 5 cm). Peça para o paciente expirar, simultaneamente, pois isso promove o relaxamento do esfíncter retal externo;[5,7]
- Inicie a infusão da solução, gota a gota, de acordo com a prescrição e a tolerância ao procedimento;
- Reduza a velocidade de infusão em caso de cólicas ou desconfortos abdominais;
- Segure o cateter durante o tratamento, se o volume a ser infundido for pequeno, ou fixe-o na nádega;
- Explique sobre a sensação de distensão abdominal e oriente o paciente a reter a solução pelo maior tempo possível, a fim de otimizar o efeito; recomenda-se aproximar as nádegas para reter o líquido, especialmente em bebês, crianças e naqueles pacientes que não conseguem seguir as orientações;
- Observe as reações e as queixas do paciente; interrompa a infusão em caso de dor intensa ou sangramentos;
- Após o término da infusão, pince o equipo, retire a sonda com o auxílio do papel higiênico ou papel-toalha e acomode-a no saco de lixo ou cuba;
- Auxilie o paciente a ir ao banheiro ou a usar a comadre no leito. Coloque fraldas nos bebês e nas crianças pequenas, ou nos pacientes sem mobilidade;
- Observe as características do retorno: quantidade, cor, aspecto;
- Auxilie ou realize a higiene íntima;
- Encaminhe o material para o expurgo;
- Retire as luvas, higienize as mãos e retire os óculos, a máscara e o avental; higienize as mãos novamente;
- Registre o procedimento e as características do conteúdo intestinal.

Cuidados com estomas

Estomas, ou **estomias**, são aberturas cirúrgicas realizadas sob anestesia para efetuar a comunicação entre uma parte do corpo e o meio externo. Esse tratamento tem por finalidade permitir a manutenção das funções fisiológicas comprometidas por diferentes condições de saúde, destacando-se as neoplasias, os traumas, as doenças inflamatórias e infecciosas e as doenças neurológicas.[5] Podem ser classificados quanto à **função** e à **duração** (Quadro 13.2).[17-19] Os estomas intestinais podem ser realizados em diferentes segmentos (Figura 13.9). Embora objetivem garantir uma melhor qualidade de vida, causam grande impacto sobre a pessoa e família. Assim, toda a equipe de saúde precisa se envolver no cuidado aos pacientes estomizados, desde a indicação médica.

Antes da realização de estomas:

- Confirme com o enfermeiro se o paciente e o acompanhante foram orientados; esclareça o paciente sobre dúvidas gerais, como horário previsto para a cirurgia, posição, bolsa coletora e curativo;
- Observe a necessidade de jejum e outros cuidados pré-operatórios: preparo do cólon através de enteroclisma, tricotomia da região, higiene corporal com uso de antissépticos, retirada de próteses dentárias e adornos, antibioticoprofilaxia, entre outros.

Após a confecção do estoma:

- Monitore o paciente até a completa recuperação do procedimento anestésico-cirúrgico: nível de consciência, sinais vitais (incluindo a saturação de O_2), jejum oral, infusão de líquidos intravenosos;
- Observe queixas álgicas, aplique a escala de dor, conforme a rotina da instituição e administre o analgésico prescrito;
- Observe e comunique ao enfermeiro a presença de sangramento, drenagem, hiperemia e edema extenso no estoma. É comum o surgimento de edema e pequeno sangramento nos primeiros dias;
- Observe episódio de distensão abdominal e questione o paciente sobre a eliminação de flatos;[17]
- Verifique a fixação da bolsa coletora e o aspecto do efluente drenado. Recém-nascidos e lactentes não podem usar o coletor no pós-operatório imediato, e o estoma estará protegido por gazes.[7] Observe o curativo e comunique ao enfermeiro se houver extravasamento.

Quadro 13.2. Classificação dos estomas

Quanto à função ou ao tipo

Estomas para eliminação: exteriorização de uma parte do sistema digestório ou urinário	Intestinais: desviam o conteúdo intestinal para o meio externo	Colostomias: localizadas no cólon ascendente, transverso, descendente ou sigmoide. Os efluentes variam de acordo com a porção exteriorizada: semilíquido no cólon ascendente, pastoso no cólon descendente e sólido no sigmoide; pH de alcalino a neutro. Flatos presentes Ileostomia: exterioriza uma porção do íleo. Localizada no quadrante inferior direito da parede abdominal. O efluente fecal é semilíquido ou pastoso e pH alcalino e a frequência de eliminação é maior que nas colostomias (cerca de 30 minutos após a ingestão de alimentos). Flatos nem sempre presentes
	Urinários: drenam a urina fora do sistema urinário	Nefrostomia ou pielostomia: derivadas diretamente dos rins Ureterostomia: exterioriza um dos ureteres Cistostomia e vesicostomia: derivadas da bexiga
Estomas para alimentação: abertura na parede abdominal por meio de um cateter próprio ou adaptado (sonda tipo Foley ou Pezzer)	Gástricos ou intestinais	Gastrostomia: acesso ao estômago Jejunostomia: abertura na porção proximal do jejuno
Estoma para respiração: abertura na via respiratória; requer a colocação de um dispositivo rígido	Traqueais	Traqueostomia: abertura na traqueia por meio de uma cânula metálica ou plástica, com balonete

Quanto à duração ou à temporalidade

- **Definitivos:** realizados para substituir a função de um órgão ou parte dele de modo permanente
- **Temporários:** exercerão a função de uma estrutura durante o tratamento, que pode ser restabelecida posteriormente

Fonte: Elaborado por Aspásia Basile G. Souza e autoras; Mota e Oliveira AC, 2019; Coren-SP CAT n. 032/2010; Diniz et al. 2016.[15,16,17]

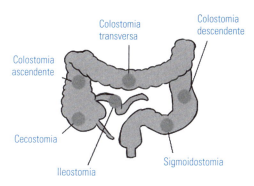

Figura 13.9. Localização das estomias intestinais.
Fonte: Ilustrada por Loiane Garcia Daniel.

Cuidados com o estoma e autocuidado

Os cuidados com o estoma variam de acordo com o tipo e a localização, embora algumas ações, descritas adiante, sejam comuns a todos. A estomia respiratória do tipo traqueostomia foi abordada anteriormente.

Vale ressaltar que, para um atendimento adequado, o técnico de enfermagem precisa ser capacitado pelos gestores segundo os protocolos instituídos pela equipe especializada e pela Comissão de Controle de Infecção Hospitalar (CCIH).

Estomas para eliminação

Os **estomas intestinais** são acondicionados em sistema ou equipamento coletor de efluentes, que consiste em **bolsa coletora e placa adesiva**, as quais protegem a pele do contato e funcionam como uma barreira contra o odor, mantendo o paciente limpo e seco.

A bolsa coletora deve proporcionar a coleta de forma segura, discreta e confortável. Pode ser do tipo **fechada**, para troca frequente, e **drenável**, com uma abertura inferior, ambas nos tamanhos neonatal, pediátrico e adulto.

Já os **estomas urinários** necessitam de **bolsas coletoras drenáveis**, com **válvula antirrefluxo** para impedir o retorno da urina para o estoma, e válvula de drenagem. Estão disponíveis em vários modelos: equipamento coletor de uma peça, com base adesiva sintética e recortável, acoplada à bolsa coletora, com fechamento por velcro ou clipe; equipamento coletor de duas peças, com uma placa base plana recortável adesiva, separada da bolsa coletora, que são conectadas por meio do flange ou aro, com acoplamento de encaixe ou acoplamento autoadesivo. O sistema de duas peças facilita a limpeza do ostoma e do sistema coletor.[5,17,18]

É recomendável usar um sistema coletor transparente, e cortado conforme o tamanho do estoma, sem comprimi-lo, que cubra a **pele periestomal** e permita a visibilidade de todo o conteúdo.

A troca da placa adesiva representa um dos cuidados da equipe com os estomas intestinais e urinários, que deve ser ensinada ao paciente e ao acompanhante. Crianças e familiares podem ser treinados com o brinquedo terapêutico.

• Material

- Bandeja limpa;
- Luvas de procedimento; máscara, óculos de proteção e demais EPI recomendados de acordo com a precaução adotada;
- Placa adesiva e bolsa coletora;
- Pinça para fechar a bolsa;
- Medidor do estoma e tesoura com ponta arredondada;
- Água e sabão para higiene;
- Gazes ou compressas.

• Procedimento

Observe vazamentos na bolsa e a aderência da placa à pele. O adesivo deve ser trocado a cada 4 a 7 dias, ou quando observado o ponto de saturação da placa adesiva (a resina muda de cor). Os pelos ao redor do estoma devem ser aparados.

- Higienize as mãos e reúna o material;
- Coloque um biombo, se necessário, e confirme a identificação do paciente com os dados do bracelete;
- Higienize as mãos e coloque os EPI;
- Posicione o paciente conforme a localização do estoma;
- Observe a quantidade de efluente e **esvazie a bolsa** quando estiver com mais de 1/3 da sua capacidade, evitando que o peso excessivo descole a placa. Para o esvaziamento, abra o clipe ou o fechamento tipo velcro integrado e drene o conteúdo para um recipiente; se necessário, quantifique o efluente. Em domicílio, o paciente e cuidador podem desprezar o efluente diretamente no vaso sanitário;
- Troque o dispositivo como descrito no Quadro 13.3. Pode-se fazer a troca no banho, pois nessa situação é mais fácil descolar o adesivo sem danificar a pele;

Quadro 13.3. Sequência de cuidados para troca da bolsa coletora

Coloque uma gaze sobre o estoma durante toda a troca, caso haja saída de efluente Remova a parte adesiva da pele delicadamente, umedecendo a região, se necessário, ou usando lenço removedor	
Higienize o estoma e a pele periestomal com água e sabonete neutro ou soro fisiológico, sem esfregar; seque-a, completamente	
Confirme o diâmetro do estoma com um medidor ou gabarito nas primeiras 6 semanas, até que adquira o tamanho definitivo Marque a medida do molde na parte posterior da placa e corte no mesmo diâmetro Aplique protetor cutâneo ou barreiras protetoras da pele periestomal (em pó que absorve a umidade, pasta ou placa). Não use hidratantes para não dificultar a aderência	
Coloque a placa adesiva com cuidado sobre o estoma e cole bem o adesivo, pressionando-o contra a pele, em movimento circular ou de dentro para fora até vedar	
Acople a bolsa coletora fechada, de modo que fique inclinada para baixo, em direção aos joelhos Dobre a abertura da bolsa ao redor da pinça e feche	

Fonte: Elaborado pelas autoras; ilustrações por Loiane Garcia Daniel.

- Lactentes com colostomia, que não fazem uso de bolsa coletora, necessitam de proteção na pele periestomal com creme de barreira (óxido de zinco e/ou Stomahesive®). O uso de fralda um pouco maior que o habitual também pode ajudar a conter o efluente, nesses casos;[7]
- Observe as reações do paciente durante a manipulação do estoma e do sistema coletor;
- Utilize tesoura com ponta romba para aparar os pelos (não utilize barbeadores ou lâminas).

Como algumas complicações podem ocorrer nos estomas,[17,19] observe e comunique a presença de: alterações na pele periestomal pelo contato com efluentes, que causam ardor, prurido, eritema e fissuras; maceração da pele ao redor, devido ao contato com os efluentes, por má aderência da placa ou vazamentos; necrose parcial ou total em decorrência da isquemia do estoma; prolapso (exteriorização); retração (desabamento da alça).

Existem alguns acessórios que podem ser úteis na manutenção dos estomas de eliminação, como: cinto elástico com encaixes que se adaptam às hastes da bolsa coletora; filtro de carvão que diminui os gases retidos; polímeros de acrílico colocados dentro da bolsa e para transformar o líquido em gel semissólido, facilitando o esvaziamento e reduzindo o risco de infiltração e, consequentemente, o descolamento da placa.

Estomas para alimentação

A manipulação dos estomas para alimentação é feita por um profissional, cuidador ou próprio paciente treinados por enfermeiro e nutricionista.

Antes de administrar a dieta e os medicamentos pelo estoma, confirme a prescrição médica, higienize as mãos e reúna o material. Em seguida:

- Confirme a identificação, oriente o paciente e acompanhante e eleve a cabeceira a 45°;
- Higienize as mãos e calce as luvas de procedimento e demais EPI;
- Analise o óstio do estoma e o número demarcado no cateter para iniciar a administração;
- Verifique se há resíduo gástrico, aspirando o conteúdo com uma seringa. Comunique alterações de volume (segundo o protocolo institucional) e anote-as;
- Administre a dieta lentamente, de preferência por **bomba infusora** para garantir o fluxo desejado;

- Observe a presença de extravasamento ao redor do cateter;
- Mantenha a fixação do cateter e cuidado para não o tracionar;
- Troque o curativo pericateter diariamente, de forma asséptica, com solução fisiológica a 0,9% e gaze; ou mantenha ocluído com adesivo estéril por até 7 dias;
- Avalie a pele periestomal, buscando sinais de irritação ou infecção;
- Mantenha a pele ao redor limpa, seca e íntegra. Confirme com o enfermeiro a necessidade de medicamentos tópicos ou protetores mecânicos para manter a integridade da pele;[5]
- Rotacione o cateter diariamente, no sentido horário e anti-horário de maneira delicada, quando prescrito (dependendo da técnica cirúrgica);
- Lave o sistema com água, conforme prescrição, após infusão de dieta e medicamentos;
- Mantenha a cabeceira elevada a 30° ou mais após a infusão por, no mínimo, 20 minutos;
- Observe a aceitação e a absorção da dieta durante a infusão: no caso de ocorrência de distensão, náuseas, vômitos, diarreia, constipação, queixa ou fácies de dor, interrompa a infusão e comunique ao enfermeiro;
- Oriente o paciente ou faça higiene oral 3 vezes ao dia, para evitar colonização da orofaringe.

Cuidados com a tricotomia

Tricotomia é o procedimento de retirada dos pelos de determinada região do corpo. Pode ter finalidade estética (p. ex., tricotomia facial) ou ser indicada como **preparo para exame e cirurgia** ou para facilitar a aderência dos curativos pós-operatórios à pele, no ambiente hospitalar.[20]

Para a remoção dos pelos em procedimentos diagnósticos ou terapêuticos, considere a sua quantidade, o local da incisão ou do exame, o tipo de intervenção e a conduta do cirurgião, evitando interferências na incisão, fixação do campo cirúrgico e da placa ou almofada de aterramento. Caso necessária, a tricotomia deve ser **realizada imediatamente antes da cirurgia**, pois essa medida reduz o risco de infecção do sítio cirúrgico.[20]

Material
- Tricotomizador elétrico, de preferência, pois reduz o risco de microlesões na pele, ou lâmina comum;

- Fita adesiva (se tricotomizador elétrico);
- Recipiente com água;
- Sabonete líquido;
- Gazes não estéreis e toalha (se lâmina comum);
- Luvas de procedimento e demais EPI recomendados.

Procedimento

Cicatrizes, verrugas, erupções e outras condições devem ser avaliadas e documentadas antes do preparo da pele e requerem maior cuidado durante a tricotomia.

- Confirme a área a ser **tricotomizada** com o enfermeiro ou na prescrição médica;
- Higienize as mãos e separe o material em uma bandeja limpa;
- Confira a identificação e oriente o paciente e o acompanhante sobre o procedimento e sua necessidade;
- Calce as luvas de procedimento;
- Posicione o paciente e mantenha a sua privacidade, expondo apenas a região a ser depilada;
- Apare os pelos, caso estejam longos;
- Se utilizar o tricotomizador elétrico: adapte a lâmina descartável ao aparelho, estire a pele, e mantenha o tricotomizador com inclinação de 15 a 30° em relação à pele, sem exercer pressão; remova os pelos pressionando a fita adesiva na pele;
- Se utilizar a lâmina comum: molhe as gazes na água e ensaboe o local; estire a pele e passe a lâmina no sentido do crescimento dos pelos, com ângulo de 15 a 30°, sem exercer pressão;
- Evite repassar a lâmina em uma mesma área, para não causar traumatismos, pois aumentam o **risco de infecção**;
- Enxágue o local com gaze embebida na água para visualizar o local;
- Encaminhe o paciente para o banho ou realize a higiene corporal com sabonete ou solução antisséptico;
- Reavalie a área e observe se houve alguma **escoriação**; comunique o enfermeiro;
- Organize a unidade e descarte a lâmina na caixa de perfurocortantes;
- Retire as luvas, higienize as mãos, retire os outros EPI, se for o caso, e anote o procedimento no prontuário.

Cuidados com aplicação de calor e frio

A aplicação de calor e frio ou **termoterapia** é um tratamento não farmacológico que cria diferentes respostas fisiológicas locais e sistêmicas.

O **calor** melhora o fluxo sanguíneo local, pela vasodilatação, promove a oferta de nutrientes e a remoção de resíduos, diminuindo a congestão venosa. Além disso, reduz a viscosidade do sangue e a tensão muscular, aumenta o metabolismo tecidual e a permeabilidade dos vascular.[5,7,21] Seu uso é contraindicado em casos de febre, hemorragia, trauma musculoesquelético (primeiras 24 horas), trombose, neoplasia e em feridas abertas, uma vez que tecidos subcutâneos e vísceras são sensíveis às variações de temperatura e não apresentam receptores de temperatura e dor.

O **frio** causa vasoconstrição, o que diminui o fluxo sanguíneo, a formação de hematoma, edema e reação inflamatória, reduz a dor e o metabolismo celular, aumenta a viscosidade do sangue e promove a coagulação, e diminui a tensão muscular.[5,7,21] Seu uso é contraindicado em hipotermia, feridas abertas, infecções, doença imunológica, hipotireoidismo, cardiopatia, neoplasia etc.

Tanto o calor quanto o frio podem ser administrados de modo úmido ou seco, como descrito a seguir:

- Calor úmido: sob a forma de **compressas quentes**, **cataplasma** ou **emplasto** (substância sólida sobre a pele para aquecer). Reduzem o ressecamento da pele e são de fácil adaptação ao corpo, quando aplicados em compressa. No entanto, a exposição prolongada pode causar a maceração da pele e aumentar o risco de queimaduras por condução do calor pela umidade;
- Frio úmido: sob a forma de compressas frias;
- Calor seco: uso de **bolsa de borracha, bolsa elétrica e raios infravermelhos**. Menor risco de queimadura, não causam maceração da pele e retêm a temperatura por mais tempo. No entanto, aumentam a perda de líquidos corporais com a sudorese e o ressecamento da pele, além de não penetrarem em tecidos profundos;
- Frio seco: uso do bolsa de borracha.

Material

- Bandeja limpa e luvas de procedimento e demais EPI de acordo com a precaução adotada;
- Jarro com água quente ou gelada (acrescente gelo, se necessário), de acordo com a indicação;

- Bacia;
- Compressa ou bolsa de borracha (térmica) no tamanho e no formato adequados à área;
- Impermeável;
- Forro de pano (toalha, compressa grande, fronha);
- Compressa e álcool a 70% para desinfecção.

Procedimento

Redobre a atenção ao aplicar termoterapia em crianças, idosos e pacientes com deficiência neurológica ou cognitiva, pelo **risco de queimaduras** e redução da sensibilidade à dor. Mantenha **vigilância constante** da pele no caso de pacientes com alteração do nível de consciência, doença vascular ou traumatismo raquimedular, pois podem ter a sensibilidade térmica comprometida. Siga as etapas:

- Confira a prescrição médica ou de enfermagem;
- Higienize as mãos e reúna o material em bandeja limpa;
- Confira a identificação e oriente o paciente e o acompanhante;
- Apoie a jarra com água quente ou gelada, na mesa de cabeceira, previamente limpa com álcool a 70%;
- Ao aplicar a compressa: coloque um forro impermeável ou uma toalha no local de aplicação, umedeça a compressa na bacia, torça para retirar o excesso e aplique sobre o local desejado; repita a ação durante o tempo indicado; seque o local com toalha ou compressa limpa após o tratamento;
- Ao aplicar a bolsa de água quente ou de gelo: inspecione as condições da bolsa e da tampa de vedação; preencha com água na temperatura indicada até 2/3 de sua capacidade; retire o ar comprimindo as laterais da bolsa antes de fechá-la; seque a parte externa; verifique se não há vazamentos; envolva a bolsa com o tecido e aplique sobre o local indicado, no tempo prescrito;
- Observe as reações do paciente e **monitore a pele** a cada 10 a 15 minutos. Atente-se para manchas na pele, eritema, palidez ou coloração azulada e queixas de adormecimento e ardor;
- Ao término do procedimento, seque a pele e encaminhe o material; lave e seque a bolsa térmica;
- Higienize as mãos, retire as luvas e registre no prontuário a aplicação, o tempo, eventuais intercorrências e os resultados obtidos.

Considerações finais

Os cuidados do técnico e do auxiliar de enfermagem com os procedimentos especiais devem seguir os princípios descritos, mas recomenda-se que o profissional esteja sempre alinhado com o protocolo adotado em cada instituição.

Importante destacar que, mesmo naqueles procedimentos realizados exclusivamente pelo médico ou enfermeiro, cabem ao colaborador de nível técnico preparar os materiais, organizar o espaço físico, posicionar o paciente e assistir o profissional durante a sua execução.

Referências bibliográficas

1. Araújo S, Araújo IEM. Ressuscitação cardiopulmonar: I. Suporte Básico de Vida. In: Dragosavac D, Araújo S. Protocolos de condutas em terapia intensiva. v. 1. São Paulo: Atheneu; 2014. p. 259-67.

2. American Heart Association (AHA). Destaques das Diretrizes de RPC e ACE. 2020. [acesso 10 dez. 2020]. Disponível em: https://cpr.heart.org/-/media/cpr-files/cpr-gui-delines-files/highlights/hghlghts_2020eccguidelines_portuguese.pdf.

3. Bernoche C, Timerman S, Polastri TF, Giannetti NS, Siqueira AWS, Piscopo A, et al. Atualização da Diretriz de Ressuscitação Cardiopulmonar e Cuidados Cardiovasculares de Emergência da Sociedade Brasileira de Cardiologia – 2019. Arq Bras Cardiol [Internet]. 2019 set;113(3):449-663 [acesso 10 dez. 2020]. Disponível em: http://www.scielo.br/pdf/abc/v113n3/0066-782X-abc-113-03-0449.pdf.

4. Associação de Medicina Intensiva Brasileira (AMIB). Orientações sobre o manuseio do paciente com pneumonia e insuficiência respiratória devido a infecção pelo Coronavírus (SARS-CoV-2). 2020. [acesso 10 dez. 2020]. Disponível em: https://www.amib.org.br/fileadmin/user_upload/amib/2020/marco/20/1_Orientacoes_sobre_o_manuseio_do_paciente_com_pneumonia_e_insuficiencia_respiratoria_devido_a_infeccao_pelo_Coronavirus_ai.pdf.

5. Potter PA, Perry AG, Stockert PA, Hall AM. Fundamentos de enfermagem. Trad. Adilson Dias Salles, et al. 9. ed. Rio de Janeiro: Elsevier; 2018.

6. Conselho Federal de Enfermagem (Cofen). Resolução Cofen n. 0557/2017: Normatiza a atuação da equipe de enfermagem no procedimento de aspiração de vias aéreas. [acesso 19 dez. 2020]. Disponível em: http://www.cofen.gov.br/resolucao-cofen--no-05572017_54939.html.

7. Hockenberry MJ, Wilson D. Wong: Fundamentos de enfermagem pediátrica. Trad. Nascimento MIC. 9. ed. Rio de Janeiro: Elsevier; 2014.

8. Associação de Medicina Intensiva Brasileira. Diretrizes Brasileiras de Ventilação Mecânica. São Paulo: AMIB; 2013.

9. Conselho Regional de Enfermagem de São Paulo (Coren-SP). Câmara Técnica. Orientação Fundamentada n. 112/2014. Fixação da cânula orotraqueal. [acesso 19 dez. 2020]. Disponível em: https://portal.coren-sp.gov.br/sites/default/files/Orienta%C3%A7%C3%A3o%20Fundamentada%20-%20112.pdf.

10. Venuta F, Diso D, Anile M, Rendina EA, Onorati I. Chest tubes: Generalities. Thorac Surg Clin. 2017;27(1):1-5 [acesso 19 dez. 2020]. Disponível em: http://dx.doi.org/10.1016/j.thorsurg.2016.08.0011547-4127/17/Ó2016.

11. Millar FR, Hillman T. Managing chest drains on medical wards. BMJ. 2018; 363:k4639.
12. Cipriano FG, Dessote LU. Drenagem Pleural. Medicina (Ribeirão Preto). 2011; 44(1):70-8.
13. Conselho Regional de Enfermagem de São Paulo (COREN-SP). Recomendações para boas práticas: dreno de tórax. 2011 [acesso em 19 dez. 2020]. Disponível em: https://portal.coren-sp.gov.br/recomendacoes-para-boas-praticas/.
14. Conselho Federal de Enfermagem (COFEN). Resolução n. 450 de 11 de dezembro de 2013. Normatiza o procedimento de sondagem vesical no âmbito do sistema COFEN/Conselhos Regionais de Enfermagem [acesso em 19 dez. 2020]. Disponível em: http://www.cofen.gov.br/resolucao-cofen-no-04502013-4_23266.html.
15. Mota EC, Oliveira AC. Prevenção de infecção do trato urinário associada ao cateter: Qual o gap na prática clínica? Texto & Contexto Enfermagem 2019;(28):e20180050 [acesso em 20 dez. 2020]. Disponível em: http://www.scielo.br/pdf/tce/v28/pt_1980-265X-tce-28-e20180050.pdf.
16. Conselho Regional de Enfermagem de São Paulo (Coren-SP). Parecer Coren-SP CAT n. 032/2010: Lavagem Intestinal [acesso 20 dez. 2020]. Disponível em: https://portal.coren-sp.gov.br/wp-content/uploads/2013/07/parecer_coren_sp_2010_32.pdf.
17. Diniz IV, Campos MGCA, Brito KKG. Assistência de enfermagem nas estomias de eliminação. In: Campos MGCA, Sousa ATO, Vasconcelos JMB, Lucena SAP, Gomes SKA. Feridas complexas e estomias: aspectos preventivos e manejo clínico. João Pessoa: Ideia; 2016. p. 367-93.
18. Brasil. Ministério da Saúde. Secretaria de Atenção à Saúde. Portaria SAS/MS n. 400 de 16 de novembro de 2009 sobre Diretrizes Nacionais para a Atenção à Saúde das Pessoas Ostomizadas no Âmbito do Sistema Único de Saúde – SUS [online]. Brasília (DF): Ministério da Saúde. [acesso em 20 dez. 2020]. Disponível em: http://bvsms.saude.gov.br/bvs/saudelegis/sas/2009/prt0400_16_11_2009.html.
19. Ministério da Saúde. Secretaria de Atenção Especializada em Saúde. Departamento de Atenção Especializada e Temática. Coordenação-Geral de Saúde da Pessoa com Deficiência. Guia de Atenção à Saúde da Pessoa com Estomia. Brasília: Ministério da Saúde. [acesso em 20 dez. 2020]. Disponível em: https://portalarquivos2.saude.gov.br/images/pdf/2019/julho/26/GUIA-ESTOMIA-Consulta-Publiaca-05-06-2019.pdf.
20. Agência Nacional de Vigilância Sanitária (ANVISA). Medidas de Prevenção de Infecção Relacionada à Assistência à Saúde. Brasília: Anvisa; 2017.
21. Araújo IM, Leitão TC, Ventura PL. Estudo comparativo da eficiência do calor e frio no tratamento da dismenorreia primária. Rev Dor São Paulo. 2010;11(3):218-21.

Testes

1. Com relação à PCR em ambiente hospitalar, assinale "V", se verdadeiro, ou "F", se falso:

   I. A sequência do atendimento deve ser iniciada pela compressão torácica, independentemente da chegada do médico.

   II. Na presença de uma via aérea avançada, a relação entre compreensão-ventilação deve ser de 30:2.

   III. Deve-se despender o tempo que for necessário avaliando a pressão arterial, nos diversos vasos do corpo humano, para se ter certeza dos valores.

   IV. Uma via venosa só deve ser providenciada caso o médico prescreva algum medicamento.

   V. O sinal mais confiável de uma PCR é a ausência de pulso.

   São verdadeiras as afirmativas:

   A) I e V.

   B) II, III, IV e V.

   C) II e IV.

   D) I e IV.

   E) IV e V.

2. Durante a aspiração nasofaríngea, alguns cuidados previnem o desconforto do paciente. Desse modo, é recomendado:

   A) Introduzir o cateter quantas vezes forem necessárias para aspiração de toda a secreção.

   B) Aplicar mais força ao movimento de inserção, para vencer qualquer obstrução.

   C) Utilizar solução lubrificante na ponta do cateter.

   D) Aplicar a succão desde a introdução do cateter na cavidade nasal.

   E) Optar pelo cateter mais calibroso, com a finalidade de aspirar com maior facilidade.

3. A troca de fixação da cânula endotraqueal representa um dos cuidados com a via aérea artificial. Sobre esse procedimento, relacione os itens de acordo com justificativas de cada cuidado.

I. Verificar altura da cânula endotraqueal.

II. Realizar o procedimento em dois profissionais.

III. Manter a cânula centralizada na região labial.

IV. Não desinsuflar o balonete da cânula.

( ) Diminuir o risco de lesão na comissura labial e de lesão por pressão na traqueia pelo balonete.

( ) Evitar aspiração de secreções da cavidade oral.

( ) Garantir estabilidade da cânula e não permitir mobilização inadequada.

( ) Evitar intubação seletiva ou extubação acidental.

4. Sobre os cuidados de enfermagem com o dreno de tórax, analise cada afirmativa como verdadeira ou falsa e dê como resposta a soma das alternativas corretas:

(2) Para mobilizar pacientes com dreno de tórax, deve-se clampear a extensão do dreno próximo ao tórax e manter o frasco abaixo do ponto de inserção de drenagem.

(4) É preciso realizar o curativo da inserção do dreno diariamente, mantendo-o ocluído.

(8) Deve-se manter o frasco de drenagem com haste de drenagem imersa em um selo d'água de 2 cm.

(16) Em caso de pneumotórax, ocorre a drenagem de conteúdo hemorrágico.

(32) Durante a permanência do dreno de tórax, é preciso observar se há oscilação do líquido no tubo de drenagem, quantificar e descrever as características do conteúdo drenado.

5. Analise as sentenças sobre cateterismo vesical como verdadeiras (V) ou falsas (F):

( ) A fixação da sonda vesical de demora deve ser somente na face interna da coxa, em ambos os sexos.

( ) A bolsa coletora de urina deve ser desprezada quando atingir 2/3 da capacidade.

( ) É preciso manter o sistema coletor abaixo do nível da bexiga.

( ) Deve-se coletar exames de urina por meio da desconexão entre cateter e sistema coletor.

( ) É preciso realizar higiene íntima durante o banho e após eliminações fisiológicas, para prevenir infecções do trato urinário.

6. A lavagem intestinal é utilizada para facilitar a eliminação fecal. A respeito desse procedimento, assinale a alternativa incorreta:

A) Para garantir a introdução segura do cateter, o paciente deve ser colocado em posição de Sims.

B) O procedimento é denominado enema ou clister quando a quantidade da solução utilizada for superior a 500 mL.

C) Recomenda-se que o paciente retenha a solução pelo maior tempo possível.

D) É preciso lubrificar a sonda retal antes da sua inserção para proporcionar conforto.

E) Somente se deve retirar a sonda em caso de resistência durante a introdução.

7. A colostomia é um estoma feito no cólon com a finalidade de eliminar as fezes. Sobre a colostomia, é incorreto afirmar que:

A) Uma das metas no cuidado é manter a integridade da pele ao redor do estoma.

B) A retração do estoma é uma das complicações que podem ocorrer.

C) A colostomia deve ser mantida com bolsa coletora.

D) Os efluentes devem ser eliminados da bolsa quando atingirem 1/3 da capacidade.

E) É preciso anotar o aspecto do efluente, que é mais ácido e líquido em colostomias descendentes do que em ileostomias.

8. Alguns cuidados são importantes na tricotomia dos pacientes. A esse respeito, assinale a alternativa que apresenta um cuidado incorreto.

A) Usar preferencialmente um tricotomizador elétrico, para maior segurança.

B) Fazer a tricotomia no sentido contrário de crescimentos dos pelos, caso se utilize lâmina comum.

C) Manter a pele esticada, durante todo o procedimento.

D) Realizar a tricotomia o mais próximo possível do procedimento cirúrgico.

E) Não pressionar o tricotomizador contra a pele, para evitar microlesões.

9. A aplicação de calor e frio constitui um dos tratamentos mais antigos. Analise as afirmativas a seguir:

I. O uso de calor é contraindicado nos casos de traumatismo, porque aumenta o edema.

II. O calor seco é um relaxante muscular e favorece a sedação.

III. As aplicações quentes são utilizadas para relaxar os tecidos, facilitar a supuração, aliviar a congestão e diminuir a circulação do local onde é aplicada.

IV A aplicação de frio, logo após os traumatismos (entorses, contusões, distensões musculares etc.) previne o edema e diminui as reações inflamatórias.

V. A bolsa de água deve estar com sua capacidade total preenchida, para ser aplicada no local lesionado.

Estão corretas:

A) Todas.

B) II, III, IV e V.

C) II, III e IV.

D) I, II e IV.

E) I, II e III.

Respostas

1. A.
2. C.
3. III, IV, II, I.
4. 4 + 8 + 32 = 44.
5. F, V, V, F, V.
6. B.
7. E.
8. B.
9. D.

Morte, Luto e Preparo do Corpo

Capítulo 14

Aspásia Basile Gesteira Souza

Ao entrarem na arena do Coliseu, os gladiadores saudavam o imperador:

Morituri te salutant – Os que vão morrer te saúdam.

Introdução

A morte é incontestável e, ao mesmo tempo, um mistério incompreensível. Ao longo dos séculos, o homem, ao se deparar com a própria finitude, criou rituais e práticas religiosas para aliviar seus medos e, para que, de alguma forma, pudesse explicá-la.[1-3]

Na tradição ocidental, até meados do século XX, **a morte ocorria na casa** das pessoas e fazia parte do cotidiano da comunidade. A família e os amigos permaneciam ao lado da pessoa que estava morrendo, despediam-se dela, ouviam seus últimos desejos. O velório do corpo por horas e horas, na sala ou no quarto, e a presença de religiosos e carpideiras – mulheres profissionais do pranto e do luto, citadas desde o Velho Testamento – sucumbiram a ritos sociais "modernos", especialmente nas grandes cidades ocidentais. Rituais até então considerados seculares foram esvaziados de sentimentos e significados.

A morte transformou-se em **tabu**, um tema a ser evitado entre os adultos e proibido para as crianças. As pessoas passaram a percebê-la como um evento ameaçador e incômodo, o que resultou no **isolamento dos moribundos**,[2] que passaram a morrer em solidão. Os hospitais começam, pouco a pouco, a ocupar o lugar da casa, tornando-se uma referência para onde as pessoas são levadas para morrer, longe dos olhos daqueles que fizeram parte de sua vida.

Isso resultou, na prática, em **rituais cada vez mais rápidos**, mais caros, mais impessoais. Os profissionais de enfermagem passam a cuidar do corpo morto. Ao mesmo tempo, a família ocupa menos espaço, reduzindo o tempo para a elaboração de seu luto e para a compreensão daquele evento como parte do fechamento de um ciclo.[1,3]

Neste capítulo, serão abordadas as práticas para o preparo do corpo de adultos, destacando algumas especificidades referentes às crianças e a rituais religiosos, que poderiam influenciar no procedimento. Com a pandemia pelo novo coronavírus, decretada pela Organização Mundial da Saúde (OMS), os cuidados com as pessoas mortas pela COVID-19 (*Coronavirus disease 2019*) no ambiente hospitalar, também foram incluídos.

Legislação

A legislação brasileira determina que as instituições de saúde estabeleçam políticas e protocolos compatíveis com as leis estaduais e municipais no que se refere ao cuidado, ao fluxo e ao destino do corpo após a constatação da morte. Os procedimentos são regulamentados pela Agência Nacional de Vigilância Sanitária (Anvisa).[4]

No caso de morte encefálica, é importante lembrar que o **Serviço de Captação de Órgãos** será notificado e que o preparo será realizado, no caso de recusa da doação pela família, pela equipe da instituição.

Quando não há necessidade de necropsia, compete aos profissionais dos estabelecimentos de saúde realizar a higienização do cadáver, que consiste nos procedimentos de **limpeza do corpo e tamponamento dos orifícios corporais**, discutidos adiante. Algumas famílias podem optar pela realização da **tanatopraxia**, que se refere ao emprego de técnicas que visam à conservação do corpo, como o embalsamamento, a reconstrução de suas partes e o embelezamento (necromaquiagem), sendo realizados apenas por médicos e técnicos especializados (tanatopraxistas).[1,4,5]

O Conselho Federal de Enfermagem (Cofen), em sua Resolução n. 564/2017, determina no **Código de Ética dos Profissionais de Enfermagem** que a equipe deve respeitar a dignidade e os direitos da pessoa humana em toda a sua essência, sem discriminação de qualquer natureza e, em seu art. 43, delibera como um dos deveres: "Respeitar o pudor, a privacidade e a intimidade do ser humano, em todo seu ciclo vital, inclusive nas situações de morte e pós-morte". Para respeitar esses valores, a assistência deve estar comprometida com a competência técnica e com os preceitos éticos, que são estendidos à família.[1,6]

A **atuação dos técnicos e auxiliares** de Enfermagem tem amparo no Decreto n. 94.406, de 08 de junho de 1987, regulamentador da Lei n. 7.498, de 25 de junho de 1986, que dispõe sobre o exercício profissional em seus artigos 10° e 11°, que destacam as respectivas atribuições nas atividades de nível médio e a participação nos **procedimentos pós-morte**.[7]

Declaração de óbito

O preenchimento da declaração (atestado) de óbito (DO) é um **ato médico** e varia de acordo com o tipo de morte (Quadro 14.1), assim como o preparo do corpo.[8,9]

Quadro 14.1. Emissão da declaração de óbito e preparo do corpo, de acordo com o tipo de óbito		
Tipo de óbito	**Emissão da declaração de óbito**	**Preparo do corpo**
Causas naturais com assistência médica e causa conhecida	Médico do paciente ou plantonista que constatou o óbito	Enfermagem
Causas naturais com assistência médica e causa mal definida	Necropsia Médico do SVO	Equipe do SVO
Causas naturais sem assistência médica	Necropsia Médico do SVO (em localidades sem SVO: médico do serviço mais próximo)	Equipe do SVO
Causas externas: homicídios, suicídios, acidentes, eventos de intenção ignorada	Necropsia obrigatória Médico-legista do IML	Equipe do IML
Óbito fetal	Somente para fetos com ≥ 20 semanas de gestação ou peso ≥ 500 g ou comprimento ≥ 25 cm Médico que assistiu ao parto ou médico do SVO, nos casos suspeitos	Enfermagem Equipe do SVO
Nascidos vivos, independentemente do tempo decorrido até o óbito	Médico que assistiu ao parto preenche a DN e, depois, a DO	Enfermagem
Em domicílio: causa natural	Médico que prestava assistência Médico do SVO (paciente sem acompanhamento)	Família/funerária Equipe do SVO
Em domicílio: suspeita de causa externa	Necropsia obrigatória Médico do IML	Equipe do IML

SVO: Serviço de Verificação de Óbito; IML: Instituto Médico-Legal; DN: Declaração de Nascido; DO: Declaração de Óbito.

Fonte: Elaborado pela autora.

Nos casos de **morte natural**, o enfermeiro providencia a cópia do formulário e a documentação pessoal do paciente morto, preferencialmente com foto, tipo registro geral (RG), necessária para evitar erros de identificação.

Quando ocorre um óbito por **causas externas,** que compreende os casos de **morte suspeita ou morte violenta**, o corpo não poderá ser manipulado e a declaração será emitida pelo **Serviço de Verificação de Óbito (SVO)** ou pelo **Instituto Médico-Legal (IML)**, respectivamente.

A partir de 1976, o Ministério da Saúde tem implantado um modelo único de DO, como documento-base do Sistema de Informações sobre Mortalidade (SIM), composto por vias autocopiativas e numeradas, a saber: 1ª via – branca, encaminhada para a Secretaria da Saúde; **2ª via – amarela, entregue à família** para providenciar o sepultamento, 3ª via – rosa, arquivada na unidade de saúde ou órgão emissor.[8,9]

Cuidados com o corpo após a morte

Dentro de poucas horas após o óbito, o corpo sofrerá inúmeras alterações físicas,[10,11] como:

- Esfriamento do cadáver (*algor mortis*), que corresponde à perda de calor por convecção, condução, irradiação e evaporação, em média de 1,0°C a 1,5°C por hora, igualando-se à temperatura do ambiente até a 24ª hora após a morte;
- Manchas de hipóstase (*livor mortis*), que são placas de cor variável, vermelho-arroxeadas, dependendo da *causa mortis*, que surgem 30 minutos depois, tornando-se evidentes entre a 2ª e a 3ª hora, nas áreas mais baixas do corpo; não aparecem nas regiões sob pressão e passam a ser fixas decorridas de 6 a 15 horas, em 50% dos casos;
- Rigidez cadavérica (*rigor mortis*), em virtude do processo de contratura muscular que se inicia na 1ª hora do óbito e se generaliza entre 2 e 3 horas depois; atinge inicialmente a mandíbula, o pescoço, o tórax e os membros superiores, alcançando todo o corpo entre 5 e 8 horas e desaparecendo lentamente depois de 15 horas, quando, então, se instalam os fenômenos destrutivos, de putrefação corporal.

A presença desses fenômenos exige cuidados imediatos com o corpo morto, para evitar danos nos tecidos e desfigurações.

O preparo do corpo pode ser considerado um dos procedimentos mais difíceis da assistência de enfermagem, tendo em vista o envolvimento emocional exigido.

Técnicos e auxiliares de enfermagem relatam **desconforto e tristeza** no momento da morte e do preparo do corpo e criam estratégias e **meca-**

nismos de defesa para enfrentá-lo, como negação, afastamento emocional, racionalização e naturalização da morte, e foco no cumprimento das rotinas. Além disso, muitos trabalhadores referem se incomodar com o estereótipo social que lhes impõem a falsa imagem de pessoas "frias", alheias ao sofrimento e à morte.[12,13]

Independentemente das experiências anteriores e da crença religiosa, o profissional deve executar o procedimento de maneira ética, respeitosa, seguindo os **protocolos de biossegurança e a rotina determinada pela instituição**, abstendo-se de comentários sobre o corpo e de comportamentos incompatíveis com a situação, procurando manter a voz em tom baixo, tocar o corpo como se vivo estivesse e jamais utilizar termos vulgares, que coisificam o corpo da pessoa morta, como: "fazer o pacote", "embrulhar o defunto", "preparar o presunto".

Lembre-se de que métodos alternativos para o preparo, como o denominado "tamponamento egípcio", que utiliza gotas de vela sobre a região umbilical, não têm comprovação científica e não são recomendados pelos órgãos regulatórios.[14]

Atente-se para o fato de que alguns procedimentos, como a limpeza do corpo, o tamponamento e a necropsia, **não são aceitos em algumas religiões**, como no judaísmo e no islamismo.[1]

No caso de a família ser liberada para visitação ao corpo, providencie uma cadeira e fique atento para qualquer alteração clínica do(s) acompanhante(s). Informe o enfermeiro se houver solicitação de algum objeto de recordação, como mechas de cabelos, clipe umbilical, pulseira de identificação, placa de identificação etc., e atenda às demandas da família autorizadas pela instituição, facilitando a realização de rituais, o acesso ao corpo antes de ser higienizado e outras necessidades que se fizerem presentes.

Objetivos

- Preparar o corpo para ser entregue à família;
- Manter o corpo limpo;
- Preservar a aparência natural do corpo;
- Posicionar o corpo adequadamente, antes do enrijecimento;
- Evitar a eliminação de gases, odores fétidos, sangue e secreções;
- Preparar o corpo para o funeral;
- Proteger os colaboradores dos fluidos e excrementos corporais;
- Identificar o corpo de maneira apropriada para o transporte para o necrotério (morgue), velório, cemitério, SVO, IML.

Material

A lista de material necessário para o procedimento pode ser dividida em:[1,12,14-17]

- Material geral:
  - Duas etiquetas de identificação ou pulseira;
  - Maca de transporte, sem colchão;
  - Biombo, se necessário;
  - Saco para transporte de roupa suja, tipo *hamper*; saco de lixo hospitalar para infectantes;
  - Conjunto para aspiração (vácuo, frasco, extensão, manômetro, cateter n. 8-12);
  - Envelope para a guarda de objetos do paciente.
- Equipamentos de proteção individual (EPI):
  - Dois pares de luvas de procedimento, para cada profissional;
  - Gorro (recomendado);
  - Óculos de proteção ou protetor facial (*face shield*);
  - Máscara cirúrgica;
  - Avental de mangas longas descartável; avental impermeável (recomendável).
- Higiene:
  - Bacia e jarro com água;
  - Sabão líquido ou degermante (aproximadamente 50 mL);
  - Toalha; compressas não estéreis ou luva de banho;
  - Duas espátulas; pente do paciente;
  - Fralda descartável, de acordo com a necessidade, sendo obrigatória para bebês e crianças.
- Tamponamento:
  - Bandeja ou carrinho limpos;
  - Material para envolver o corpo, conforme o protocolo da instituição: avental e lençol, ou dois lençóis, ou um lençol e um saco mortuário (de plástico ou tecido);
  - Dez unidades de gazes (não estéreis), aproximadamente;
  - Algodão seco (o equivalente a meio rolo, dividido em chumaços ou em bolas);
  - Pinça longa, tipo Cheron, descartável;
  - Tesoura; lâmina de bisturi (para retirar pontos, se for o caso);

- Seringa de 10 a 20 mL, para desinflar os balonetes de cânulas e sondas;
- Seringa de 1 mL ou pinça (opcional), para tamponar orifícios pequenos;
- Fita adesiva, tipo crepe, em tiras grandes; esparadrapo;
- Três unidades de ataduras de crepom.

Preparo do corpo

A **comunicação do óbito** para um familiar é realizada pessoalmente, pelo **médico ou enfermeiro**[18] da unidade. A causa da morte é esclarecida pelo médico. Caso o acompanhante não esteja presente na unidade de saúde, é de responsabilidade do enfermeiro ou assistente social contatar a família e solicitar a sua presença, sem, contudo, informar o óbito por telefone ou por mensagem.

Lembre-se de que existem **funções privativas do enfermeiro**, no que se refere à morte, e que devem ser de seu conhecimento: conferir os dados da declaração de óbito; checar com a família se há rituais religiosos a serem observados; notificar o óbito ao Serviço Social, à secretaria da unidade e ao setor de internação; entregar a via amarela da declaração de óbito para a família; acionar a equipe de cirurgia se o paciente portar marca-passo cardíaco ou outro dispositivo implantado, principalmente nos casos de cremação.

Recomenda-se que os procedimentos com o corpo e as providências administrativas sejam protocolados pela instituição, definindo, assim, as condutas, as atribuições de cada profissional e os setores envolvidos, respeitando a legislação vigente.

Confirme com o enfermeiro se o preparo está liberado, se há restrições e se os familiares visitarão o paciente morto antes do procedimento.

Prepare o corpo em dupla, para prestar uma assistência rápida e segura.

Muita atenção ao conferir a identificação. Leia o nome completo, o registro geral, a data de nascimento e o nome da mãe. Cuidado com homônimos ou semelhantes.

As etapas para o preparo do corpo podem ser adaptadas, conforme a necessidade, as normas institucionais e, também, o material disponível. Em geral, adota-se esta sequência:[1,12,14-17]

- Preencha a etiqueta de identificação, com letra legível, com os dados do prontuário: nome completo, enfermaria e leito, número do registro hospitalar e do cartão nacional de saúde (CNA) – se for o caso –, data de nascimento, número do cadastro de pessoa física (CPF), nome da mãe, data e hora do óbito, e assinatura do profissional;

- Higienize as mãos e separe todo o material em carrinho, de preferência, ou em bandeja;
- Coloque o gorro, a máscara, os óculos; calce as luvas de procedimento, o avental descartável (e o impermeável);
- Feche a porta do quarto ou do *box* de atendimento ou providencie um espaço privado para o corpo, com uso de um biombo, para manter a privacidade;
- Confira os dados de identificação que constam na pulseira;
- Aproxime o carrinho com o material ou coloque a bandeja sobre a mesa de cabeceira;
- Desligue todos os equipamentos que ainda estiverem conectados ao paciente;
- Retire o travesseiro, os coxins, a colcha, o lençol de cima, a roupa do paciente e solte o lençol de baixo, desprezando-os em saco apropriado, tipo *hamper* hospitalar;
- Mantenha o corpo em posição dorsal, com a cabeceira levemente elevada a 15 a 20°, para evitar a descoração, o acúmulo de sangue e o edema na face;
- Mantenha a pulseira de identificação;
- Retire todos os adornos e órteses (aparelho dental, óculos, prendedores de cabelo, anéis, brincos, *piercing*, aparelhos auditivos etc.) e acondicione-os em envelope identificado. Após o preparo, entregue os pertences ao enfermeiro para protocolo e guarda, a fim de evitar extravios até a sua devolução ao familiar responsável;
- Em seguida, retire eletrodos e o sensor do oxímetro; solte os pontos de fixação e remova sondas, cateteres e drenos, ocluindo o local de inserção com curativo compressivo com gaze e esparadrapo, se necessário. Não os remova se for necessária uma necropsia. Desinfle o balonete e retire a sonda vesical;
- Aspire as vias aéreas e retire os tubos traqueais com cuidado, para evitar a formação de aerossóis;
- Despreze os cateteres e demais dispositivos em lixo para infectantes;

Atenção: qualquer cateter que tiver sido implantado cirurgicamente deverá ser retirado pelo médico e, caso não seja possível e/ou autorizada a retirada de cateteres e sondas, coloque grampos ou pinças para vedação do fluxo, prendendo-os com esparadrapo, junto ao corpo.

- Higienize os olhos e feche as pálpebras superiores, antes do início do enrijecimento corporal; se necessário, coloque gaze ou algodão úmido sobre elas, ou uma tira fina de fita adesiva;

- Aspire a orofaringe e higienize a cavidade oral. Coloque a prótese dentária, após limpeza, se for o caso;
- Proceda à higiene corporal, conforme a necessidade;
- Realize o tamponamento dos orifícios corporais: ouvidos, nariz, orofaringe, ânus, ostomias e vagina, quando indicado, delicadamente, com pequenos chumaços ou bolas de algodão seco e com o auxílio de pinça, espátula ou seringa de 1 mL, atentando-se para que não fiquem aparentes. O tamponamento da cavidade vaginal não se aplica a crianças, adolescentes, mulheres virgens, judias e muçulmanas, ou a pedido da família. Nesses casos, deve-se colocar um compressa na região perineal ou fralda. O mesmo para o ânus ou conforme o protocolo da instituição;
- Garroteie o pênis, levemente, com gaze;

Atenção: exceto nos casos de necropsia ou cremação, se a família desejar a permanência de algum objeto no corpo, como correntes e *piercing*, cobri-lo com atadura crepe ou adesivo hipoalergênico para evitar perdas e escoriações.

- Feche a boca e reposicione e sustente a mandíbula, utilizando fita ou atadura do queixo até o topo da cabeça (Figura 14.2); essa etapa pode ser realizada antes do banho. No recém-nascido (RN) e em crianças pequenas, pode-se fazer uso de uma fita adesiva, cortada em "V", fixada do queixo até as bochechas;
- Vista o cadáver com a roupa trazida pela família, nesse momento ou depois que o corpo estiver no necrotério;
- Mantenha os braços fletidos, sobre o tórax e os pés unidos; amarre os punhos e tornozelos (Figura 14.1) com atadura de crepom ou esparadrapo;

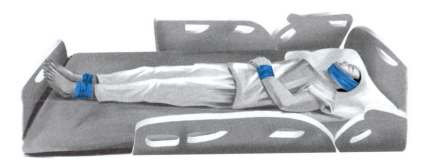

Figura 14.1. Fixação de mandíbula, braços e pés.

- Arrume os cabelos;
- Vire o corpo para a lateral, higienize o corpo e troque o lençol; retorne o corpo para o decúbito dorsal;
- Envolva o cadáver com o lençol de baixo, fechando as laterais, a parte dos pés e da cabeça, fixando com fita adesiva (Figura 14.2), ou vista o avental, conforme o protocolo. Outra opção seria forrar a maca, sem colchão, transferir o corpo e envolvê-lo da mesma forma ou, ainda, acondicioná-lo em saco tipo mortalha. Recém-nascidos e crianças pequenas podem ser vestidos e envoltos em um lençol dobrado;

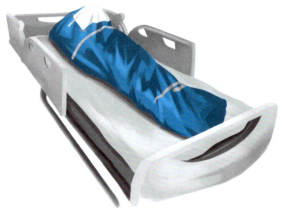

Figura 14.2. Corpo envolto com lençol sobre a maca.

- Fixe as identificações, conforme a rotina da instituição: uma na pele (tórax, tornozelo ou punho) e outra sobre o lençol ou mortalha, à altura do tórax. Mantenha a pulseira de identificação, se for o caso;
- Cubra o corpo com um lençol limpo;
- Retire o lixo do quarto e encaminhe os materiais para o local e recipientes adequados (perfurocortantes, lixo comum, lixo infectante);
- Retire a paramentação, tomando cuidado para não contaminar sua pele e suas roupas (ver Capítulo 2); higienize as mãos;
- Troque as luvas, se for encaminhar o corpo;
- Avise o enfermeiro sobre o término do procedimento, intercorrências, drenos e objetos que permaneceram no corpo;
- Solicite ao serviço de zeladoria o encaminhamento do corpo ao morgue, ou a entrega para o serviço funerário (velório), SVO e IML,

pois o corpo que se encontra no necrotério está sob a responsabilidade da instituição, e não da equipe.[12] Encaminhe a documentação necessária para o transporte do corpo;

- Acione o elevador antes de retirar o corpo da unidade, evitando que permaneça nos corredores e que possa causar constrangimento a outros pacientes e visitantes;
- Higienize os óculos e o protetor facial; higienize as mãos;
- Comunique o serviço de higienização para a limpeza terminal do quarto.

A maca para o transporte de cadáver deve ser de uso exclusivo e sem o colchão. Em caso de utilização por outros pacientes, desinfetá-la com álcool a 70% ou solução clorada a 0,5 a 1%.

Em seguida, **registre no prontuário**: manobras de reanimação realizadas; horário da constatação do óbito e nome do médico; horário do início e término do preparo do corpo e os procedimentos realizados: retirada de cateteres, drenos e equipamentos; limpeza, tamponamento, colocação de próteses, curativos, vestimenta, identificação do corpo; marcas, tatuagens e cicatrizes identificadas; pertences encaminhados com o corpo ou guardados na unidade; objetos devolvidos para os familiares, mencionando seu nome e parentesco; horário do encaminhamento do corpo ao necrotério, IML ou SVO, se for o caso. Carimbe e assine as anotações e entregue o prontuário à secretária ou ao enfermeiro da unidade.

Durante o procedimento, alguns imprevistos exigem uma ação imediata do profissional. No caso de queda do corpo, recoloque-o na maca, verifique se houve rompimento da pele, cubra com curativo e realinhe o corpo, se necessário. Se houver extravasamento de líquidos corporais, refaça o tamponamento ou os curativos, troque a roupa e reposicione o corpo.

Cuidados com o corpo no contexto da COVID-19

No caso de manipular corpos de pessoas pós óbito com suspeita ou confirmação da doença respiratória aguda grave causada pelo novo coronavírus humano SARS-Cov-2 (**COVID-19**), o preparo é similar ao dos demais cadáveres, com algumas adaptações, como o uso de dois sacos ou bolsas plásticas para embalar o corpo no próprio local de ocorrência do óbito.[19]

É importante destacar que esse coronavírus pode sobreviver por até 9 dias em superfícies inanimadas, como metal, vidro, plástico e aço inoxidável,[20] motivo pelo qual a limpeza de superfícies ambientais é essencial.

Os princípios das precauções-padrão e para transmissão por contato, gotículas e aerossóis devem continuar sendo aplicados no manuseio do corpo, embora o risco de transmissão seja, geralmente, menor do que em pessoas ainda vivas.[19-21]

Durante os cuidados com o cadáver, somente devem estar presentes os profissionais estritamente necessários para o procedimento, que precisam estar devidamente paramentados com todos os EPI: gorro; **avental impermeável** de mangas longas; óculos de proteção ou protetor facial (*face shield*); **máscara PFF2 (peça facial filtrante tipo 2) ou N95**, pelo risco de produção de aerossóis ao realizar a extubação, manipular a via aérea ou coletar uma amostra de secreção respiratória; calçado fechado e impermeável; luvas descartáveis do tipo nitrílica, para manipular e acondicionar o corpo nos sacos plásticos.[19-21] Em seguida:

- Higienize as mãos e vista os EPI, nesta ordem: avental ou capote; máscara N95/PFF2 ou similar; gorro ou touca; óculos de proteção ou protetor facial; higienize as mãos novamente; luvas descartáveis;

- Remova os tubos, drenos e cateteres, tendo cuidado especial com os dispositivos intravenosos e tubo endotraqueal; acondicione-os em saco de lixo infectante;

- Descarte imediatamente qualquer material perfurocortante em recipientes apropriados;

- Não aspire as vias aéreas, para evitar a produção de partículas;

- Remova com papel-toalha, gazes ou compressas as secreções que estão presentes nos orifícios naturais (oral, nasal e retal);[19]

- Limpe as narinas e a cavidade oral com gaze ou compressa embebida em álcool a 70%;[21]

- Faça um curativo nos orifícios de drenagem, feridas e nas inserções de punções com gaze e uma cobertura impermeável;

- Faça a higienização e o tamponamento do corpo o mais rapidamente possível;

- Diminua, ao máximo, a movimentação do corpo e a mudança de decúbito, evitando a formação de gases ou o extravasamento de fluidos;

- Não use jatos de ar comprimido ou de água para limpeza do corpo ou do ambiente, para não gerar aerossóis e respingos;[19]

- Identifique adequadamente o corpo conforme protocolo institucional, preferencialmente com uma tira de fita adesiva colada sobre a testa, em posição invertida,[21] para facilitar a leitura sem a necessidade de descobrir o rosto, contendo todos os dados do paciente;

- Envelope o corpo com o lençol;

- Acondicione o corpo em **dois sacos impermeáveis, resistentes e não biodegradáveis**;
- Desinfete a superfície do saco externo com álcool a 70% ou solução clorada a 0,5 a 1%;[19-21]
- Identifique o saco externo de transporte com outra etiqueta contendo os dados do paciente e com uma tira de esparadrapo com a informação relativa a risco biológico: "**COVID-19 – agente biológico classe de risco 3**";[19]
- Transfira o corpo para a maca exclusiva de transporte de cadáveres (ou compartilhada desinfetando-a antes e após o uso);
- Retire os EPI nesta ordem: luvas e avental ou capote, enrolando-os, de modo que a parte externa não toque suas mãos e roupas (ver Capítulo 2); higiene as mãos; óculos ou protetor facial; gorro ou touca; higienize novamente as mãos; por último a máscara tocando apenas no elástico; higienize as mãos. Descarte-os no saco de lixo infectante;
- Solicite a transferência do cadáver para o necrotério e comunique o serviço de higienização para desinfecção do quarto.

Em instituições de saúde, os pertences do paciente devem ser manuseados com cuidado e descartados no local como lixo infectante, claramente identificados.[19,20]

De acordo com a instituição, o reconhecimento é feito por foto ou é permitida a entrada de um familiar ou responsável no necrotério, respeitando a distância de 2 m.

Procedimentos de tanatopraxia não são indicados.

Considerações finais

A equipe de Enfermagem cuida do ser humano em todo o seu ciclo de vida e, mesmo na morte, zela pelo corpo do paciente com os mesmos preceitos éticos prestados quando em vida.

Cuidar do morto com dignidade coloca o técnico e o auxiliar de enfermagem em outro patamar: o das pessoas benevolentes, capazes de sentir compaixão, que receberam a confiança da sociedade de cumprir, com honra, seu dever.

O preparo do corpo não é tarefa fácil e exige uma grande mobilização física e emocional do profissional. Por isso, peça ajuda quando sentir que seus limites estão sendo ultrapassados e busque as formas de suporte oferecidas pela instituição para acolher suas demandas e dificuldades, sejam elas sentimentais ou que favoreçam as condições de trabalho.

Referências bibliográficas

1. Vasquez RCY, de Sá AC, Souza ABG. Preparo do corpo pós-morte em crianças e adolescentes. In: Manual prático de enfermagem pediátrica. São Paulo: Atheneu; 2017.
2. Elias N. A Solidão dos moribundos. Trad. Plínio Dentzien Jorge. Rio de Janeiro: Zahar; 2001.
3. Ariès P. História da morte no ocidente. São Paulo: Unesp; 2014.
4. Agência Nacional de Vigilância Sanitária (Anvisa). Referência técnica para o funcionamento de estabelecimentos funerários e congêneres. Brasília: Anvisa; 2009.
5. Secretaria da Saúde do Estado de São Paulo. Centro de Vigilância Sanitária (CVS). Resolução SS-28. Aprova Norma Técnica que disciplina os serviços de necrotério, serviço de necropsia, serviço de somatoconservação de cadáveres, velório, cemitério e as atividades de exumação, cremação e transladação, e dá outras providências. Diário Oficial do Estado. n. 56, de 26/03/13; Seção 1, p.33 [acesso 04 nov. 2020]. Disponível em: http://www.cvs.saude.sp.gov.br/legis.asp?te_codigo=46&as_codigo=143&origem=gt.
6. Conselho Federal de Enfermagem (Cofen). Resolução n. 564/2017. Aprova o novo Código de Ética dos Profissionais de Enfermagem [acesso 04 nov. 2020]. Disponível em: http://www.cofen.gov.br/resolucao-cofen-no-5642017_59145.html.
7. Conselho Federal de Enfermagem (Cofen). Decreto n. 94.406/87. Regulamenta a Lei n. 7.498, de 25 de junho de 1986, que dispõe sobre o exercício da Enfermagem, e dá outras providências. [acesso 08 nov. 2020]. Disponível em: http://www.cofen.gov.br/decreto-n-9440687_4173.html.
8. Brasil. Ministério da Saúde. Secretaria de Vigilância em Saúde. Departamento de Análise de Situação de Saúde. Manual de Instruções para o preenchimento da Declaração de Óbito/Ministério da Saúde, Secretaria de Vigilância em Saúde, Departamento de Análise de Situação de Saúde. Brasília: Ministério da Saúde; 2011. 54 p.: il. (Série A. Normas e Manuais Técnicos).
9. Laurenti R, Jorge MHPM. O atestado de óbito. Conselho Regional de Medicina do Estado de São Paulo (CREMESP). 2015 [acesso 08 nov. 2020]. Disponível em: https://www.cremesp.org.br/pdfs/atestado_de_obito.pdf.
10. Dolinak D, Matshes E, Lew EO. Forensic Pathology. Principles and practice. Burlington: Elsevier, 2005.
11. Sakuma SM. Unificação e Padronização do Calendário Tanatológico [dissertação de mestrado]. Piracicaba: Faculdade de Odontologia da Universidade Estadual de Campinas (Unicamp); 2015.
12. Conselho Regional de Enfermagem de São Paulo (Coren-SP). Câmara Técnica. Orientação técnica fundamentada n. 21/2014. Revisada em fevereiro/2017. Cuidados com o corpo no pós-morte. São Paulo: Coren; 2014.
13. Shimizu HE. Como os trabalhadores de enfermagem enfrentam o processo de morrer. Rev Bras Enfermagem. 2007 [acesso 10 dez. 2020];60(3):257-62. Disponível em: http://www.scielo.br/pdf/reben/v60n3/a02.pdf.
14. Conselho Regional de Enfermagem de São Paulo (Coren-SP). Parecer GAB n. 061/2011. Preparo do corpo pós-morte utilizando o método da vela (tamponamento egípcio) [acesso 18 dez 2020]. Disponível em: http://portal.coren-sp.gov.br/sites/default/files/parecer_coren_sp_2011_61.pdf.
15. Chaves S, Paz A, Novello E. Cuidado do corpo pós-morte. Procedimento operacional padrão de Enfermagem. Hospital Universitário Pedro Ernesto da Universidade Estadual do Rio de Janeiro (UERJ). 2014 [acesso 14 dez. 2019]. Disponível em: http://www.hupe.uerj.br/hupe/Administracao/AD_coordenacao/AD_Coorden_public/POP%20

CDC.%20055.%20CUIDADO%20COM%20O%20CORPO%20P%C3%93S-%20 MORTE.pdf.

16. Potter PA. Fundamentos de Enfermagem/Potter PA, Perry AG. Trad. Adilson Dias Salles et al. 9. ed. Rio de Janeiro: Elsevier; 2017.

17. Faraco MM. Cuidados pós-morte. Procedimento Operacional Padrão. Hospital Universitário da Universidade Federal de Santa Catarina. 2018 [acesso 10 nov. 2020]. Disponível em: http://www.hu.ufsc.br/pops/pop-externo/download?id=303.

18. Conselho Regional de Enfermagem de São Paulo (Coren-SP). Parecer 003/2016. Câmara Técnica. Processo n. 1221/2016. Ementa: Competência do Enfermeiro na comunicação de óbito do paciente [acesso 10 nov 2020]. Disponível em: https://portal. coren-sp.gov.br/sites/default/files/Parecer%20003.2016%20ENF%20comunicar%20 %C3%B3bito.pdf.

19. Brasil. Ministério da Saúde. Manejo de corpos no contexto da doença causada pelo coronavírus SARS-CoV-2 – COVID-19. Secretaria de Vigilância em Saúde Departamento de Análise em Saúde e Vigilância de Doenças não Transmissíveis. 2. ed. Brasília, nov./2020 [acesso 22 dez. 2020]. Disponível em: https://www.gov.br/saude/pt-br/media/pdf/2020/dezembro/15-1/af_manejo-corpos-covid_2ed_27nov20_isbn.pdf.

20. Hospital das Clínicas da Faculdade de Medicina de Ribeirão Preto da Universidade de São Paulo. Departamento de Atenção à Saúde e Comissão de Infecções Hospitalares do HC-FMRP-USP. Cuidados pós-óbito de pacientes com suspeita ou confirmação de SARS-CoV-2. 2020 [acesso 22 dez. 2020]. Disponível em: https://site.hcrp.usp.br/covid/saude-cuidados-pos-obito.php.

21. Universidade Federal do Rio Grande do Norte (UFRN) e Ministério da Educação (Brasil). Maternidade Escola Januário Cicco (MEJC). Preparação do corpo após óbito por COVID-19. Vídeo. 2020 [acesso 20 dez. 2020]. Disponível em: http://www2.ebserh. gov.br/web/mejc-ufrn/noticia-destaque/-/asset_publisher/mUhqpXBVQ6gZ/content/ id/5371052/2020-06-video-auxilia-na-capacitacao-de-profissionais-de-enfermagem.

Testes

1. O Sr. J.C., 75 anos, foi admitido no pronto-socorro de um hospital-geral acompanhado pela esposa. O paciente já havia sido internado na instituição no mês anterior. Durante o atendimento médico, apresentou parada cardiorrespiratória. Foram realizadas as manobras de ressuscitação, com massagem cardíaca, intubação e medicamentos intravenosos, por 15 minutos, sem sucesso. O óbito foi constatado às 12h20 minutos. Você:

   A) Confirma com o enfermeiro se o preparo do corpo está liberado.

   B) Desliga e desconecta o ventilador e os monitores e faz o tamponamento de cavidades.

   C) Solicita ajuda a um colega e inicia a higienização do corpo.

   D) Solicita um documento original do paciente para a família.

   E) Não toma nenhuma atitude, pois o óbito ocorreu no final do plantão.

2. O tamponamento é realizado nas seguintes situações:

   A) Cadáveres encaminhados ao IML.

   B) Quando o médico emitir a declaração de óbito.

   C) Em adultos e adolescentes.

   D) Nos casos em que não houver contraindicações.

   E) Nenhuma das alternativas anteriores.

3. Os equipamentos de proteção individual de uso obrigatório no preparo do corpo que não estava em isolamento são:

   _____ .

4. São cuidados importantes ao preparar o corpo da pessoa morta com diagnóstico ou suspeita de COVID-19, exceto:

A) Usar paramentação completa, incluindo avental impermeável e óculos de proteção.

B) Desprezar todos os dispositivos e materiais em saco de lixo infectante.

C) Entregar os pertences do paciente para a família em saco de plástico vedado e identificado.

D) Colocar o corpo embalado dentro de dois sacos plásticos não biodegradáveis.

E) Identificar o lado externo do corpo embalado com os dizeres: "COVID-19 – agente biológico classe de risco 3".

5. Encontre no caça-palavras os cuidados realizados pelo auxiliar e técnico em enfermagem no preparo do corpo pós-morte:

P	O	R	T	U	Á	H	M	I	A	T	T
R	U	V	E	S	T	I	R	W	D	A	R
I	Q	U	E	R	O	G	Q	J	M	U	A
V	Z	X	Y	H	C	I	U	P	K	N	C
A	G	B	V	T	U	E	O	F	Q	I	I
C	Ç	Ã	O	D	R	N	D	L	U	R	F
I	S	O	J	F	A	E	J	W	A	P	I
D	Z	U	O	M	T	Ç	Ã	O	S	U	T
A	P	G	E	M	I	S	Ã	O	K	N	N
D	X	N	B	U	V	E	D	L	N	H	E
E	T	Á	F	P	O	R	C	U	D	O	D
O	C	L	U	I	R	O	L	H	O	S	I

Respostas

1. A.
2. D.
3. Luvas, gorro, óculos, máscara, avental, avental impermeável (recomendado).
4. C.
5.

P	O	R	T	U	Á	H	M	I	A	T	T
R	U	V	E	S	T	I	R	W	D	A	R
I	Q	U	E	R	O	G	Q	J	M	U	A
V	Z	X	Y	H	C	I	U	P	K	N	C
A	G	B	V	T	U	E	O	F	Q	I	I
C	Ç	Ã	O	D	R	N	D	L	U	R	F
I	S	O	J	F	A	E	J	W	A	P	I
D	Z	U	O	M	T	Ç	Ã	O	S	U	T
A	P	G	E	M	I	S	Ã	O	K	N	N
D	X	N	B	U	V	E	D	L	N	H	E
E	T	Á	F	P	O	R	C	U	D	O	D
O	C	L	U	I	R	O	L	H	O	S	I

Índice Remissivo

A

Abreviaturas de uso frequente por profissionais da saúde, 49

Acesso venoso
– em sistema fechado, 203
– periférico para venóclise, 203

Administração
– da dieta por sonda gástrica, 256
– de medicamentos, 179

Aerossóis, 25, 26, 223

Aerossolterapia com O_2, 223

Alginato de cálcio, 169

Aliança Mundial para a Segurança do Paciente, 160

Alimentação
– com copinho, 88
– com mamadeira, 86
– oral, 59

Alterações na absorção de O_2, 238

Alternância da posição e do decúbito, 147

Amamentação, 86

Andadores, 141

Anotações de enfermagem, 45, 46

Antibioticoterapia, 278

Antropometria, 107

Aplicação
– das penalidades, 12
– de calor e frio, 335

Apoio
– da mão, 145
– do antebraço, 145

Arritmia, 111

Arrumação de cama, 82
– ocupada, 84

Aspectos éticos e legais, 50

Aspiração
– da extensão da sonda vesical, 283
– pulmonar, 256

Assistência segura, 17

Associação Brasileira de Enfermagem (ABEn), 2

Atenção aos sinais de intolerância à dieta, 265

Atitude
– genupeitoral, 97
– postural, 95
– típica, 96

Atividade(s)
– de vida diária, 131
– física, 107

Atos privativos do enfermeiro, 303

Autonomia, 6, 131

Auxiliares de enfermagem, 3

Auxílio da barra tipo trapézio de leito, 146
Avaliação de risco, 160
Avental impermeável de mangas longas, 356

B

Banho
– de aspersão com o auxílio da cadeira higiênica, 74
– do recém-nascido e lactente, 61
– em paciente acamado, 68
Beneficência, 6
Bengalas, 142
Bioética, 6
Biossegurança, 17, 68
Bolsa(s)
– de borracha, 335
– elétrica, 335
– coletoras drenáveis, 329
Bomba
– de infusão, 208
– infusora, 203, 332
Bradicardia, 111
Bradisfigmia, 111
Brometo de ipratrópio, 223
Bromidrato de fenoterol, 223
Broncoaspiração, 231, 235, 264
Broncodilatadores, 223
Bureta, 208

C

Cadeia de sobrevivência, 304
Cálculo de dose, 179, 206
Calor, 335
Cânula
– de traqueostomia, 313
– endotraqueal, 313
Cápsulas, 187
Carvão ativado
– com prata, 169
– vegetal, 263

Cataplasma, 335
Cateter(es)
– flexível sobre agulha ou jelco, 203
– nasal de alto fluxo, 227, 230
– nasofaríngeo, 227
– vesical, 321
Cateterismo
– de alívio ou intermitente, 321
– de demora, 321
– vesical, 321
Centro termorregulador, 113
Circunferência
– abdominal, 124
– do membro, 117
Classificação dos resíduos dos serviços de saúde, 20
Clister, 325
Coberturas, 169
Código de Ética dos Profissionais de Enfermagem (CEPE), 4, 7, 346
Coleta
– de escarro, 293
– de exame parasitológico, 287
– de gasometria, 281
– de líquido cefalorraquidiano, 295
– de material biológico para exames, 269
– de sangue, 270
– – para hemocultura, 278
– de urina, 282
– – por sonda vesical, 286
Colírios, 189
Compressas quentes, 335
Comprimidos, 187
Conferência da identificação, 274
Confirmação de posicionamento, 247
Conforto, 59
Conselho(s)
– Federal de Enfermagem (Cofen), 3
– Regionais de Enfermagem (Coren), 3
Consultas de puericultura, 125
Contenção

- com cinto, 150
- de extremidades, 150
- em luva, 150
- mecânica, 149
- – terapêutica, 149
- terapêutica, 152
COVID-19, 61, 148, 270, 309, 355
Coxins, 101
Cuidados
- com a alimentação, 85
- com aspiração de vias aéreas superiores, 310
- com feridas, 167
- com o corpo após a morte, 348
- com o corpo no contexto da COVID-19, 355
- de alta dependência, 59
- de enfermagem, 17, 101, 281
- gerais com a pele, 162
- gerais no preparo e na administração de medicamentos, 187
- intermediários, 59
- mínimos, 59
- na parada cardiorrespiratória, 304
Curativo(s)
- abertos, 170
- antimicrobianos, 169
- compressivo, 170
- não aderente, 168
- oclusivo, 170
- primário, 169
- secundário, 170
- semioclusivo, 170

D

Dados antropométricos, 121
Dânulas, 203
Decisões, 5
Declaração de óbito, 347
Decúbito(s), 95
- dorsal horizontal, 96, 147
- lateral, 149

- – direito, 100
- – esquerdo, 100
- ventral, 100, 147
Desatenção, 185
Desconexão manual de agulhas, 193
Deveres, 8
Difusão, 109
Dilemas morais, 6
Dimensionamento da equipe, 186
Direitos, 7
Dispensação de medicamentos, 180
Dispositivo(s)
- agulhado de curta duração, 200
- de apoio para caminhar, 140
- específicos, 257
- estéreis, 34
Doenças genéticas e metabólicas, 290
Dor, 119
Dose
- certa, 182
- unitária, 180
Drágeas, 187
Drenagem gástrica, 264
Dreno
- de tórax
- – cuidados com, 317
- – retirada do, 320
- tubular no espaço pleural, 317

E

Elevador mecânico, 135
Emplasto, 335
Enema, 324
Enfermagem, breve história da, 1
Enfermeiros, 3, 4
- obstétricos, 3
Enteroclisma, 97, 324
Equipamento de proteção individual, 22, 60
Equipe multiprofissional, 167
Equipo, 203
- de gotas, 208

– de microgotas, 209
Ergonomia, 22
Erros na administração de medicamentos, 185
Escala(s)
– da intensidade da dor, 174
– de Braden, 78
– – para adolescentes e adultos, 160
– – Q para crianças, 160
– verbal numérica, 120
– visual
– – analógica, 120
– – numérica, 120
Escolha da via, 186
Estado emocional, 107
Estatura e comprimento, 123
Estoma(s), 327
– e autocuidado, 329
– intestinais, 329
– para alimentação, 328, 332
– para eliminação, 328, 329
– para respiração, 328
– urinários, 329
Estomaterapeuta, 161
Ética, 1, 3
Exsudato, 166
Extensões, 203
Extremidades digitais, 220

F

Faixa etária, 107
Fatores de risco, 179
Feridas, 157, 158
– caracterização das, 164
– identificação da presença de, 161
Filme transparente, 168
Fio dental, 79
Fixação da cânula, 313
– endotraqueal e de traqueostomia, 313
Flebotomista, 200
Fluido, 166
Força física, 132

Forma farmacêutica transdérmica, 188
Fórmulas e cálculos matemáticos, 186
Fossa antecubital, 272
Frascos específicos, 270
Frequência
– cardíaca, 110
– de pulso, 110
– respiratória, 108
Fricção e cisalhamento, 78
Frio, 335

G

Gasometria venosa, 281
Gastróclise, 256
Gavagem, 256
Gerenciamento dos resíduos de serviços de saúde, 19
Gotículas, 25, 26
Grau de dependência, 59

H

Hemoterapia, 203
Heparinização de cateter venoso central, 204
Hidratação corporal, 77
Hidrocoloide em placa, 168
Hidrogel, 168
Higiene, 59
– bucal, 78
– – em adultos, 80
– – em lactentes e crianças, 78
– do couro cabeludo em paciente acamado, 66
– nasal e oral, 264
– sem água, 68
Higienização das mãos, 32
Hipotensão ortostática, 119
Hora certa, 183
Horta, Wanda de Aguiar, 3

I

Iatrogenia, 180

Identificação dos pacientes em risco, 160
Imperícia, 7
Imprudência, 7
Inalação, 223
Incompatibilidade medicamentosa, 204
Incontinência urinária e fecal, 161
Indicação clínica, 149
Indicadores do estado de saúde, 107
Indivíduo(s)
– hipertensos, 115
– hipotensos, 115
– normotensos, 115
Infecção(ões)
– cruzadas, 22
– de corrente sanguínea, 278
– relacionada com a assistência à
 saúde, 25
Infrações, 11
Ingestão de substâncias cáusticas, 261
Iniciativa Hospital Amigo da Criança, 88
Injeção
– endovenosa/intravenosa, 199
– intramuscular, 194
Inserção
– nasogástrica, 248
– orogástrica, 248
Instituto Médico-Legal (IML), 348
Interação(ões)
– entre o medicamento e os alimentos, 191
– medicamentosas, 180
Intervalo certo, 183
Intoxicação acidental ou provocada, 263

J
Justiça, 7

L
Laboratório de simulação, 193
Lavagem
– gástrica, 261, 263

– intestinal, 324
Legislação, 1, 346
– da enfermagem, 4
Lei do Exercício Profissional n. 7.498/1986, 4
Leito da ferida, 165
Lesão(ões)
– crônicas, 157
– por pressão, 158
– – medidas de prevenção e cuidados das, 160
– profunda, 157
– superficial, 157
Limpeza
– do corpo, 346
– hospitalar, 60
– terminal, 23
Luto, 345
Luvas estéreis ou de procedimento, 38

M
Manuseio
– de luvas estéreis, 36
– de material esterilizado, 34
Marcha
– com dois pontos, 145
– com quatro pontos, 145
– com três pontos de apoio, 145
Máscara(s)
– cirúrgica, 25
– com reservatório, 231
– de traqueostomia, 232
– nasal, 237
– oronasal, 237
– PFF2 ou N95, 22, 25, 31, 356
– simples, 231
Massagens de conforto, 77
Materiais perfurocortantes, 19
Mecanismos de cicatrização, 167
Medicamento(s)
– certo, 181
– de alta vigilância, 182
– potencialmente perigosos, 182

Medidas antropométricas, 107
Métodos para administrar a oxigenoterapia, 223
Microcefalia, 125
Microrganismos, 279
– anaeróbios, 279
Mobilidade, 131
Mobilização, 132
Monitoramento
– certo, 185
– da glicemia, 291
Moral, 3
Morte, 345
– natural, 348
– suspeita, 348
– violenta, 348
Movimentação
– ativa no leito, 146
– segura, 132
Movimentos de inspiração e expiração, 109
Mudança de decúbito, 146, 163
Muletas, 143
– do tipo canadense, 145

N

Não
– conformidades, 10
– maleficência, 6
Nebulização com O_2, 223
Negligência, 7
Nightingale, Florence, 1
Nível(is)
– de biossegurança, 19
– – e riscos, 18
– de cooperação, 132
– de saturação arterial de oxigênio, 219
Nó de liberação rápida, 151
Nove certos, 180
Novo coronavírus, 18

O

Obstetrizes, 3
Óculos de proteção, 356
Orientação correta, 184
Oxigênio
– contínuo e umidificado, 235
– suplementar, 218
Oxigenoterapia, 217, 218
– por cateter nasal, 226
– por máscaras, 230
Oximetria de pulso, 219

P

Paciente
– certo, 181
– restrito ao leito, 68
Palpação suave, 110
Papaína, 168
Papel-filtro, 290
Pareceres, 5
Parteiros, 3
PCR
– extra-hospitalar, 304
– intra-hospitalar, 304
Pele
– periestomal, 330
– perilesional, 164
Penalidades, 11
Perímetro
– cefálico, 121, 125
– torácico, 126
Peso, 122
Pesquisa de elementos anormais do sedimento, 282
pH da solução, 194
Pomadas, 189
Pontos de pressão, 163
Posição, 95
– ativa, 96
– de decúbito lateral, ventral ou dorsal, 95

- de Fowler, 98
- de nadador, 101
- de Rehn-Fowler, 98
- de Sims, 96
- de Trendelenburg, 99
- de tripé, 145
- dorsal, 96, 239
- ereta, 96
- genupeitoral, 97
- ginecológica, 97
- horizontal, 96
- ortostática, 96
- passiva, 96
- prona, 100
- sentada, 96
- supina, 96
- voluntária, 96
Posicionamento
- do paciente, 239
- para procedimentos e exames, 95
Posturas, 95
Práticas seguras com a sondagem gástrica, 263
Precaução(ões)
- de contato, 26
- - tipos I e II, 27
- específica(s), 60
- - baseada no modo de transmissão, 25
- para aerossóis, 29
- para gotículas, 28
Precaução-padrão, 23, 60
Prefixos utilizados na terminologia de saúde e seus significados, 47
Preparo do corpo, 345, 351
Prescrição(ões)
- médica, 149
- transcritas pelo médico, 183
- verbais, 183
Pressão
- arterial, 115
- - sistólica, 115

- positiva contínua nas vias aéreas, 237
Princípios da medicação segura, 181
Privacidade do paciente, 60
Procedimento(s)
- asséptico, 170
- críticos, 179
- especiais, 303
- para a fixação da cânula
- - de traqueostomia, 315
- - endotraqueal, 314
- para aspiração
- - de nasofaringe, 312
- - de orofaringe, 310
- pós-morte, 347
- privativo do enfermeiro, 11
Processo ético, 5
Programa Cirurgia Segura, 25
Proibições, 8
Pronga, 237, 239
Prontuário, 45
Protetor facial (*face shield*), 356
Protocolos de biossegurança, 349
Pulso
- apical, 110
- cheio, 111
- dicrótico, 111
- filiforme, 111
- irregular, 111
Punção
- capilar, 290
- venosa, 272

Q

Queda e lesões de pele, 131

R

Raios infravermelhos, 335
Recipiente a vácuo, 272
Reconstituição de um medicamento, 183
Redução da sensibilidade à dor, 336

Reencape de agulhas, 193
Região
– da face anterolateral da coxa, 195
– do músculo deltoide, 195
– dorsoglútea, 195
– frontal, 114
– ventroglútea ou Hochstetter, 195
Registro
– correto da administração do medicamento, 184
– de enfermagem, 45, 50, 102, 173
Regra(s)
– de três simples, 206
– para a anotação de enfermagem, 50
Remoção
– de secreções e fluidos, 310
– de substâncias nocivas e irritantes, 261
Resíduos biológicos, 19
Resoluções do Cofen, 5
Resposta certa, 185
Retirada
– de luvas, 38
– do cateter vesical de demora, 323
Risco(s), 17
– de queimaduras, 336
– para infecções, 235
Rotina determinada pela instituição, 349

S

Sars-CoV-2, 18
Segurança e saúde no trabalho em serviços de saúde, 22
Sequência de cuidados para troca da bolsa coletora, 331
Seringa dosadora, 191
Serviço
– de Captação de Órgãos, 346
– de Verificação de Óbito (SVO), 348
Sigla NEX + XU ou NEMU, 251
Sinais
– de infecção, 166
– vitais, 107, 108

Síndrome do desconforto respiratório agudo, 100, 148
Sistema(s)
– de alto fluxo, 219
– de baixo fluxo, 219
– de drenagem subaquática, 317
– de oxigenoterapia, 218
– de Venturi, 232
Sistematização da assistência de enfermagem, 160
Situações de urgência e emergência, 150
Soluções
– de continuidade, 157
– não estéreis, 187
– nasais, 189
– parenterais estéreis, 187
Sonda sem o êmbolo, 258
Sondagem
– gástrica, 247, 248
– – em adultos, 249
– – em crianças, 254
– vesical de alívio, 283
Suporte avançado de vida, 304
Suspensões, 187

T

Tamponamento dos orifícios corporais, 346
Tanatopraxia, 346
Taquicardia, 111
Taquisfigmia, 111
Tecidos
– desvitalizados, 165
– inviáveis, 165
– viáveis, 165
Técnica
– asséptica, 34
– em Z, 199
Técnicos
– de enfermagem, 3
– e auxiliares de enfermagem, 4
Temperatura, 113

– axilar, 114
Tenda facial, 234
Terapia por pressão negativa, 169
Terminologia científica, 45, 46
Termoterapia, 335
Teste do pezinho, 290
Tipos
– de medicamentos, 186
– de precauções, 22
Tiras reagentes, 290
Transferência, 132
– da cama para cadeira de banho e poltrona, 139
– do leito para a maca, 133
Transformações de soros, 210
Transiluminador cutâneo, 200, 274
Transmissão da COVID-19, 26
Transporte, 131
– em cadeira de rodas, 137
Trendelenburg reverso, 99
Tricotomia, 333
Troca das sondas e sua fixação, 264
Tuberculose, 293
Tubo capilar, 290

U

Úlcera
– de pele, 131
– por pressão, 158
Urina
– de 24 horas, 283
– tipo I, 282
Urocultura, 283

V

Válvula
– antirrefluxo, 329
– unidirecional, 231
Ventilação, 108
Via(s) de administração, 186
– aérea superior, 217
– auricular, 189
– certa, 183
– cutânea, 188
– enteral, 187
– gástrica/enteral, 191
– hematogênica, 189
– intradérmica, 206
– mucosa, 189
– ocular, 189
– oral, 191
– parenteral, 187, 192
– retal, 190
– subcutânea, 205
– sublingual, 191
– vaginal, 189
Vigilância constante, 336
Viscosidade da solução, 194
Volume
– de sangue, 279
– residual gástrico, 258

X

Xaropes, 187

Z

Zika vírus, 125